Do You Believe in Magic?

Paul A. Offit, M.D.

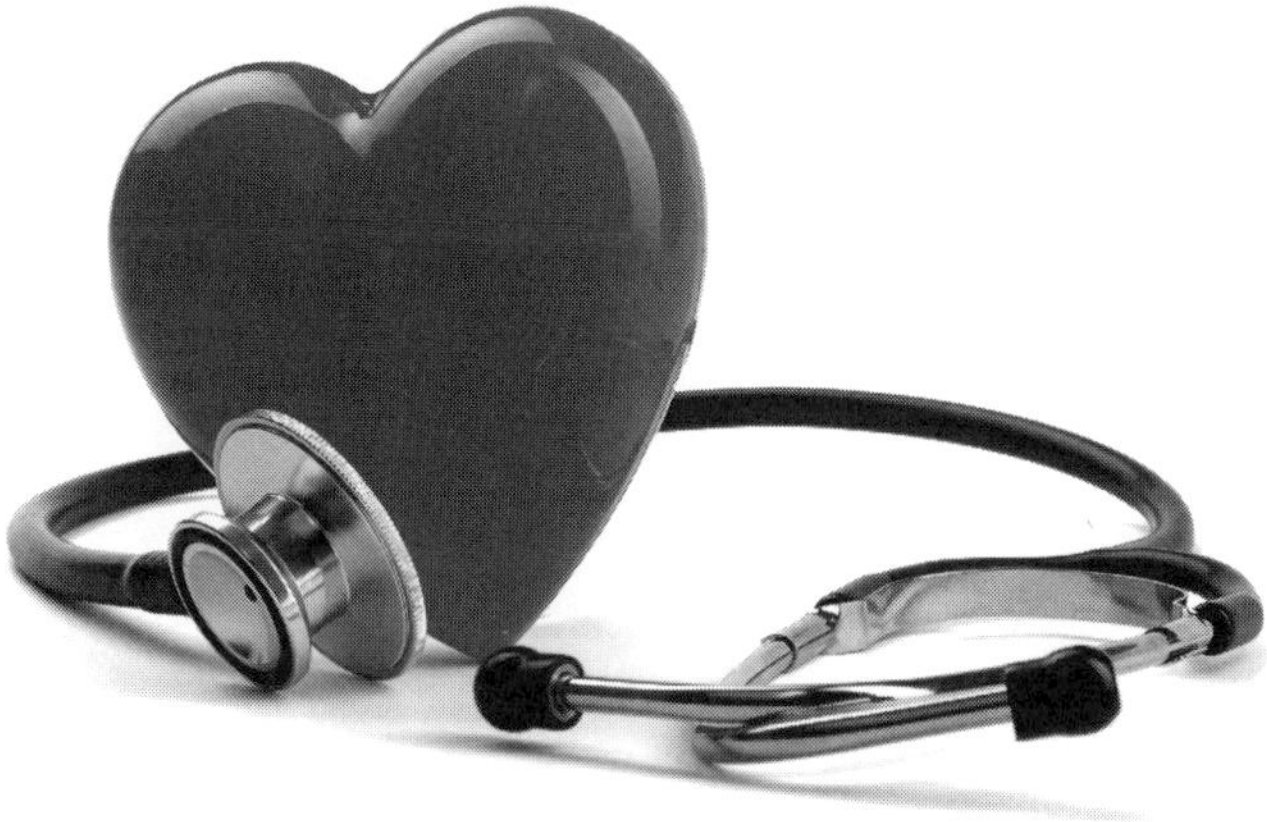

代替医療の光と闇

魔法を信じるかい?

ポール・オフィット［著］
ナカイサヤカ［訳］

ニセ科学の皇帝は裸だと勇気を持って主張してきた
すべてのサイエンスライター、
科学を支持する人々、科学ブロガーに捧ぐ

宗教が力を持ち科学が脆弱だった時代、人々は魔法が医療だと誤解していた。
科学が力を持ち宗教が力を失った現代、人々は医療と魔法を間違える。

——トーマス・サース（アメリカの精神科医学史研究者）

代替医療の光と闇　目次

はじめに——代替医療概観　1

序　章　少年を救え　8

第一部　現代医療への不信　27

第一章　過去の再発見——メフメット・オズと彼のスーパースターたち　29

第二部　ナチュラルなものの魅力　53

第二章　ビタミン狂——ライナス・ポーリングの皮肉な遺産　55

第三部　小さなサプリメーカー対巨大製薬会社　73
第三章　サプリ業界、フリーパスを手に入れる　75
第四章　５万１０００の新サプリ——効くのはどれ？　109
第四部　代替医療にスターは輝く　125
第五章　更年期とアンチエイジング——スザンヌ・サマーズ参戦　127
第六章　自閉症の笛吹き誘導者——ジェニー・マッカーシーの正義のキャンペーン　148
第七章　慢性ライム病——ブルーメンタール事件　162

第五部　希望ビジネス　185
第八章　ガン治療——スティーブ・ジョブズ、サメ軟骨、コーヒー浣腸などなど　187
第九章　病気の子供たちと追い詰められた親たち
——スタニスラフ・ブルジンスキーの尿療法　199
第六部　カリスマ治療師には抵抗しがたい　225
第一〇章　二一世紀の魔法薬——ラシッド・ブッタールと人格の魅力　227
第七部　代替医療に実際に効くものがあるのはなぜか？　255
第一一章　驚くほど強力でひどく過小評価されているプラセボ反応　257
第一二章　代替医療がインチキ医療になるとき　278

エピローグ　291

謝辞　295
訳者あとがき　297
参考文献　312
原注　350
索引　371

本文中の括弧内で二行に渡っているもの（割注）は訳者による補足・注釈で原文にはない。

本文中に付されている（1）、（2）、……などは、巻末の「原注」の各項目に対応する番号である。

はじめに——代替医療概観

アメリカ人は代替医療が大好きだ。身体の痛みをとろうと鍼灸師やカイロプラクターやナチュロパス（自然療法士）にかかる。物忘れをなくそうとイチョウ葉エキスを、風邪をひいたらホメオパシーのレメディを、元気を出そうとメガビタミンを、精力増強をもくろんで漢方薬を飲む。免疫力アップのためにインドのスパイスを食べる。アメリカ人の五〇％は何らかの形で代替医療を利用し、一〇％は子供にも使わせている。アメリカの代替医療は年間売り上げ三四〇億ドルの産業なのである(1)。私の友人たちも似たようなものだ。一人がアレルギー対策にコールドレーザー療法を利用していれば、もう一人は風邪を治すのにオシロコシニウムという名のホメオパシー・レメディを飲む。そして自分の腰の痛みに効くのは鍼(はり)しかないと断言する者もいる。

それだけでなく、一九六〇年代には際物だ、まともなものじゃないと見下されてきた代替医療は、今や主流の医療の世界に組み込まれている。病院は栄養サプリを処方するし、がん患者にレイキマスターを斡旋し、あるいは医療職を目指す学生にヒーリングエネルギーの扱い方を教える。二〇一〇年に六千か所の病院を対象に行われた調査では四二％が何らかの代替療法を提供していた。ほとんどすべてがその理由として「患者需要に応えて」と答えた。[2] 大製薬会社も積極的に代替医療ビジネスに参入している。二〇一二年二月二七日、ファイザーは米国最大のメガビタミン製造業の一つ、アラサー社を買収した。[3]

代替療法に人気がある理由はわかりやすい。通常医療の医者は冷淡で尊大で許容できない副作用がある人工的な薬を出すとみんな気づいている。これに対して代替医療家は人工的な薬に代わって自然の薬を出し、ずっと親切で心を安らがせ、番号で呼ばれるまで順番を待つような扱いではなく、ひとりの人間として対峙して注目してくれるのだ。

現代の医療制度を長年利用してきた多くの人々と同じように、私も大概のところ失望を経験している。

私は先天性内反足を持って生まれ、生まれて数時間とたたないうちに両足はギブスで固定された。左足は治ったが、右足は治らなかった。五歳になったとき、右足に外科手術が行われた。この種の手術では最初の何例かの一つで、後に私の治療例は医療専門誌で報告された。私の左足の不自然なねじれと垂れ下がった尖足が治ったのは朗報だったが、あいにくなことに、歩行はいつも痛みを伴うようになった。

医学部に在学中、全米多発性硬化症協会を支援するための二五マイルウォークチャレンジに参加した。歩き終えたあと、足の痛みがあまりにもひどくなり、数日は松葉杖を使わなくてはならなかった。整形外科医に行くと、重傷の骨関節炎になっていて、骨格のレントゲンはまるで七〇歳の男のようだと言われた。私はその時二四歳だった。大人になってからずっと非麻薬性の鎮痛剤を試しているが痛みからは解放されたことはない。

三〇代で、鼻の頭にまち針の頭ほどの小さな黒い点があるのに気がついた。気にせずにいたが、一二年たって妻が取ったらどうかと言った。手術は簡単で早く、痛みもなかった。ところが数日後、皮膚科医が悪い知らせがあると電話をかけてきた。病理医から報告を受けたのだ。診断は転移性悪性黒色腫。死の宣告だった。

私は動転して即座に病理医に電話をかけ、「こんな診断はあり得ない」と抗議した。「大体身体のどこかに転移性の病変があって、一〇年以上も変化しないなんて、あるはずがないじゃないか？　それに転移がんなら最初の原発がんはどこにあるんだ？　これじゃあ私は転移性黒色腫の無治療最長生存患者になってしまうじゃないか?!」病理医は同情はしてくれたが、見解を変えようとはしなかった。診断は変更なし。ただ、私が望むのであれば、全国でもトップクラスの黒色腫の専門家であるところのニューヨークの皮膚科医に生検結果を送る用意があると言う。数週間後その皮膚科医は電話で診断結果を伝えてくれた。転移性悪性黒色腫。彼は辛抱強く病変がある場所と観察結果からいって他のものである可能性はないと説明してくれた。

それからの二年間、私はペンシルバニア大学病院の皮膚科外来に通ってこのがんの転移がないか定期的に診察、胸部レントゲン検査、血液検査を受けることになった。異常は何も見つからなかった。また転移性黒色腫のそもそもの原発箇所も見つからなかった。医師たちはこれは謎だと言った。

その後、やはり医師である私の妻が友人の皮膚科医に生検結果を送って見てもらった。すると、彼は悪性黒色腫ではないと言うのだ。正確な診断は皮下青色母斑症候群という黒色腫と区別が付きにくい良性の異常だった。心配する必要がなくなってうれしかったが、自分が死病に侵されていると考えていた二年間は地獄だった。

五〇代のはじめ、左膝のしつこく激しい痛みで歩くのがつらくなった。とうとう我慢ができなくなって、整形外科に行くと、内側半月板損傷（膝の関節内で骨と骨がこすれるのを防いでいる軟骨が損傷している）と診断された。数日で回復する簡単な手術です、と医師は説明した。だが手術後、麻酔から覚めて、まだぼーっとしているうちに、ことがそれほど簡単に済んだわけではないのがわかった。整形外科医の説明によると膝の問題はそもそも半月板損傷ではなかったという。膝蓋骨の裏側の軟骨が欠損していたのだ。私は簡単な手術ではなく、骨に小さな穴をたくさん開けるマイクロフラクチャー法（軟骨の再生を促す治療）による手術を受けたというのだ。回復までは数日ではなく一年かかる。整形外科医は驚いたようにも動揺しているようにも見えなかった。だがそれを聞いた私は動揺した。

五〇代の半ばになると年齢に従って前立腺肥大の症状に悩まされるようになった。私は今度は泌尿器科の世界に入ることになった。つまりPSA値の定期チェックに通うようになったのだ。PSAは前立腺がんの指標とされている前立腺特異抗原だ。ところがPSAに関する研究を調べれば調べるほどこれが良い指標などではないことがわかってきた。前立腺生検でさえ紛らわしいものなのだ。結局のところ、前立腺がんになった男性のほとんどはがんを抱えたまま死ぬが、前立腺がん「で」死ぬのではない。

つまり前立腺がんの男性のほとんどは不要な手術をうけていることになる。そしてこの手術はむごく、失禁やインポテンツが起こることが多い。当然の結果として泌尿器科医の間でも前立腺がんをどう防ぐかについては様々な意見がある。

こうした災難の間、私はたくさんの人からたくさんのアドバイスをもらった。中には通常医療をやめるべきだという人までいた。前立腺にはノコギリヤシ、足と膝にはコンドロイチンとグルコサミンを飲むべきで、これらは処方箋なしで簡単に入手できる。整形外科に行かないで鍼(はり)かカイロプラクティクスに行くべきだった、泌尿器科に行って処方薬をもらうのではなく、ナチュロパスにもっとオーガニックで自然なものをもらうべきだったと言われた。現代医療をむやみに信じるのはやめて、ここできっぱりと自分の健康を自分で管理するようにすべきだ。

欠陥が明らかなシステムと決別すべきだと強く勧められた。

そこで私はGNC（米国最大のサプリメントストアチェーン）に行ってノコギリヤシとコンドロイチン、グルコサミンを買った。だが飲む前にこれが効くという結果を出している研究があるかどうか調べてみた。研究は大規模で、内部矛盾がなく、良好な対照群を用いて、厳密に行われていた。結果は疑う余地がないもので、ノコギリヤシは前立腺を小さくしないし、コンドロイチンとグルコサミンは関節痛の治療にならない。私は続いて鍼、自然療法、ホメオパシー、メガビタミン療法についての研究も調べてみた。こちらも友人たちの話を聞いて私が期待していたような驚くべき結果はなかった。効果があった治療法もないわけではない。驚かされたのは効き目の仕組みのほうだったのである。

一番気掛かりだったのは、代替医療が非常に有害になりうるのがわかったことだ。カイロプラクティクスの施術で動脈が裂けたり、治癒しないまひを引き起こす。鍼で深刻なウイルス感染が起きる。また鍼が肺や肝臓や心臓に刺さる。栄養サプリで出血、精神障害、肝臓障害、心臓に不整脈、けいれん、脳腫張が引き起こされる。メガビタミンの中には実際にがんになる危険を増加させるものがあることがわかっている。医学雑誌を読んだだけではない。私は病院（フィラデルフィア小児病院）では治療規範委員長を務めており、九〇種類以上の栄養サプリを飲んだ子供が重症すい炎になった報告を受けているし、子供の両親がどうしても人間の尿から作った代替抗がん剤を使いたいと主張した事例も知っている。こうしたことから私が学んだのは、標準医療による治療には失望させられることもあるが、だからといって代替医療がノーチェックで良い訳ではないということだ。どんな療法でも同じように厳しい立証基準が課せられなくてはならない。そうしないと科学的に検証されていない話を信じるように求める治療者に騙され続けることになってしまう。それは私たちが一番心が弱って、治るというなら何にだって言われるままにお金を払おうと思ってしまうときに起きる。

この本では代替治療分野を検証し、作り話と事実をきちんと分けたい。なぜなら、実のところ、医療に標準とか、代替とか、補完とか統合とかホリスティック（全人的）といった区別があるわけではないからだ。ただ効く医療と効かない医療があるだけなのだ。この二つをより分ける最良の方法は注意深く科学論文を調べることであって、インターネットのチャットルームに行ったり、雑誌記事を読んだり、友達と話すことではないのだ。

序章　少年を救え

彼らは小さく、助けがくる希望はなく、そして助けてくれるものもなかった。
――W・H・オーデン『アキレスの盾』

私が代替療法というものに初めて触れたのは、小児科研修医だった一九七〇年代後半に報道されたある話だった。それは当時人気のあったレートリルという代替がん治療薬に関係したものだ。この後に続く話を読み、こんなことは現代では起こりえない。こんなことをする親がいるはずがないと考える方もいるかもしれないが、この親をこんな行動へと追いやった影響力は現在もすべて健在で、当時よりむしろ強くなっているといってもいい。

これはニューヨーク州北部に暮らしていた一人の少年の話だ。(1)

一九七七年一〇月五日。ジョーイ・ホフバウアー少年は首にしこりがあると母親に訴えた。しこりが消えなかったので母親はジョーイをかかりつけのデニス・チャグノン医師のところへ連れて行った。

チャグノン医師はペニシリンを処方したが効果はなかった。しこりが更に大きくなってきたので医師はジョーイをオールバニ（ニューヨーク州の州都、州北部の中心地で州立大学はじめ大学も多く医療水準も高い）のセントピータース病院、耳鼻咽喉科のアーサー・コーエン医師に紹介した。一〇月二五日コーエン医師はしこりの生検をし、二日後に結果が出た。リンパ腺のがんであるホジキンリンパ腫だった。ジョーイは七歳だった。

衝撃的な病名だったが、ジョーイの予後の見込みは非常に良かった。一九七〇年前半までに研究がすすみ、放射線治療と化学療法でジョーイが治癒する確率は九五%もあった[2]——適切な治療を受ければジョーイは長く実り多い人生を送れるはずだったのだ。だがジョーイ・ホフバウアーの治癒への道のりは容易ではなかった。一か月とたたないうちに誰がどのようにジョーイの治療をするかを巡って戦いが起こってしまったのだ。戦線の一方にはジョーイの両親、市民活動家、映画俳優。もう一方には治療専門家、エドワード・ケネディ上院議員、サラトガ郡社会福祉局、米国食品医薬品局（ＦＤＡ）。戦いは三年間続いた。

ジョーイがホジキンリンパ腫だとわかったときアーサー・コーエンはホフバウアー夫妻にがんの専門医の診察を受けるように助言した。専門医は肝臓と脾臓（ひぞう）の生検をして、ジョーイのがんがどこまで進行しているかを見極め、その後ジョーイは放射線治療とプロカルバジン、プレドニゾンビンクリスチン、窒素マスタードといった抗がん剤による化学療法を受けることになるはずだった。コーエンはホフバウアー夫妻に息子さんの命が助かる可能性は非常に高いと語って安心させようとした。だがジョンとメアリのホフバウアー夫妻は安心などできなかった。「放射線」や「化学治療」という言葉を耳にして彼らはおびえた。髪の毛が抜ける、おう吐、下痢、貧血、そしてもっとひどい症状のイメージがわき上がってしまったのだ。息子を治療するにはもっといい方法が、もっと自然な方法があるはずだ。そこで両親はコーエンのアドバイスを聞かずにジョーイをセントピータース病院から退院させた。(3) 一一月八日、ホフバウアー夫妻は息子をジャマイカのモンテゴ・ベイにあるフェアフィールド医療センターに連れて行くべく飛行機に乗った。コーエン医師が薦めるよりも、もっとずっと身体に優しく、もっと親切で、もっと深く納得がいく治療がここで受けられると信じたからだ。彼らが息子の命を託したのはアンズの種から作られるレートリルという自然薬だった。

ホフバウアー一家がジャマイカ行きの飛行機に乗ったその日、一家のかかりつけ医のデニス・チャグノンは手紙を書いていた。「親愛なるホフバウアー御夫妻へ。私は何度も（ジョーイの）カルテをお渡しするべき医師のお名前と住所をお尋ねしてきました。一一月四日金曜日の朝、奥様とお話し、また一一月七日月曜日にもお話しましたが、お答えはいただけませんでした。治療を行わないと（ホジキン）病は命に関わる可能性があります。もう一度現在の担当医の名前と住所をお知らせください。ジョーイの治療がきちんと行われているかを確認させてくださいますようにお願いいたします。

一一月一〇日木曜日のお昼までに教えていただけなければ、以下の行動をとらせていただきます。州福祉局、児童保護機関、及び全米がん協会への通知[4]」

ホフバウアー一家はジャマイカへ行ってしまったので、チャグノン医師は手紙で書いたとおりに児童保護機関に通報した。一一月九日、ニューヨーク州サラトガ郡社会福祉局は、ジョンとメアリ・ホフバウアーを医療ネグレクトの罪に問い、ジョーイを自宅から保護することを決定した。州法には明確な規定がある。「州政府は、適切な状況下において、両親、保護者が治療しようとしない未成年者に医療の治療を受けさせることができる[5]」

一一月二三日ホフバウアー一家はジャマイカから帰国した。書面と電話による通告に返答がなかったので、一一月二九日社会福祉局のリチャード・シェリダンとダイアナ・フェントンは、銃を持った保安官助手を伴ってホフバウアー家を訪問した。シェリダンの回想によれば、ホフバウアー氏は「お前たち、この子を連れては行かせないぞ。さもなくば保安官助手に銃を抜かせて自分を逮捕させろ」と言ったという。シェリダンはこの子の治療はニューヨーク州の責任となったと告げた。「『(公聴会が)あったのです』と私は父親に話しました」とシェリダンは回想する。「すると彼は『自分は出席しなかったのだから、そんなのは違法だ』と言いました。私は『今ここで話し合うべきことではありません』と言い、ホフバウアー氏は大変に大きな声で、『今ここ「で」話すべきことだ。みんな聞いてくれ、こいつらは俺の息子を連れて行こうとやってきたんだ』と叫びました」。ホフバウアーはがん専門医はジョーイを苦しめるだけだと固く信じていた。「彼は私が『ジョーイを連れて行って毒を飲ませようとしている』と言いました」とシェリダンは語る。「彼は『化学療法って何か知ってるのか？　窒素マスタード・ガスだ。戦争でも違法だと宣言されているんだぞ』と言ったのです」[6]

しばらくして事態が落ち着いた頃、ホフバウアー夫妻は態度を和らげた。弁護士を通じて妥協案を出してきたのだ。少なくとも家庭裁判所で審理をするまでは、何の検査も治療行為も行わないという合意の元にジョーイはセントピータース病院に入院することになった。[7]ジョーイは一一月二九日から一二月九日までセントピータース病院に滞在していたのだが、ジョン・ホフバウアーは息子の命を助ける薬だと信じたものを息子が摂取できなくなったのを、黙って見ていられなくなった。そこで彼曰く「病室のドアのところにやってきた武装した警備員にやめろと脅されるまで」ジョーイに何回かこっそりとレートリルを飲ませたのだった。[8]

一九七七年一二月、ジョーイ・ホフバウアー事件はサラトガ家庭裁判所判事ローレン・N・ブラウンの手に委ねられた。判事は、ホフバウアー夫妻が息子にレートリルを使った治療を六か月間受けさせることに賛同して、州児童福祉部をひどく落胆させた。ただし、一つ条件があり、夫妻は治療を引き受ける免許を持った医師を見つけなければならなかった。「急いで医者を見つけなければいけない事態になった」とホフバウアー氏は回想する。[9]「誰もが私の主治医は誰か知りたいと言うものだから」。ホフバウアーは最初にウエストチェスター郡のミルトン・ロバート医師に依頼した。だがロバートは「火中の栗を拾う」ことになるのを心配して依頼を断った。次にホフバウアーはニューヨーク州ナイアックの精神科医マイケル・シャクターに依頼した。シャクターはホフバウアー夫妻が彼の責任を一切問わないという同意書に署名するという条件で、依頼を受けることに同意した。それは「私はマイケル・B・シャクター医師の指導で治療を受けることに同意します」と始まり、こう続いていた「私は利用可能な物質、薬物、薬剤のうち（レートリルが）代謝維持の目的で推奨されうるものかもしれないということを理解しています。食品医薬品局（FDA）、米国医師会（AMA）を含めた主流医療の見解では本物質はいかなる疾病治療に対しても既知の効果はなく……私はFDA及びAMA関係者の言うところの専門家が本物質の使用はインチキ治療を構成し、米国社会に虚偽を生じる結果となると主張していることを理解しています。私は更にカリフォルニア州で米国の医師複数が本物質の利用に関して告訴されていることを理解しています。私はマイケル・シャクター博士ががんの専門家ではなく、伝統的ながん治療法である化学療法、放射線療法　あるいは外科手術については直接的経験がなく、私の症状に関してこれらの治療の相対的利点と危険性をアドバイスする立場にないことを理解しています[10]」。一二月一四日ジョンとメアリ・ホフバウアーはマイケル・シャクターの同意書にサインした。六か月後の一九七八年六月、レートリルが効いているか否かを確認し、だれがジョーイ・ホフバウアーの治療をすべきか、州政府か両親かを決めるために法廷は再招集されることになった[11]。

マイケル・シャクターはレートリル以外の治療法も使った[12]。それから六か月の間、彼がジョーイに与えたのは、生乳、生レバーの絞り汁、タラ肝油、柔らかくゆでた卵、スタフィロコッカス・ファージライセート（SPL／ウイルスで破壊されたブドウ球菌）などである。また、（大腸の内壁の一部を溶かす）膵酵素浣腸をし、ビタミンAを大量投与し（目のかすみと骨の痛み、めまいを引き起こす）、プロジェニター・クリリプトサイズという細菌（バージニア・リビングストンという医師が、すべてのがんの原因であると確信していた細菌）の予防ワクチンを打ち、菜食と、水一クオートに大さじ山盛り三杯のレギュラーコーヒーを加えて作ったコーヒーによる浣腸（当時もすでにコーヒー浣腸を原因とする死亡例が二例あった[13]）を毎日行い、（ジョーイの尿の中の細菌から作った）自己ワクチン注射を七回打ち、ウォベムゴス酵素（豚の膵臓から抽出した数種の膵酵素を組み合わせたもの）（欧米では代替がん治療薬として知られている）を与えた。これらの治療法のうち人間への使用が承認されたものは一つもなく、ほぼ間違いなく人体実験の禁止に関するニューヨーク州法に違反していた[14]。その後ジョーイの裁判で証言したがん専門医はこれを「呪術医の食餌」と呼んだ[15]。

六月、ジョーイに対する非正規医療による治療が六か月を過ぎ、サラトガ郡社会福祉局、マイケル・シャクター医師、数人のがん専門医がブラウン判事の前に出頭した。ジョーイの代替医療によるがん治療が効果を上げているかどうかを判断するためである。最近ジョーイを診察したがん認定専門医で　オルバーニー医科大学医学部教授のジョン・ホートンは事態が切迫していることを証言した[16]。「首の左側の触診で下顎角の下に（大きな）リンパ節があり、更にそのすぐ下にもう一つ（大きな）リンパ節と首にそって鎖骨のあたりまで数珠つなぎになったリンパ節がある」。病気の診断時にはジョーイ・ホフバウアーのリンパ腺は一か所が腫れているだけだったが、いまや腫れは一七か所になっていたのだ。血液認定専門医でセントピーターース病院内科部長アンソニー・タータグリアもジョーイを診察していた。「私見では、（ジョーイの）ホジキン病は一二月に彼を診察したときよりもずっと進んでいることは疑う余地がありません」と彼は言っている。更にタータグリアはジョーイに処方されたレートリルについて「何の治療も受けてないに等しい」とつけ加えた。(17)

気掛かりな兆候は他にもあった。検査の結果、ジョーイの肝臓に障害が起こっていたのだ。恐らく原因は危険なまでに投与された大量のビタミンAだろう。またシャクターは血中青酸濃度を測ったことがなく、ジョーイの「ときおりの吐き気と腹部の痙攣」が大量投与されたレートリルの青酸によって引き起こされている可能性があるとは認識していなかったのは明らかだった。(18)

ジョーイを診察したがん専門医たちとは異なり、マイケル・シャクターは自分のプログラムがうまく行っていると信じていた。(19)「彼はとてもとても順調だと思います」と彼は言っている。「私は他の医師のみなさんほどは首のリンパ節について心配していないだけなんです。レートリルと他の代謝療法はこの先五年から一〇年、一五年の間に提供される医療の方法で主要な役割を果たすようになると私は感じています。したがって彼に対する治療は十分以上で、むしろ優れたものであったと言わせていただきます」

ホフバウアー側は自分たちの専門家を連れてきていた。具体的にはレートリルの推進者ハンス・ホーファージャンカー、レートリルの開発者アーネスト・クレブス・ジュニア、そしてジャマイカのフェアフィールド医療センターを運営するマルコ・ブラウンである。七月五日ブラウン判事は両親側に有利な判決を下した。判決文では「両親は心配していて愛情がある[20]」、「シャクター医師は適切な免許を持っている」と述べられている[21]。

がんは首に広がっていたが、ジョーイはまだホジキン病の初期段階だった。そしてサラトガの社会福祉局も諦めたわけではなかった。まだ間に合う。だが国民感情はレートリル支持に傾いていて、ジョーイにとって命を救う治療を受けるのはどんどん難しくなってきていた。

一九七〇年代の末、レートリルはただの薬ではなく、社会的な運動となっていた。

政府の規制排除を目標とする極右政治団体、ジョン・バーチ協会のメンバーであるカリフォルニア州ロスアルトスのロバート・ブラッドフォードが主導して「がん治療選択の自由委員会（ＣＦＣＣＴ）」を立ち上げた。一九七七年には委員会は五〇〇の支部、三万五千人の会員を擁していると公称し、その会員に動かされた『６０ミニッツ』のような人気テレビ番組や『ニューズウィーク』のような雑誌、ジェイムズ・キルパトリックのようなニュース解説者はそろってレートリルの驚異を好意的に報道した。委員会はほぼ独力でレートリルへの国民的支持を集めることに成功したのである[22]。

一九七六年にはアラスカ州がレートリルの生産と販売を合法化した最初の州になった。一九七八年には更に一四州が、一九七九年には二一州がアラスカに続いた。[23] ほとんどのアメリカ市民がレートリルの合法化に好意的だった。一九八〇年にはレートリルは年一〇億ドルの産業になっていた。[24] 社会的な運動が一つ生まれたのだ。この社会運動に著名な人気映画俳優が巻き込まれることになる。

一九七八年の夏、スティーブ・マックイーン（『大脱走』、『華麗なる賭け』、『ブリット』、『タワーリング・インフェルノ』）はしつこい咳と体重減少に苦しんでいた。[25] 医師は気管支炎だと診断し、次に非定型肺炎だと言い、最後に真菌類による感染症と診断した。肺の生検でやっと問題が何かが判明した。中皮腫、悪性の肺がんである。自分ががんだとわかったあと、マックイーンは放射線療法と化学療法を始めるためにロサンゼルスのシーダーズサイナイ医療センターに入院したが、効果はなかった。医師らはマックイーンに余命は二か月と告げた。[26] そこでマックイーンは自分で何とかしようと、ウィリアム・D・ケリーが運営するメキシコのクリニックでレートリル治療を受ける道を選んだ。

ケリーは派手でカリスマ的な代替医療療法のプロモーターだった。カンザス州アーカンザスシティ生まれでテキサス州ベイラー大学で歯学を学んだのち、フォートワースで歯科クリニックを開いた。その後テキサス州グレイプヴァインに移って開業し、ここでビタミンの通販事業を始めた。[27] マイケル・シャクターと同じようにケリーも非特異的栄養療法でがんが治ると信じていた。ケリーの指導の下、マックイーンはレートリル、マッサージ、シャンプー、ビタミンの大量投与、サプリメント、カイロプラクティクスの身体調整、高繊維食、羊胎仔細胞の注射、酵素注入、日に二回のコーヒー浣腸（ケリーズコーヒーという名で商品化されていた）などの治療を受けた。[28] マックイーンはこの治療に毎月一万ドル（現在の八万ドルに相当）を支払った。

ケリーはマックイーンの知名度を利用してレートリルを広めようとした。人気司会者トム・スナイダーの全国放送番組『トゥモロー』に出演したケリーは、「あの医者連中は（マックイーンの病状には）望みはないと言いました。しかし彼が助かる可能性は非常に高い。私はこの治療方法は未来のがん治療を代表するものだと確信しています。抗生剤が普及したのは、ウィンストン・チャーチルが率先して抗生物質を使った治療を受けたからです。栄養療法ではスティーブ・マックイーンが同じ役割を果たすでしょう[29]」。マックイーンもケリーの情熱に応えた。メキシコのテレビに出演し、「メキシコは世界に非特異的栄養療法でがんと闘うというこの新しい方法を提示しているのです。命を救ってくれてありがとう。皆さんに神様の祝福がありますように」と述べたのだ。[30]

ジョン・バーチ協会のメディア操作と著名なスティーブ・マックイーンの症例は世論に影響を与えた。レートリルは主流の仲間入りをしたのだ。一九七八年一二月一四日、サラトガ郡社会福祉局は半年前のブラウン判事の判決に対して控訴した。裁判はニューヨーク第三連邦地方裁判所のスウィーニー判事の裁くところとなったが、判事は一審を支持した。「我々はブラウン判事の第一審における裁定と判決を支持するに十分な証拠があると認めるものである」[31]。ジョーイ・ホフバウアーは引き続きマイケル・シャクターの治療を受けることになった。

サラトガ郡社会福祉局にはもう一回上告の機会が残されていた。ジョーイ・ホフバウアーの命を救うチャンスがもう一回ある。判決は一九七九年七月一〇日に出るはずだった。ジョーイにとって幸運だったのは、幾つかの事態が進行中で、間もなくレートリルを支持する世論の風向きが変わろうとしていたことだ。だがジョーイの病気は重くなっていた。事態は一刻を争うものとなっていたのだ。

一九七七年五月二六日、『ニューイングランド・ジャーナル・オブ・メディシン』(医学の分野で最も権威があるといわれている査読付きの名門医療論文誌)の著名な編集長、フランツ・インゲルフィンガーが「レートリル狂」と題した論説を発表した[32]。インゲルフィンガーは「私自身もがん患者だが、どんな状況であってもレートリルは飲まないだろう。もし家族の誰かががんになったら、飲まないように説得する。もし今もまだ診察業務に携わっていたなら、自分の患者には勧めないだろう」と書いている。個人的にそうした気持ちを持ちながらも、インゲルフィンガーは論争に完全な決着がつくような信頼性の高い研究をすべきだと提案した[33]。一九七九年一二月、FDAはレートリルに「治験新薬」としての許可を与え、治験が可能となった。これは米国史上初めてFDAが動物実験で効果が認められなかった抗がん剤に人間に対する治験を許可したケースとなった。

研究者たちがインゲルフィンガーが提案したようなレートリル研究の計画を立てている間に、他にもジョーイの助けになる出来事が進行していた。一九七七年七月、マサチューセッツ州選出のエドワード・ケネディ上院議員がレートリルの有用性を検討するための上院公聴会を開いたのだ。[34] レートリル擁護の立場で証言したのはサンフランシスコの医師でレートリルの支持者ジョン・リチャードソン、ジョン・バーチ協会員のロバート・ブラッドフォード、レートリルの発明者アーネスト・クレブス・ジュニアだった。ケネディは彼らの話は信じなかった。公聴会では「（レートリルが）がんの予防や治療に何らかの希望をもたらすという証拠のかけらすらない」と発言している。

マサチューセッツ州選出のテレンス・マッカーシー下院議員の発言には（ケネディのような）政治的な配慮はなかった。「レートリルを売っている人々は詐欺師で、うそつきで泥棒だ」

残念ながら『ニューイングランド・ジャーナル・オブ・メディシン』の編集長やエドワード・ケネディの明確な意見も、裁判所にジョーイ・ホフバウアーは適切ではない治療を受けたと確信させるには至らなかった。一九七九年七月一〇日、サラトガ郡社会福祉局の最後の上告に、ジェイセン判事は「法的にジョセフ（ジョーイ）の両親が、自分たちの子供にふさわしい医療を確実に提供する十分な努力をしなかったという結論を出すことはできなかった」と応えた。[35] これがジョーイにとって必要な放射線治療と化学療法を受ける最後のチャンスだった。ジェイセン判事はレートリル、コーヒー浣腸、膵酵素、ジョーイの尿の細菌から作ったワクチンを「ふさわしい医療」と考えたのだ。

一九八〇年六月一〇日、ジョーイ・ホフバウアーは一〇歳で、ホジキン病で死亡した。肺は腫瘍でいっぱいだった。マイケル・シャクターはジョーイがホジキン病で死亡したことは認めたが、部分的には成功したと主張した。(36)彼は「身体のほとんどの部分にホジキンはないか、最小の影響に止まっていた」と言っている。

四か月後、アメリカで一番著名なレートリルの広告塔、スティーブ・マックイーンも死んだ。マックイーンがメキシコのテレビに出演したあと、長年の友であるクリフ・コールマンが見舞いに来た。「部屋に歩み入ると、痩せた老人がいた」とコールマンは回想している。(37)「暗い目をした、もじゃもじゃのひげが生えた骸骨が肘掛け椅子に飲み込まれるように座っているとしか見えなかった」。マックイーンはコールマンに言った「もうこれ以上は耐えられない」。一か月後、マックイーンはテキサス州エルパソの病院に担ぎ込まれた。検査によるとがんは肺から腹部、肝臓、骨盤に広がっていた。数日後、一九八〇年一一月七日、腹部の大きながんを摘出する手術中に、マックイーンは心臓発作で死亡した(38)（マックイーンは手術でがんをとることを希望したが、エルパソの病院はこれを拒否したため、マックイーンは再びメキシコに戻り、小さな診療所で手術を受け、手術終了後まもなく死亡したという）。

ジョーイ・ホフバウアーとスティーブ・マックイーンの死から一年後、ミネソタ州ローチェスターのメイヨークリニック（アメリカでもトップクラスの名門病院）の腫瘍専門医チャールズ・モーテルは研究チームを率いて、UCLA（カリフォルニア大学ロサンゼルス校）、アリゾナ大学、ニューヨークのスローン・ケッターリング記念がんセンターでフランツ・インゲルフィンガーが提案した臨床試験を実施した[39]。一七八人のがん患者にレートリルとビタミン大量投与による治療をしたが、この組み合わせはがんを治しも、改善も、病状を安定させることもないという結果になった。「患者は速やかに死亡していった。生存期間の中央値はたったの四・八か月だった」と研究チームは書いている。「レートリルはがん治療における実質的な有効性はないと結論づけるべきだろう。これ以上の研究や臨床における使用は正当化できない」。研究チームは更に何人かの患者がレートリルによる青酸中毒の症状に苦しんでいたことも発見した。研究発表後一年も経たずにレートリルの売り上げは劇的に減少した。一九八七年にＦＤＡはレートリルの販売を禁止した[40]（メキシコの診療所やインターネットではまだ入手可能である。また、最近この薬を勧めるウェブサイトが増加している）。

振り返ってみればジョーイ・ホフバウアーを救える可能性があったのはあの法廷一回だけだった。ローレン・ブラウン判事の家庭裁判所の法廷である。腫瘍の専門家が証言したのはこのときだけだ。ジョーイ側の弁護士は周到に準備をした。州側の証人として出席した医師と科学者はホジキン病について何百という論文と専門書の項目を書き、専門学会の要職を務め、放射線治療と化学療法の有効性を導き出した研究チームを率いており、レートリルが効かないし危険だという結果を出した動物実験を実施し、ＦＤＡのがん治療部門を率いていた。端的に言えば、彼らはその分野の最も優秀で最も学識の深い人々だったのだ。

ホフバウアー側が用意した医師と科学者にも幾つかの共通した特徴がある。腫瘍学、血液学、毒物学の認定専門医が一人もいない。一度も専門誌に論文発表していない。自分たちの治療法が効いたという妥当な証拠を示すことができた者がいない。患者を入院させる提携病院さえない医師がほとんどだった（米国では開業医は提携先病院で患者の入院中も主治医として治療を継続できる）。自分たちの息子に対する実績のある効果的な治療を否定するホフバウアー側に、有利な判決をだす決定をしたブラウンは無理非道であるといってよい。だがこの判決が出た理由は裁判記録に見いだすことができる。「事実認定と法的結論」という項目でブラウンは「法廷は栄養療法が社会的に認められており、希望的には、この療法の推奨者はすべてのがんを追放するための第一歩を踏み出していると認める」と書いている。ブラウンはサラトガ郡家庭裁判所の片隅で奇跡――まもなくがん治療を一変させるブレークスルー――を目撃したと信じたのだ。ブラウン判事にとって、レートリルとコーヒー浣腸でジョーイ・ホフバウアーを治せるというのは一つの意見ではなく、「事実認定」だったのだ(41)。

その日、ブラウン判事の法廷でジョーイに不利に働いていた力はこれだけではなかった。マイケル・シャクターのような医師やアーネスト・クレブス・ジュニアやロバート・ブラッドフォードのようなイデオロギー信奉者より、はるかに強力な力が働いていたのだ。それはホフバウアー側の弁護士カークパトリック・ディリングとガン専門家のビクター・ハーバートとがやりとりしているときに判明した。ディリングは骨粉の有用性についてハーバードに質問している。

ディリング：カルシウムは必須栄養素ですか？
ハーバート：はい。
ディリング：骨粉にはカルシウムが豊富だという事実はよく御存じでしょうか？
ハーバート：私は骨粉が危険なインチキ療法薬だという事実はよく知っています。鉛が含まれているので、牛乳と牛乳製品に含まれるカルシウムを適切にとる代わりに骨粉をとるように言われた人々がそのせいで死んでいます。
ディリング：骨粉はどこでも手に入るのではないですか？
ハーバート：もちろんです。あなたの組織が押し売りしているからです。

ディリングは言葉を失った。あなたの組織？　ハーバートはその日裁判に出席していた人々のほとんどが知らされていなかったことを暴露したのだ。ホフバウアー側の訴訟費用を実際に支払っているのはいったい誰なのかである。気を取り直したディリングは攻めに転じた。「記録のために申し上げておきたい。私は誇りを持って全米健康財団を代表しておりますし、証人は私的意見の公言を控えていただけると有り難い」

全米健康財団（NHF）は代替医療産業の金銭的利害関係を代表する組織である。ジョーイの裁判のころ、こうした治療は大変儲かるものになってきていた。カークパトリック・ディリングはNHFの法律顧問だった[42]。こうした強力な利権を前にしては、ジョーイ・ホフバウアーには勝ち目などなかったのだ。

マイケル・シャクターがジョーイ・ホフバウアーへの治療について責任を問われることはついになかった。それどころかジョーイの死以降、シャクターはニューヨーク州サファーンにあるシャクター補完医療センターの院長として成功を収めている。二〇一〇年の宣伝パンフレットでは、彼は「心血管疾患治療と代替がん治療において分子栄養学、精神医学、栄養医学、キレーション療法を用いて何千人という患者の治療に成功している」と述べている[43]。

ジョーイ・ホフバウアーの物語は確かに極端だが、今日でも人々が代替医療に惹かれる要因のほとんどが含まれている。現代医療への心底からの不信（ジョンとメアリ・ホフバウアーは血液医と腫瘍医の助言を信じなかった）。ビタミンの大量投与でより健康になるという考え（ジョーイはビタミンAの大量投与を受け、身体にその結果であろう損害を受けていた）。自然な製品は通常医療より安全であるという信念（ホフバウアー夫妻は放射線治療と化学療法よりもレートリル、膵酵素、コーヒー浣腸、生レバーの絞り汁の方を選んだ)。専門性の欠落をカリスマ性で隠しているような魅力的な治療者(精神科医のマイケル・シャクターはがん治療の専門家ではなかったにも関わらず、ホフバウアー夫妻に息子を治療できる医師だと信じさせた)。有名人のお墨付きの力(スティーブ・マックイーンは当時最も人気がある映画スターの一人だった)。そして何よりも、もうかるビジネスの目に見えない影響力である(カークパトリック・ディリングのNHFは現在も活動中だが、アメリカの一四〇〇の代替薬製造業者に特別の保護を与えるように議会を動かした圧力団体の一つである)。

第一部

現代医療への不信

第一章　過去の再発見
――メフメット・オズと彼のスーパースターたち

いやいやお嬢ちゃん、私は本当に良い人間なんだよ。だが私はとても悪い魔法使いなんだ。

――『オズの魔法使い』

オプラ・ウィンフリーほど一目でわかるセレブはいないだろう。(1) 全国同時放送のトークショーの最盛時、毎週四〇〇〇万人の視聴者を引きつけていた頃、オプラはその後間もなくアメリカにおいて最も知名度の高い代替医療のプロモーターとなった男を売り出した。『ドクター・オズ・ショー』で主演する、メフメット・オズである（最初はオプラの番組の一コーナーだった）。

ウィンフリーの番組と同じく、オズの番組も人気があり、毎日四〇〇万人が視聴している。人気の理由を探るのはそれほど難しくはない。ジョンとメアリ・ホフバウアーがマイケル・シャクターに、あるいはスティーブ・マックイーンがウィリアム・ケリーに惹(ひ)きつけられたのと理由は同じだ。現代医療は常に信用できるわけではない、我々は治療がもっと自然で人工技術で乱されていなかった時代に戻るべきだとオズは信じているのだ。

一見するとメフメット・オズは現代医療反対の論を張るはずなどなさそうな人物に見える。ハーバード大学卒業で、ペンシルバニア大学で医学大学院とワートン・スクール（同大ビジネススクール）を卒業したあと、コロンビア大学医療センター心臓血管外科学の正教授になるまで出世の階段を上り詰めた。年間二五〇の手術を執刀し、四〇〇以上の論文と専門書の項目を書き、著作のうち六冊は『ニューヨークタイムズ』のベストセラーリストに載った。『タイム』誌の最も影響力のある一〇〇人、世界経済フォーラムの次世代のグローバルリーダー、ハーバード大学の最も影響力のある卒業生一〇〇人、『エスクァイヤ』誌のベスト&ブライテスト、『ヘルシーリビング』誌の今世紀の治療者に選ばれている。彼は単に有名なだけではない、「アメリカの名医」というブランドなのだ。

当然のことながら、メフメット・オズほど現代医療の進歩の恩恵に浴している者もいないだろう。彼は心臓外科医で人々の心臓を手にとって治す。麻酔、抗生物質、消毒技術、人工心肺装置なしではオズが治療をすることは不可能だ。しかし、メフメット・オズが典型的な心臓外科医ではないことがはっきりした瞬間があった。ある手術の間に、オズは踏み台の上に飛び上がって、患者の胸をのぞき込み「あー、やっぱりサブリミナルテープを使うべきだった」と言ったという。オズは手術だけでは不十分で、患者の潜在意識（サブリミナル）に働きかけることも成功の鍵だと信じていたのだ。この場面の目撃者は人工心肺装置を操作していた看護師のジェリー・ウィットワースだ。[2] ウィットワースはオズと同じく代替医療を愛好していた。「数分後、その話はやめました」とウィットワースは回想する。皆があぜんとして「手術室がすっかり静かになってしまったからです」オズ、ウィットワース、そして信奉者たちは後日秘密の会合を持った。これはやがて、コロンビア大学（ニューヨーク・プレスビテリアン病院）の心臓血管研究所及び補完医学プログラムへと発展した。「もしお偉方がこの会合について知っていたら私たちは解散させられていたでしょう」

オズは自分の番組でナチュロパシー（自然療法）、ホメオパシー、鍼治療、セラピューティック・タッチ（手当療法）、信仰療法、カイロプラクティック治療から死者との対話まで多岐にわたる代替医療を勧めている。メフメット・オズの考えの根源を理解することは、医療の来た道を理解することでもある。

我々人間が地球上に現れておおよそ二五万年ほど経つ。治療師が病人を治そうと試みるようになったのは今から五〇〇〇年ほど前からだ。しかし今から二〇〇年ほど前になるまでは治療は大概うまく行かなかった。

当初、人々は病気は神様が起こすと考えていた。紀元前一四〇〇年ごろに書かれた旧約聖書の出エジプト記では、ヘブライ人への仕打ちに怒った神が腫れ物やシラミなど一〇の疫病を起こしてエジプト人を罰した。紀元前九〇〇年頃に書かれたギリシャのホメロスのイリアスではアポロ神が炎の矢を放って病気を起こし、アカイア軍を滅ぼした。紀元前五〇〇年頃に書かれた旧約聖書のサムエル記下では神がダビデ王の高慢への罰として七年の飢饉か三か月間の敵からの敗走か三日間の疫病の選択を与える。ダビデは疫病を選び、神は手を下し、七万七〇〇〇人が死んだ。神や神々が病気を起こしているわけなので、治療師はシャーマンや魔術師や神官で治療方法は祈りや護符や生贄だった。

そして、紀元前四〇〇年、ギリシャの治療師ヒポクラテスが現れ、それ以後、着目点は変化した。もはや病気は超自然的な概念で理解するものではなくなったのだ。病気はむしろ身体の中の原因――具体的にはフモールと呼ばれる体液のバランスが崩れて起こるものだとされた。医学の父と呼ばれるヒポクラテスは、フモールを黄、黒、白、赤の四つの色と結びつけて、黄胆汁、黒胆汁、粘液、血液と名付け、更に四大元素（火、土、水、空気）、四季（夏、秋、冬、春）、四大臓器（ひ臓、胆のう、肺臓、肝臓）、四気質（胆汁質＝気難しい、黒胆汁質＝メランコリック、粘液質＝冷静、多血質＝快活）と関連するとした。病気はフモールのバランスの崩れによって起こるとされたため治療は体液のバランスをとるという方法で行われるようになった。中でも有名なのは瀉血、浣腸、吐瀉剤（吐き薬）だろう。フモール説によればマラリアは寄生虫が原因ではなく、夏の暑さで黄胆汁が過多になるために起こる。てんかんは脳の活動の異常に関連しているのではなく、過剰な粘液が気管をふさぐから起こる。がんは細胞の無制御な増殖が原因で起こるのではなく、黒胆汁が蓄積して起こる。炎症は強い免疫反応から生じるのではない。血液が多すぎるのが原因だ（よって瀉血する）。

それから二〇〇〇年後、紀元前二世紀に中国の治療師たちが同様の考えを抱くようになった。病気は身体のエネルギーのバランスが崩れるのが原因だと推論したのだ。中国の治療師はこのバランスの崩れを何本もの細い針を皮膚の下に入れることで治療した（鍼治療）。

しかしながら人体を解剖することが許されていなかった当時の中国の医師は、神経が脊椎から分岐していることを知らなかった。実際のところ、彼らは神経とは何かも、脊椎とは何かも、脳とは何かも知らなかった。それどころか人体の内部で起こることを外の世界の目に見えるもの、川や日没などに基づいて解釈した。昔の中国の医師はエネルギーが頭からつま先に向かって縦方向の弧を描いて走る一二の経線（経脈）を通って流れていると信じていた。一二という数は中国には一二の大河があったことから選ばれたものだ。彼らが「気」と呼んだ生体エネルギーを解放し、陰と陽と呼ぶ相反するエネルギーの正常なバランスを取り戻すために皮膚下に経線に沿って針をおいた。約三六〇の経穴（ツボ）の数は一年の日数から決められた。施術する者によっては最大四インチの深さまで鍼を差し込み、数秒から数時間そのままにしておく（中国の鍼は日本の鍼より深く入れることがある）。

一七〇〇年代後半になるまでずっと、病気の治療はこんな具合だった。施術者は病気は神々の仕業だという宗教的な考えに基づく治療か、フモールのバランスをとるというギリシャの考え方に基づく治療か、気のバランスをとるという中国の考え方に基づく治療をしていた（このうち、下剤療法、鍼治療、アロマテラピー、クリスタルヒーリング、浣腸、磁力療法、水療法、信仰療法などは現在も健在である)。しかし古い時代の考え方から生まれた療法の中でも瀉血ほど一八世紀に普及、あるいは広く一般に受け入れられたものはない(3)。ヨーロッパの医師たちは月に二回患者を瀉血した。外科と歯科治療を担当していた床屋も喜んでお客の血を抜いた(理容店の赤と白のサインポールは出血した腕に巻かれた白い包帯を表している)。合衆国では、フィラデルフィアの医師ベンジャミン・ラッシュが瀉血の強力な推進者だった。彼は大変に尊敬を集めており、独立宣言の署名者の一人でもあった。ラッシュの影響力は非常に強く、このため、ジョージ・ワシントンが喉頭蓋炎(気管の入り口にある蓋状の組織の炎症)で苦しんでいるときに、医師らは治療法としてワシントンの命を救ったかもしれない気管切開ではなく瀉血を選んだ。呼吸困難で苦しむワシントンから全身の血液の約半量にあたる二リットルが抜き取られた。一七九九年一二月一四日ジョージ・ワシントンはショック状態に陥った。天然痘でも弾傷でも死ななかった男は瀉血で死んだのだ。ボルティモアのジョンズ・ホプキンズ病院の設立者の一人であるウィリアム・オスラー卿はこの事態にふさわしい後記を書いている。「人々が一八世紀末に知っていたことは古代ギリシャ人と大して変わらなかった(4)」

そして、その後医学は飛躍的に進歩した。治療師たちは、病気が神や霊魂の意志、体液のバランスの崩れだとは考えなくなった。病気を生化学や生物物理学的に定義し、説明するようになったのだ。

この医学の思考における革命は幾つかの決定的瞬間を巡って起こった。

一七九六年、イングランド南部の田舎の開業医エドワード・ジェンナーが天然痘と近縁の牛痘ウイルスを使って予防接種をすれば、人々を天然痘から守れることを発見した。やがてジェンナーのワクチンは五億人近くを死亡させてきた天然痘を地上から消滅させた。自然感染後にできあがる免疫を自然感染の危険を冒すことなく導き出すことで、ワクチンは狂犬病、ジフテリア、破傷風、ポリオ、麻疹（はしか）、風疹（ふうしん）、肝炎、水痘、ロタウイルス、インフルエンザ、黄熱病、腸チフス、髄膜炎による死者を激減させてきた。

一八五四年には、英国の医師ジョン・スノウはロンドンで六〇〇人以上の死者を出したコレラの大流行を調査した。流行の原因を追跡したスノウはブロードストリートの水道ポンプにたどりついた。彼がポンプのハンドルを外してしまうと、流行は止まった。スノウの観察から疫学という分野と救命衛生プロジェクトが生まれた。

一八七六年ドイツの医師ロベルト・コッホが炭疽病を起こす微生物を分離した。特定の微生物が特定の病気を引き起こすことがわかったので、これ以降科学者たちは病気を治す方法を見つけ出せるようになった。

一九二八年、スコットランドの生物学者アレキサンダー・フレミングが、培地に生えたアオカビの一種（ペニシリウム・ノタツム）（現在はペニシリウム・クリソゲヌム）が周囲の微生物を殺していることに気がついた。

彼はこれをペニシリンと名付けた。かつて致命的であった病気が治療可能になったのだ。

一九四四年、アメリカの科学者オズワルド・アベリーが遺伝子や染色体を作っている物質がDNAであることを発見した。これで鎌状赤血球貧血症や嚢胞性線維症が遺伝学的に説明できるようになった。

だが、ジェンナーの種痘に先立つこと五〇年、あるスコットランドの軍医が医学の考え方に唯一にして最大の貢献をしたことはあまり知られていない[5]。一七四六年、ジェイムズ・リンドは英国海軍艦ソールズベリーに乗り込んだ。目的は当時水夫に多く見られた壊血病の治療法を見いだすことだった。壊血病になると出血、貧血が起こり、歯茎が弱って歯が抜け、腎臓障害やけいれんが起こり、時に死に至る。リンドは一二人の水夫を二人ずつ六つのグループに分けた。一組には毎日リンゴ酒を一クォート、次の一組には一日三回硫酸（当時の壊血病治療薬）を二五滴ずつ、三組目には一日三回酢を小さじ二杯、四組目には海水を五〇〇ミリリットル、五組目にはニンニク、マスタード、ラディッシュと没薬ガム（当時の口内薬。壊血病は歯が抜けるため、薬としてガムが処方された）、六組目にはオレンジ二個とレモン一個を取るように指示した。壊血病を治したのはフルーツだけだった。その五〇年後の一七九五年英国海軍省は毎日ライムジュースを飲むように水夫に命じ、壊血病は消え去った（以来、英国民はライミイ——ライム野郎と呼ばれるようになった）。

リンドは柑橘類が壊血病を治すことを証明したが、その理由は知らなかった。一九〇〇年代のはじめになって、ようやくアルベルト・セント＝ジェルジというハンガリーの生化学者が後にビタミンC、別名アスコルビン酸（アスコルビンとは壊血病に対抗するという意味）と呼ばれるようになる物質を分離したのである。リンドの研究は世界初の対照群のあるプロスペクティブ（前向き）臨床試験で、現在の根拠に基づいた医療（ＥＢＭ）への道を開いた画期的なものだった。人々は特定の治療を良いと信奉する必要はなくなった。試せるようになったのだ。

ワクチン、抗生物質、公衆衛生、水道水の消毒、衛生状態の改善によって人々はより長生きできるようになってきた。二〇世紀のはじめから終わりまでの期間でアメリカ人の寿命は三〇年も長くなっている。[6] これは治療師がフモールのバランスをとったからでも、気を回復させたからでも、神に生けにえをささげたからでもない。我々がようやく病気の原因と、それをどうやって治療し、どうやって予防するかを理解したからなのである。

ある意味、『ドクター・オズ・ショー』は医療の歴史を遡る旅であるともいえる。最初は、最も原始的な病気の原因についての考え方から始まる。超自然的な力だ。

二〇一一年二月、メフメット・オズは番組にイッサム・ネメー医師を招いた。[7] ネメーは信仰療法師だ。彼は祈りによって人を治療できると考えている。番組ではネメーが治療に成功した患者、キャシーが自分の体験を語った。「私は本当に具合が悪くて、咳をすると血を吐いていました。うまく呼吸もできませんでした。左の肺に腫りゅうがあったのです」。オズは視聴者にキャシーのCTスキャンを見せた。小さな気がかりな塊がうつっている。「私はネメー先生のところに行きました」。キャシーは話し続ける。「そこで一時間診ていただいて、お話をして、一緒に祈ったのです。突然、私はこんな風に深く息を吸っていました。そしてずっと息を吸い続けたんです。いったいどのくらいか、自分でも信じられないほど息を吸って、すばらしく気分が良くなりました」。キャシーの腫りゅうはこつ然と消えた。二枚目のCTスキャンでは肺がきれいに正常になっていた。化学療法も放射線も使わずに祈りだけ。奇跡だ。

だが残念ながらキャシーの話には幾つか腑に落ちない点がある。一つはオズが生検に一切触れないことで、診断がCTだけで行われたことを示唆している。これは、あってはならないことだ。感染症ががんに見えることがあり、もし感染症であれば別の治療法がある。だから生検が必要なのだ。さらにキャシーのCTスキャンをよく見ると、腫りゅうの周囲がぎざぎざしている。これは（菌による感染症などによる）炎症で見られることが多く、がんでは通常周囲はでこぼこしていない。十中八九、キャシーは抗生物質なしで治るぐらいの軽い細菌性肺炎を患っていたのだろう。よくあることである。しかし、オズの視聴者は祈るだけで彼女が治ったと思っている（ジョージ・バーナード・ショウは聖母マリアが病気を治してくれると信仰を集めるルルドの祠を訪ねた後、信仰療法の限界についてこう述べている。「治ったお礼に奉納されたこの多くの杖や装具、松葉杖を見よ。だが一つの義眼も義足もかつらもない」)。

オズの超自然信仰の例は彼の手術中にも見て取れる。他の外科医たちの手術と変わらない光景だが、一つだけ違うのはスタッフにセラピューティック・タッチ（手当療法）の施術者で、オズが番組で紹介したパメラ・マイルズのようなレイキマスター（レイキは日本の手かざし療法がアメリカに渡って発展したもの）がいることだ。マイルズは、自分は人間のエネルギー・フィールドを感じてこれを操作して病人を癒やせると主張している。オズはマイルズが言っていることを検証しようとはしない。だがこの検証は特に難しくはない。実のところ、十年以上前にエミリー・ローザという女性が実験を計画して、実施分析している(9)。

ローザは、二一人のセラピューティック・タッチの治療師に下に二つの穴があいた大きな衝立の後ろに座ってもらった。彼女からは治療師が見えず、治療師たちからも彼女は見えない。そして手のひらを上にして穴から手を出してもらった。彼女はコインを投げて左右を決め、どちらの手を選んだかと尋ねながらそれぞれの治療師の右手あるいは左手の少しだけ上に自分の手をかざした。もし治療師が本当にエネルギーを感じることができるのなら、一〇〇%正しい方の手を選んだはずだ。できないのなら五〇%になる。ローザの調べでは治療師は四四%の確率で正しい方を選んでいた。これは偶然と変わらない。彼女の結論は「治療師たちがセラピューティック・タッチの最も根源的な主張の裏付けに失敗したのは反論できない事実であって、彼らの信じていることは事実無根であり、今後有料の専門職としてこれを用いることは正当ではない」だった。

一九九九年、エミリー・ローザはこの論文を『米国医師会雑誌』（ＪＡＭＡ）に投稿した。題は「セラピューティック・タッチの観察」。メフメット・オズとは異なり、ローザは心臓外科医ではない。実際、医学部も卒業していないし、大卒でも高卒でもなく小学校も卒業していない。この論文の執筆に当たって、彼女は看護婦である母親に手助けを頼んだ。というのも彼女は九歳だったからだ。この実験はコロラド州フォートコリンズの小学校四年生の理科研究発表会で発表されたのだ。

彼女の研究発表は発表会で賞は取らなかった。「学校では全然評判にならなかったの」と二〇〇九年にコロラド大学デンバー校を卒業したローザは回想する。「先生たちにも見せたけれど、大して興味を持ってくれませんでした。それにはちょっと傷つきました」彼女の母リンダは「先生たちの中には昼休みにセラピューティック・タッチを受けている人もいました。区の理科発表大会に推薦もしてくれませんでした。学校での受けは良くなかったんです」と振り返る。だが報道機関の反応は違った。ＡＢＣ、ＣＢＳ、ＮＢＣ、ＰＢＳ各局のニュースが彼女を取り上げ、彼女はジョン・ストッテルの特集番組、ＢＢＣ、ＦＯＸ、ＣＮＮ、ＭＳＮＢＣ、ニックニュース、サイエンティフィック・アメリカン・フロンティア、ディスカバリーチャンネル、ＮＰＲラジオ『オールシングス・コンシダード』（アメリカを代表する非営利放送ＮＰＲの看板番組）、『トゥデイ』（ＮＢＣの老舗ニュース番組）『私の秘密』（ＣＢＳテレビのクイズ番組）に出演した。彼女の記事は

AP、UPI、ロイターで配信され、『タイム』、『ピープル』の両雑誌の記事になり、『ニューヨークタイムズ』と『ロサンジェルスタイムズ』の一面に掲載された。ローザは一一歳でハーバード大学で講演した。セラピューティック・タッチの発明者で、人間のエネルギーは暖かいゼリーか泡のように感じるという主張でイグノーベル賞を受賞したドロレス・クリーガーが授賞式を欠席したので代わりに講演したのだ。翌日はMITでもこの講演をした。エミリー・ローザは査読のある科学医学論文誌に論文が掲載されたギネスの世界最年少記録を持っている。

メフメット・オズの超自然力への心酔は、信仰療法師とセラピューティック・タッチでは終わらなかった。その後、彼が自分の番組の視聴者に知識を授けるべくジョン・エドワードを選んだとき、オズはオカルトの世界に足を踏み入れた。

エドワードは死者と交信する霊能者である（映画『ゴースト――ニューヨークの幻』でウーピー・ゴールドバーグが演じた役に似ているが、水晶玉は使わないし、ローブも着ていない）。オズは「霊能者は新しい治療者なのか？」と題した番組でエドワードを紹介した。[10]「この収録を会場で見たいという視聴者からの応募は今までのどの回よりも多かったのです」オズはまくしたてた。「減量より、がんより、心臓病よりも。今日の話題？　我々は死者と話せると信じますか？　です」オズはエドワードが何千人もの人々が死後の世界にいる愛する人々と話すのを手伝ったと言っていると説明した。

「霊媒と過ごすセッションは非常に大きな治癒をもたらすことがあります」とエドワードは言った。[11]

オズのオカルトへの興味は手術室での自身の体験から来ている。「心臓外科医として私は生と死に関わる自分では説明できない、科学的には説明できない事柄を見てきました」[12] メフメット・オズはジョン・エドワードが科学を超えた力を授かったと考えていたのだ。「あなたのお母さんは大丈夫だとお伝えしたい」とエドワードは観客の一人に語った。「彼女は犬と一緒にいますよ」

オズがエドワードの能力を推奨する一方で、舞台マジシャンのジェイムズ・ランディは信じていない。ランディはジョニー・カーソンの『トゥナイト・ショー』とペン・アンド・テラーの番組『うそっぱち』に出演している。ランディは一九八六年にマッカーサー財団から「天才」賞を受けた後、賞金を霊能者の秘密を暴くために使うと決めた。彼は現在、超常やオカルトの力の明確な証拠を見せることができた者には、誰でも一〇〇万ドルを提供するとしているが（これは一〇〇万ドル超能力チャレンジと呼ばれている）エドワードがこれに挑戦したことはない。

ジェイムズ・ランディによれば、エドワードのような霊能者は二種類の基本的戦略を使う——ショーが始まる前に観客から得た情報を利用する「ホット・リーディング」とショーの最中に情報をあさる「コールドリーディング」である。ランディはこれを「信じた者へのペテン」と呼んでいる。番組でのエドワードの話からこれを見て取るのは難しくない。リーディングが間違っているときには、エドワードは「様々な家族が発散するエネルギーによって混乱した」と言う。間違いが多すぎるようになるとエネルギーが退いていると言う。オズはまるで信じているのか、痛々しいほどお人よしなのか、あるいは単にだまされやすい一般人に迎合して広告収入をつり上げたいだけなのか、エドワードの特別な才能に疑問を投げかけることはなかった。「（その声が）聞こえるようになると、それが起こるのですね」と感動して見せたのだ。

旧約聖書の時代の超自然的な力によって病気は起こるという考えから生まれた手当療法を褒めちぎるのに加え、メフメット・オズは「代替療法のスーパースター」と彼が呼ぶ二人を出演させて、古代のギリシャ、中国、インドで生まれた一〇〇〇年前の自然薬も推奨する。アンドルー・ワイルとディーパック・チョプラの二人は、元々フモールのバランスとエネルギーを回復させるために編み出された様々な療法（鍼、植物療法、ハーブ、オイル、スパイスなど）を勧めている。

アンドルー・ワイル(13)は、はげた頭で白いひげを蓄えたやや小太りで導師風の男である。ハーバード大学医学部を卒業後、ワイルは研修医としてサンフランシスコのマウントザイオン病院に行った。この病院は六〇年代のヒッピー反体制文化発祥の地であるヘイトーアシュベリーに隣接している。ワイルは（トム・ウルフの『クール・クールLSD交感テスト』の題材となった）ケン・キージー（『カッコーの巣の上で』の作者、ヒッピーコミューンのリーダーで、LSDを使ったサイケデリックイベントの主催者）気取りでこの文化にどっぷりはまり、幻覚剤を研究テーマに選んだ。ワイルは一九七二年に最初の著作『ナチュラルマインド』（名谷一郎訳、草思社、一九七七年）を出版する。この本では幻覚剤は脳の「ロックを解除する」と書き、更に「ストーンビルへの旅」と題した章では麻薬の影響下で考えると人間はより深い洞察を得ることができると言っている。さらには精神病者をほめたたえて「精神病者は誰でも潜在的な賢者あるいは治療師である」、「私は精神病者を我らが種の進化の前衛隊と呼びたい誘惑に駆られている」とまで書いている。

米国国立保健研究所（ＮＩＨ）の二年間のプログラムの一年目を終了した後、ワイルは幻覚剤が良いものだとする自身の考えを推奨し続けた。一九八三年には『チョコレートからヘロインまで―ドラッグカルチャーのすべて』（ハミルトン遥子訳、第三書館、一九八六年）を書いた。ワイルには自分の名がついた幻覚キノコ、*Psilocy-be weilii* シロシベ・ワイル（和名：ワイルシビレタケ）まである。だがワイルの絶頂期は一九九五年の『癒やす心、治る力―自発的治癒とはなにか』（上野圭一訳、角川書店、一九九八年）の出版で訪れる。この本で彼は健康と病気は「善と悪の表出であり、これを理解するには宗教と哲学の助けが、これを扱うには魔術のすべての技法が必要である」と述べている。大衆は疑うことなく信じた。ワイルは満席の聴衆に向かって講演し、オプラやラリー・キングの番組にたびたび登場した。彼の本は国際的なベストセラーになり、彼の顔はタイム誌の表紙になった――二回も。

出版業界専門誌『パブリッシャーズ・ウィークリー』誌はワイルを「アメリカで一番著名な補完ケアの医師」と説明している。『サンフランシスコ・クロニクル』紙は「代替医療の導師」、『タイム』誌は「ミスター・ナチュラル」、自分の本では「アメリカで最も信用されている医療専門家」となっている。アンドルー・ワイルはアメリカで最も有名で、最も影響力のある代替治療師なのだ。

もう一人のオズの「スーパースター」はディーパック・チョプラ[14]である。チョプラはニューデリーで生まれ育ち、インド医科大学に学び、その後内科、内分泌学の研修医として合衆国へやってきた。ニューイングランド記念病院で医局長を務めるうちに、チョプラは「何かが欠けているという感じが大きくなっていくことに気がついた」。彼は「患者のためにできることを、すべてしているか？」と自問し、そしてビートルズの導師だったこともあるマハリシ・マヘーシュ・ヨーギーのもとを尋ねた。ヨーギーはマハリシ・アーユルヴェーダ健康センターの所長となった人物で、チョプラに米国アーユルヴェーダ医学協会の設立を決意させた。アーユルヴェーダ医学はインドで二〇〇〇年前に生まれ、古代ギリシャのフモールのバランスという概念に基づいている。ただしヒポクラテスの四つのフモールと異なり、アーユルヴェーダ医学ではフモール（ドーシャ）は三つで、風（ヴァータ）、胆汁（ピッタ）、粘液（カファ）のバランスをとる。ドーシャのバランスが崩れているか見極めるために、治療師は患者の脈をとる。

チョプラは、自分の著作である『チョプラ博士の老いない「奇跡」――「意識パワー」で永遠の若さを生きる』（沢田博、伊藤和子訳、講談社、二〇〇七年）を宣伝するために、一九九三年七月一二日月曜日にオプラ・ウインフリー・ショーに出演したときから、全米の導師（グル）になった。その日の二四時間で本は一三万七〇〇〇冊売れた。更にその後の一週間で四〇万冊が売れたのである。

旧約聖書と古代ギリシャ、中国、インドの治療法に加えて、オズは比較的新しいホメオパシーとカイロプラクティクスも勧めている。この二つは医学思想の退化の代表例と言ってよい。

ホメオパシー[15]は、ドイツとフランスで一七七九年から一八四三年まで医師として治療を行っていたサミュエル・ハーネマンが作り出したものである。ハーネマンはヒルによる瀉血や毒を飲ませての吐瀉、酸で皮膚を焼くブリスター療法（水ぶくれ療法、水疱内の液体がデトックスの役割をすると考えられていた）などの一九世紀の野蛮な治療法に心を痛めていた。彼は人々を治療するもっと安全でよりよい方法を求めていたのである。一七九〇年に彼は啓示を受けた。当時、キニーネを含むキナノキの樹皮はマラリアの治療薬として知られていたが、キナノキの樹皮を粉にして飲んだハーネマンは熱を出したのである。ハーネマンは自分が熱を出したこと、そして熱がマラリアの症状であることから、治療薬は病気と同じ症状を引き起こすのだと信じた。つまり、吐く病気は吐瀉を引き起こす薬で治療するべきなのだ（ホメオパシーは「同種の症状」という意味の言葉である）。安全策として、ハーネマンはホメオパシーの薬は存在しないほどまで薄めなくてはならないとも信じていた。効果のある内容物がなくなってしまっていても、最終的な調剤品はかつてそこに存在した薬の影響を受けていると信じていたのである。

ホメオパシーと同じように、カイロプラクティクス[16]も一人の男の着想から生まれた。ダニエル・D・パーマーである。パーマーは磁石を使って患者を治療するメスメリズム（動物磁気）治療師だった。だが一八九五年に七年間耳が聞こえなくなっていた男が彼の診療所にやってきたとき、パーマーは磁石ではない治療法を試してみた。耳が聞こえない原因は彼が「亜脱臼」と呼ぶ背骨のずれだと信じていたパーマーは背骨のずれが治ればと願いつつ、男の首の後ろを強く押し込んだ。これがうまくいった。男の耳はたちまち聞こえるようになったのだ（この出来事はよく「世界中に響いた一発」と呼ばれている）。パーマーの治療のどこが奇跡かといって、耳からの神経信号を脳に伝える第八脳神経（聴神経）は首を通っていないことだろう。パーマーは更に非論理的な飛躍をした。すべての病は背骨のずれが原因だというのである。もちろんこれは間違っている。多くの検証研究で、カイロプラクティクスで治るといわれているほとんどの病気、頭痛、生理痛、腹痛、ぜんそく、アレルギーには効果が無いという結果が出ているのも驚くべきことではない[17]。

オズは、何が、なぜ病気を起こしているのかを科学者が突き止める以前に生まれた治療法を勧めているにも関わらず非常に人気がある。これには幾つかの理由がある。

一つ目はオズと彼のスーパースターたちは取り扱い説明書がついてこないものについての取り扱い説明書を提供しているからだ。それは生き方である。つまるところ、オズ、ワイル、チョプラが書く本は、人々に何をいつ食べ、どうやって友達を作り、愛情をどう長持ちさせるか、いつどうやって運動するか、どのシャンプー、どの液体洗剤、どの洗濯洗剤、どのベビーフードを利用すべきか、料理の作り方（「ワイル博士のお気に入り低脂肪サラダドレッシング」など）、そして、自分や家族がかかるかもしれない、およそすべての病気への対処の仕方まで具体的に教えているのである。何事にも正しいやり方と間違ったやり方があるのだと知ると安心できる。これらの本のおよそすべての病気の対処法が余りにもきっぱりと、はっきりとしているので、信奉者の中にカルトのような信仰心をかき立ててしまっている。我々のやり方でやれば、あなたはもっと長生きして、もっと愛に満ちて、もっと幸せで健康な子供を育てられる。人の一生は定まらず、きまぐれで、予測がつかない性質のものなので、こうした本は大きな癒やしなのだ。

代替医療のもう一つの魅力は個人にあわせていることだ。現代医療の診療医は冷淡で鈍感に見えることがある。患者は自分が人間ではなく数字として扱われているような気分になる。そこで代替医療の治療師の出番だ。彼らは人を気遣い、ひとりひとりに向けて看護をする。「医師はこのシステムのワナに閉じ込められているのです」とアンドルー・ワイルは言う。[18]「それはがつがつとした利益優先のシステムです」。だがワイルはワナに落ちていない。「私は耳を傾ける」と彼は言う「初診は六〇分とっています」。メフメット・オズは「皆さんへのアドバイスは治療を自分用にカスタマイズすることです」と言う。[19]

古代の知恵が約束するものもまた魅力的だ。メフメット・オズが『ドクター・オズ・ショー』で鍼治療を話題にしたとき、彼はちょっと驚くような発言をした。「これ（鍼）は古い中国医療（漢方）の基礎になっています」と力説したのだ。[20]オズは古代の医療は古い「から」信頼すべきだと論じていたのである。現代の文化はこの感傷に満ちている。例えばジョン・キューザックとアマンダ・ピート主演の映画『２０１２』では世界が終末を迎えるが、これはマヤ暦で予測されていたという。科学者の一人が嘆いて言う「我々のすべての科学的進歩、我々の夢の機械すべて——マヤ人は何千年も前にこれがくるのを知っていたんだ[21]」。『２０１２』の脚本家たちは観客のことをよく理解していた。多くの人が現代テクノロジーと無縁の昔の治療師や予言者は、物事に対してより明解でより賢い見解を持っていたと信じている。「代替医療の施術者がオーソドックスな医療に対して使う論法の一つは、後者が常に変化しているのに代替療法が何百年、さらには何千年も変わらずにいるというものだ」と『ヒポクラテスの誓い——医療と医療不信』（未訳）で書いたのはレイモンド・タリスである。「もし、既に五〇〇〇年前から代替医療の施術者が全く満足のいく治療法を知っていたのであれば、五〇〇〇年間全く進歩がなくても良いだろう。もし彼らがそれを知っていたのであれば、よく今までずっと秘密にしておけたものだ[22]」。現代医療は何世紀もの間の学びによって形成されてきた。今も進化し続けているのは、今も医療が新しい情報を生み出し続けているからなのだ。時の中で不変ではない現代医療の流動性は不安定さとなる場合もある。これに対して代替医療の不変性は大きな安心となる場合がある。

皮肉にも、代替医療の処方は先進諸国では喜ばれているが、それが生まれた国々では拒否されている。例えば中国では伝統医療と現代医療の両方が利用できるが、代替医療に頼っているのは人口の一八％のみである。[23] 香港では一四％で日本ではもっと少ない。中国では鍼治療を喜ぶのは田舎の貧しい人々のみであるといってよい。[24]「金も時間もある栄養状態の良い都市住人にとって、アーユルヴェーダ薬や中国の漢方治療や古代アフリカやネイティブ・アメリカンの治療法で慢性症状に対処しようと話すのは簡単なことだ」と『インチキ薬と他の迷信』（未訳）でジャーナリストのジョン・ダイアモンドは書いている。「だがこうした処方しかない国に行けば、昔ながらの西洋の抗生剤や痛み止め、その他の現代的で高価な薬が何よりも求められているのを目にすることだろう。南アフリカ政府が全人口の一〇％を占めるＨＩＶ陽性の人々に対して十分な支援がないというのは「自然な」治療を行う手助けをしてほしいというわけではなく、ＡＺＴ（エイズ治療薬）が欲しいと言うことなのだ[25]」

伝統的治療師たちはまた別のものも提供している。現代医療は精神性を欠いて技術的だ、と彼らは論じる。一方、代替医療はスピリチュアルで深い意味を持つ。「宇宙の解明が可能に見えれば見えるほど」と、ノーベル物理学賞受賞者のスティーヴン・ワインバーグが書いている「そこには意味などないように見えてくる[26]」。現代科学はより長く生きる見込みをもたらすが、より意味深い人生の見通しはもたらさない。これに対して代替医療はもっとすごいものを提供してくれる。より良い健康に、より深い目的意識がついてくるのだ。オズ、ワイル、チョプラは自分たちの処方を神秘主義と紙一重のスピリチュアリティとともに提供している。「詩の心のない科学又は感情的内容のない技術的進歩ほど危険なものはない」と、ドイツの哲学者ヒューストン・スチュワート・チェンバレンは書いている。科学技術を理解しない、そして科学技術におびえやすく、科学技術に失望しやすい文化に、精神心霊主義を売り込むのは容易である。

最後に代替医療の施術者たちは「自分の健康は自分で管理できるし、医者にいちいち指示される必要はない」という一般受けする考えに訴えかける。「代替医療は草の根レベルの民衆のものだ」とオズは言う。「それゆえに誰のものでもない。代替医療は我々に力を与えてくれる。そしてもし自分に効いたなら誰も奪うことはできない[27]」自分で思うように管理できない、管理できにくいと感じる健康保険システムの中にいる患者にとって代替医療のこの申し出はたまらない魅力がある。元航空医官で、スケプティカル・インクワイアラー誌（懐疑主義団体CSIの機関誌）の常任寄稿者であるハリエット・ホールは言う。「私たち人間の自然なありよう（Human Nature）から人為的（Human）なものを取り去って、私たちが完全にナチュラルな存在になるまで、代替医療は私たちを魅惑しようとし続けるだろう」

我々の現代医療への不信の芯には、人間は危険を承知で自然を拒否したという考えがある。それは研究室で製品を合成している大製薬会社が、我々をより長生きできるようにしてくれるナチュラルな製品から遠ざけているというものだ。そして何より自然なものといえばビタミンだろう。

第二部

ナチュラルなものの魅力

第二章　ビタミン狂――ライナス・ポーリングの皮肉な遺産

これは話しておくべきだろう。私にとっての最優先事項はビタミンを飲むことだ。長年、医者がそんなもの馬鹿馬鹿しいなどと言っているのは知っている。だが私は若い頃からビタミンを飲んでいるんだ。それも毎日。一日も欠かさずに！　だからそれが最優先事項だと思うんだ。理由は何であれ、この年にしては活発で元気だと感じでいるんだよ。

――レジス・フィルビン（歌手、俳優、司会者）

みんなビタミンが大好きだ。ビタミンの語源はラテン語の生命を意味する言葉ビタで、食べたものをエネルギーに転換するのに必要だ。何百万人というアメリカ人が毎日ビタミンを摂れば元気で長生きできると信じている。

現在までに一三種類のビタミンが判明している。九種類は水に溶けやすいビタミンB１(チアミン)、B２（リボフラビン）、B３（ナイアシン）、B５（パントテン酸）、B６（ピリドキシン）、B７（ビオチン）、B９（葉酸）、B12（コバラミン）そしてC（アスコルビン酸）。四つは水に溶けにくいビタミンA（レチノール）、D（カルシフェロール）、E（トコフェロール）そしてK（フィロキノン）である。ビタミンが足りないと脚気、ペラグラ、壊血病、くる病（それぞれ、ビタミンB1、B3、C、Dの欠乏で起こる）などの病気で苦しむことになる。

ビタミンの困ったところはほとんどのビタミンが体内で作られないことだ。食べ物やサプリメントから摂るしかない。であるので問題は「ビタミンは必要か？」ではない。必要だ。本当の問題は「どのくらいの量、必要か？」であり、「食べ物から十分な量を取れているか？」である。栄養学の専門家たちとビタミン剤製造業者ではこの質問に対する答えが割れている。栄養学の専門家は普通の食事で取れる推奨摂取量（RDA）で十分であると主張する。ビタミン製造業者の代弁者たちは、食べ物は十分なビタミンを含んでいないのでもっと多くの量が必要だと主張している。幸いなことに今では多くの優れた研究によってこの問題には答えが出ている。

二〇一一年一〇月一〇日、ミネソタ大学の研究者たちが総合ビタミンサプリメントを摂取していた女性たちがそうではない女性たちに較べて死亡する確率が高かったことを発見した。この二日後、クリーブランド・クリニックの研究者たちがビタミンEを摂っていた男性たちの前立腺がんの危険率が増加することを発見した。「ビタミンには厳しい週となりました」とABCニュースのキャリー・ガンは言った。[1] こうした発見は新しいものではない。これより前すでに七つの研究がビタミンでがんと心臓病の発病率が上がり寿命が短くなるという結果を出している。にもかかわらず二〇一二年にはアメリカ人の半分以上が何らかの形のビタミンやサプリメントを摂っていた。だが、ほとんどの人が自覚していなかったのは、このビタミン信奉は元をたどれば一人の男に行き着くということだ。素晴らしく正しかったため二つのノーベル賞を受賞し、素晴らしく間違っていたために世界一のインチキ療法士といっても良いかもしれない男である。

ライナス・ポーリングは一九〇一年二月二八日、オレゴン州ポートランドで生まれた。その後四〇年間教鞭を執ることになるカルフォルニア工科大学に進学する前は、コーバリスのオレゴン農業大学（現オレゴン州立大学）で学んだ。(2)

一九三一年、ポーリングは『米国化学会誌』に「化学結合の性質」と題する論文を発表した。(3) この論文以前、化学者は化学結合には二タイプあるとしていた。イオン結合——原子がもう一つの原子に電子を一つ渡すものと、共有結合——原子が電子を共有するものである。

ポーリングは事はそれほど単純ではないと論じた。イオン結合と共有結合の間に電子の相互作用があると考えたのだ。ポーリングの考え方は量子物理学と化学を結合し、この分野に革命をもたらした。彼の概念はあまりにも革命的だったのでこれを受け取った学会誌の編集委員は十分な査読が出来る者を見つけることができなかった。ポーリングの研究をどう思うかと聞かれたアルバート・アインシュタインは肩をすくめた。「私には複雑すぎる」と言ったのである。この論文一本でポーリングは全米で最も優れた若手化学者に与えられるラングミュア賞を受賞し、米国科学アカデミーの最年少メンバーに選ばれ、カルフォルニア工科大学の正教授となり、ノーベル化学賞を受賞した。この研究をしていたのは彼が三〇歳の時だった。

一九四九年、ポーリングはサイエンス誌に「鎌状赤血球貧血、分子病」と題した論文を発表した。[4] 当時、科学者は鎌状赤血球貧血の人のヘモグロビン（酸素を運ぶ血液中のタンパク質）が静脈中で溶血して、関節痛、血栓、そして死亡の原因となることは知っていたが、その理由は知らなかった。ポーリングは鎌状赤血球のヘモグロビンの電荷が正常なものとはわずかに異なっていて、これがヘモグロビンが酸素とどう反応するかに非常に大きく影響することをはじめて解明した。この彼の発見は分子生物学という分野を生み出した。

一九五一年、ポーリングは『米国科学アカデミー紀要』（ＰＮＡＳ）に「タンパク質の構造」と題した論文を発表した。当時、科学者はタンパク質が複数のアミノ酸からできていることは知っていた。ポーリングはタンパク質は分子がどう折りたたまれているかによって決まる二次的な構造を持つと提唱したのだった。彼は一つの形状をαヘリックスと名付けた。[5] これを後にジェイムズ・ワトソンとフランシス・クリックがＤＮＡの構造の解明に使ったのである。

一九六一年、ポーリングはサンディエゴ動物園のゴリラ、チンパンジー、サルの血液を集めた。ヘモグロビンの突然変異を一種の進化の時計として使えるか試して見たかったのだ。ポーリングは人類とゴリラが分かれたのは、約一一〇〇万年前でそれまで科学者が考えていたよりもずっと早い時期であることを示した。後に彼の同僚は「彼は一撃で古生物学と進化生物学、分子生物学を統合してしまった」と評している。[6]

ポーリングの偉業は科学だけではない。一九五〇年代に始まる四〇年間、彼は世界で最も認知された平和活動家だった。[7] ポーリングは第二次世界大戦中の日系アメリカ人の収容に反対し、原爆開発のマンハッタン計画で働かないかというロバート・オッペンハイマーの申し出を断り、反共産主義のジョセフ・マッカーシー上院議員に対しても忠誠の誓いを拒否することで反抗し、核兵器の拡散に反対し、エドワード・テラーのような核軍備タカ派と公開で討論し、政府に核爆発は人類の遺伝子を傷付けると認めさせ、他のノーベル賞受賞者をベトナム戦争に反対するように説得し、ベストセラー『ノーモアウォー』（丹波小弥太訳、講談社、一九五六年）を出版した。ポーリングの尽力は核実験禁止条約に繋がった。一九六二年彼はノーベル平和賞を受賞した。単独で二つのノーベル賞を受賞した初めての人物である。

米国科学アカデミーのメンバーに選ばれ、二つのノーベル賞、アメリカ国家科学賞、功労賞（大統領賞）を受けただけでなく、ポーリングはケンブリッジ大学、ロンドン大学、パリ大学から名誉学位を受けている。一九六一年には『タイム』誌の今年の人特集号の表紙になり、歴史を通じての最高の科学者の一人と褒めそやされた。[8]

そして、ポーリングを伝説の人とした厳密さ、勤勉な努力、冷静で深い思考のすべてが消えてしまった。同僚に言わせると彼は「古典悲劇に匹敵するほどの転落をした」のである。[9]

転機はポーリング六五歳の一九六六年の三月に来た。彼はカール・ニューバーグ賞を受賞したばかりだった。「ニューヨーク市での講演中に」と、ポーリングは回想する。[10]「私は『科学者たちが自然の本質について探求し成し遂げた様々な分野での発見について読むのはいかほどの喜びか』と言い、そして『あと二五年は生きてこの喜びを持ち続けたいと願っている』と述べた。カルフォルニアに戻り、講演に来ていた生化学者アーウィン・ストーンからの手紙を受け取った。ストーンはもし三〇〇〇ミリグラムのビタミンＣを摂るという自分の助言に従えば、私は二五年どころかもっと長く生きられるだろうと書いていた」。ストーン、自称ストーン博士は、単科大学で二年間化学を学んだ。その後ロサンゼルスカイロプラクティック大学から名誉学位を受け、南カルフォルニアの無認可通信制のドンスバック大学（一九七七年、代替医療で無資格診療、インチキサプリ販売などで何度も有罪判決を受けたカート・ドンスバックが作った）でＰｈＤを取得している。[11]

ポーリングはストーンの助言にしたがった。「私はより元気で健康に感じるようになってきた」と彼は言っている。「中でもそれまでずっと毎年何回か悩まされてきたひどい風邪をひかなくなったのだ。数年後私はビタミンＣの摂取量を一〇倍に増やし、そして二〇倍に、さらにＲＤＡの三〇〇〇倍にして、現在は毎日一万八〇〇〇ミリグラムだ」[12]

その日以来、人々にとってポーリングと言えばビタミンCとなったのである。

一九七〇年、ポーリングは『さらば風邪薬！——ビタミンCで風邪を追放』（青井寛訳、講談社、一九七一年）を出版し、人々に毎日三〇〇〇ミリグラムのビタミンC（RDAの約五〇倍）を摂るように強く奨めた。ポーリングは普通の風邪はすぐに歴史上の小話になると信じていた。[13]「普通の風邪を完全に撲滅するには何十年もかかるだろう」と彼は書いた「だがアメリカや他の国々では数年内完全にコントロールすることが出来るようになると私は信じている。私はこのよりよい世界への一歩をこの目で見るのを楽しみにしている」。ポーリングの本は瞬時にベストセラーになった。一九七一年と一九七三年にはペーパーバック版が出て、さらに三年後には、予測される豚インフルエンザ大流行を撃退すると約束する『ライナス・ポーリングのビタミンCと風邪、インフルエンザ』（村田晃訳、共立出版、一九七七年）と題した増補版が出版された。ビタミンCの売り上げは倍増し、三倍になり、四倍になった。薬店は需要に応じることができなくなった。[14]一九七〇年代の中頃までには五〇〇〇万人のアメリカ人がポーリングのアドバイスに従っていた。ビタミン製造業者はこれを「ライナス・ポーリング効果」と呼んだ。

科学者はそれほど熱狂的ではなかった。一九四二年一二月一四日、ポーリングが最初の本を出版する約三〇年前、ミネソタ大学のドナルド・コーワン、ハロルド・ディール、エイブ・ベーカーが米国医師会誌に「風邪の予防のためのビタミン」と題した論文を発表している。[15]著者らは「九八〇例の風邪を取り扱ったこの対照研究の条件下では……ビタミンC単独、抗ヒスタミン単独、あるいはビタミンCプラス抗ヒスタミンのいずれも上気道感染の存続期間あるいはひどさに重要な影響を与えなかった」と結論づけている。他の研究も同様だ。ポーリングの宣言後、メリーランド大学では一一人のボランティアに毎日三〇〇〇ミリグラムのビタミンCを、他の一〇人にはプラセボの砂糖玉を三週間投与した。[16] その後、全員を普通感冒のウイルスに感染させた。全員が同じような期間風邪の症状を起こした。トロント大学では研究者がビタミンCまたはプラセボを三五〇〇人のボランティアに与えた。[17] ここでもビタミンCは毎日二〇〇〇ミリグラム摂っていたものでさえ、風邪の予防にならなかった。二〇〇二年にはオランダの研究者たちが六〇〇人以上のボランティアにマルチビタミンとプラセボを投与した。[18] ここでも違いは見られなかった。現在までに少なくとも一五の研究がビタミンCは風邪を治さないという結果を出している。[19] 結果として、FDAも米国小児科学会も米国医師会も米国栄養士会もジョンズ・ホプキンズ大学ブルームバーグ公衆衛生大学院の人間栄養センターも保健福祉省も風邪の予防や治療にビタミンCサプリは推奨していない。[20]

研究に次ぐ研究が彼が間違っていることを明らかにしたにも関わらず、ポーリングはこれを信じることを拒絶し、講演や一般向けの記事や本でビタミンCを推奨し続けた。折々、明らかに風邪の症状があるままメディアの前に現れるときにはアレルギーがひどくてと言っていた。[21]

そしてライナス・ポーリングはさらに大きな賭に出た。ビタミンCは風邪を予防するだけではない。がんを治すというのだ。

一九七一年ポーリングはスコットランドのグラスゴー郊外の小さな病院の外科医ユアン・キャメロンから手紙を受け取った。キャメロンは毎日一〇グラムのビタミンCの治療を受けた患者の経過はそうではない患者より良かったと書いていた。[22] ポーリングは有頂天になった。彼はキャメロンの研究結果を『米国科学アカデミー紀要』に発表することにした。ポーリングは自分がアカデミーのメンバーなのでいつでも好きなときにPNASに発表できると考えていた。半世紀以上に渡って、掲載を断られたアカデミーメンバーの論文はたった三本だったのだ。もちろんポーリングの論文は掲載を断られて、科学界での彼の評判をさらに悪くすることになった。[23] その後この論文はがん専門家のための雑誌『オンコロジー』に掲載された。研究者たちがデータを検証した結果、不備が明らかになった。キャメロンがビタミンCで治療したがん患者は最初から健康状態がより良好で、だから結果も良かったのだ。[24] この件以降、科学者たちはポーリングのビタミンについての話をまじめに取り合わなくなった。

だがライナス・ポーリングはまだメディアに強い影響力を持っていた。一九七一年、彼はビタミンCでがん死を一〇％減らせると宣言した。一九七七年にはさらにエスカレートした。「私の現在の推測ではビタミンCだけで七五％の減少を達成できます」と彼は書いている。[25]「そして他の栄養サプリをあわせて使えばさらに減らせます」。がんを置き去りにしてアメリカ人はより健康で長生きするようになるだろうとポーリングは予言した。[26]「寿命は一〇〇から一一〇年になります」と彼は言った。「そしてやがては最高一五〇年になるかもしれません」

がん患者は望みを託し、ポーリングの奇跡に参加したいと主治医に大量のビタミンCを投与するように催促した。「七、八年の間、患者家族からビタミンCの大量投与をしてほしいとの要望をたくさん受けました」とフィラデルフィア小児病院の腫瘍学医長で小児がん研究センター長のジョン・マリスは回想する。「あれには苦労しました。意見を言うと、家族は、先生はノーベル賞を持っていらっしゃるのですか？　と言うんですよ[27]」

不意を打たれて、がん研究者たちはポーリングの説を検証実験することにした。メイヨークリニックのチャールズ・モーテルは一五〇人のがん患者を検証した。[28]半分は一日一〇グラムのビタミンCを処方され、半分は処方されなかった。ビタミンCグループの症状や延命率はもう一つのグループと何の差もなかった。モーテルは「我々はビタミンC大量投与の治療効果を証明することはできなかった」と結論づけた。ポーリングは激怒した。彼はこの研究が発表された『ニューイングランド・ジャーナル・オブ・メディシン』に、モーテルはポイントを外していると主張した怒りの手紙を書いた。[29]ビタミンCは効かなくて当然だ。モーテルはすでに化学療法を受けた患者に対して治療を行ったのだから。ポーリングはビタミンCが患者がまだ化学療法を受けていない時だけ効くと主張したのだ。

難癖をつけられて、モーテルは二回目の研究を実施した。[30]結果は同じだった。モーテルは「測定可能な疾患の患者ではっきりとした改善があったものはいなかった。ビタミンC大量投与療法は進行した悪性疾患に対して、患者が化学療法を受けたか否かに関わらず効果がない」と結論した。ほとんどの医師にとってはこれで終わりだった。だがポーリングにとっては違った。彼はとにかく否定されてはならなかったのだ。キャメロンは「彼があれほど怒ったのを見たことがありませんでした。彼はすべてが彼の完璧さに対する個人攻撃だと考えたのです」と見る。[31] ポーリングはモーテルの研究は「でっち上げと故意の不正告知」事件であると考えた。[32] 彼はモーテルを訴えられないかと弁護士に相談したが、弁護士からやめるように説得された。[33]

後続の研究も引き続きビタミンCはがんを治癒させないという結果を示していた。[34]

ポーリングは諦めなかった。彼は次にビタミンCは大量のビタミンA（二万五〇〇〇IU）とビタミンE（四〇〇から一六〇〇IU）さらにセレニウム（必須元素）とベータカロテン（ビタミンAの前駆体）と一緒に摂れば、風邪を予防し、がんを治療するだけにとどまらず事実上ほとんどすべての病気を治すことができると主張したのだ。[35] ポーリングはビタミンとサプリで心臓病、精神病、肺炎、肝炎、ポリオ、結核、麻疹、おたふく風邪、水疱瘡、髄膜炎、帯状疱疹、単純疱疹、口唇ヘルペス、口内炎、いぼ、老化、アレルギー、喘息、関節炎、糖尿病、網膜剥離、脳卒中、胃潰瘍、ショック、腸チフス、破傷風、赤痢、百日咳、ハンセン病、枯草熱（花粉症）、火傷、骨折、外傷、暑気あたり、高山病、放射線障害、緑内障、腎不全、インフルエンザ、膀胱障害、ストレス、狂犬病、蛇咬が治せると主張した。[36] 一九七〇年代にアメリカにエイズが入ってきたとき、ポーリングはそれもビタミンで治せると言ったのである。[37]

一九九二年四月六日、色鮮やかな錠剤とカプセルで縁取られた『タイム』誌の表紙に「ビタミンの実力――がん、心臓病、老化の影響と戦う助けとなるかもしれない最新研究による証拠」の見出しが躍った。[38] アナスタシア・トゥフェキス記者のこの記事はポーリングの根拠のない、反証済みのメガビタミンの驚異についての考えをそのまま書いたものだった。「さらに多くの科学者がビタミンとミネラルについての従来の医学的な見解は限定されすぎていたのではないかと疑いはじめている」とトゥフェキスは書いている。「通常推奨されているよりも遥かに大量のビタミンは、先天性異常から白内障、心臓病、がんに至る病気の原因に対する守りとなりそうだ。さらに議論を呼びそうなのは、ビタミンが加齢による劣化を遅らせるという微かな光だろう」。トゥフェキスは「大製薬会社のホフマン・ラ・ロシュはベータカロテンに惚れ込むあまり、来年、テキサス州フリーポートに工場を新設し、年間三五〇トンの栄養素を生産する。これは実質的に、すべてのアメリカ人成人に毎日六ミリグラムのカプセルを提供するのに十分な量である」と熱を込めて書いている。

全米栄養食品協会（ＮＮＦＡ）はビタミン製造業者の政治圧力団体だが、この信じられない幸運でタイムの記事を「業界の分水嶺」と呼んだ。[39] ＦＤＡの規制はずし活動の一環として、ＮＮＦＡはこの記事の抜き刷りを全議員に配った。後に一九九二年のNNFAの展示会で講演者となったトゥフェキスはこう述べた。「一五年間『タイム』の記者として、いくつもの健康記事を書いてきましたが、ビタミンの記事に対する反応はかつてないものでした。店頭ではたちまち売り切れ、雑誌を売って欲しいという要望が殺到しました。もう残部はありません。〝ビタミン〟の号は今のところ今年の売り上げナンバーワンです[40]」

研究の裏付けを得ることはできなかったが、ポーリングはビタミンとサプリメントには万能薬となる一つの特性があると信じていた。ケチャップからザクロジュースに至るあらゆるものの売り文句となっていて、売り上げへの影響ではナチュラルやオーガニックと言った言葉に匹敵する特性――抗酸化物質である。

抗酸化と酸化は善玉と悪玉の争いとして喧伝されてきた。戦場はミトコンドリアという細胞小器官である。この器官で身体は食べ物をエネルギーに変換する。この過程で酸素が必要なので酸化という。酸化の結果、フリーラジカル（活性酸素）という電子補足物質が発生する（これは悪玉）。フリーラジカルはDNA、細胞膜血管の内壁を傷付ける。これが老化やがん、心臓病と関連があるといわれてきたのも驚くべきことではない。人の体はフリーラジカルを中和するために自身で抗酸化物質を作り出す（これは善玉）。抗酸化物質は果実や野菜にも含まれている。具体的にはセレニウム、ベータカロテン、ビタミンA、C、Eである。研究では果物や野菜をより多く食べる人はがんや心臓病になりにくく、寿命も長いことが判明している。理屈は明白だ。果物や野菜には抗酸化物質が含まれている。これをたくさん食べる人がより健康だとしたら、抗酸化物質サプリを摂る人も同じようにより健康になるはずではないか。

事実は、彼らはあまり健康ではないのだ。

一九九四年に国立がん研究所がフィンランドの国立公衆衛生研究所と共同で二万九〇〇〇人の長期喫煙歴のある五〇才以上のフィンランド人男性を調査した。[41] このグループはがんと心臓病のリスクが高いために選ばれたのだ。被験者はビタミンEかベータカロテン、両方投与、どちらもなしの四グループに分けられた。結果ははっきりしていて、ビタミンとサプリメントを摂った者は摂らない者より肺がんか心臓病で死亡する確率が高かった。研究者の予測と逆だったのだ。

一九九六年、シアトルのフレッドハッチンソンがん研究センターの研究者がアスベストに暴露して肺がんのリスクが高い一万八〇〇〇人を対象に試験研究を行った。[42] ここでも被験者はビタミンA、ベータカロチン、両方、どちらもなしに分けられた。ビタミン、サプリメントを摂った被験者が、摂っていない被験者よりそれぞれ二八％と一七％多くがんと心臓病で死亡していることに気がついた研究者はいきなり研究を打ち切った。二〇〇四年にはコペンハーゲン大学の研究グループが一四の無作為試験結果を検証した。[43] これはビタミンA、C、E、ベータカロチンを摂った人、合計一万七〇〇〇人以上について抗酸化物質は腸がんを予防できるか否かを検討するものだったが、ここでもまた抗酸化物質は仮説の期待を裏切った。著者らは「抗酸化物質サプリメントが消化器がんを予防できるという証拠を見つけることはできなかった。逆にそれら（サプリ）は全体的な死亡数を増やしているように見える」と結論づけている。この同じ研究グループが最も優良な研究七本を検証した結果、ビタミンを摂っている方が6％死亡率が高かった。

二〇〇五年ジョンズ・ホプキンズ大学医学部の研究グループが合計一三万六〇〇〇人以上に関わる一九本の研究を検証し、ビタミンEサプリメントに伴う死亡リスクの増加を発見した。[44] ジョンズ・ホプキンズ大学ブルームバーグ公衆衛生大学院の人間栄養学センター所長のベンジャミン・カバレロ博士は「これは今までの他の研究者の発言を裏付けている。どのビタミン剤、特にビタミンEを投与するべき根拠はどこにもない。人々は（ビタミンが）身体に害はないという考えを持っているが、それほど単純ではないかもしれない[45]」。その同じ年に米国医師会誌にがん予防の目的でビタミンEの大量投与を受けた九〇〇〇人以上について検証した論文が発表された。[46] ビタミンEを摂っていた人々は摂っていなかった人々に較べて心不全を起こす傾向があった。

二〇〇七年には国立がん研究所の研究グループがマルチビタミンを摂った男性と摂っていない男性、計一万一〇〇〇人を調査した。[47] マルチビタミンを摂っていた人々は摂っていなかった人々に較べて二倍、末期の前立腺がんで死亡していた。

二〇〇八年、現在までの抗酸化物質サプリを摂取した人、しなかった人計二三万人に関わるすべての研究の検証研究で、ビタミンががんと心臓病のリスクを高めることが判明した。[48]

二〇一一年一〇月一〇日、ミネソタ大学の研究グループが高齢の女性三万九〇〇〇人を検証して、マルチビタミン剤、マグネシウム剤、亜鉛剤、銅剤、鉄剤を摂っていた人は摂っていなかった人より死亡率が高いことを発見し「現在までの研究データによれば、広く一般化しているサプリメントの利用を正当化する理由はほとんどない」と結論づけた。[49]

その二日後、クリーブランド・クリニックの研究グループがビタミンE、セレニウムについて、そのいずれか、あるいは両方、そして摂っていない男性の三万六〇〇〇人を検証した論文を発表した。[50]ビタミンEを摂っていた人たちは前立腺がんのリスクが一七%高かった。この研究を受けて、クリーブランド・クリニック心臓学議長のスティーブン・ニッセンは「マルチビタミンの概念は熱心な栄養補強食品業界が利益を上げようとアメリカ人に売り込んだものです。その使用を裏付ける科学的データは一つもありませんでした」と述べた。一〇月二五日、『ウォールストリートジャーナル』の見出しが「ビタミンを気軽に飲む時代は終わるのか？」と問いかけた。

研究は売り上げに影響しなかった。二〇一〇年、ビタミン業界は二八〇億ドルの総利益を上げた。前年度から四・四%の上昇だった。「これらの研究レポートへの対応は、ただ乗り越えればいい」。ビタミン小売りチェーンGNCのCEOジョセフ・フォルトゥナートは言った。[51]「商売には何の影響も出ていない」

さてなぜだろう？　フリーラジカルは間違いなく細胞を傷付ける。そしてフリーラジカルを中和する物質が多く含まれる食事を食べる人々はより健康だ。なぜ抗酸化物質サプリメントの研究では害があるという結果になるのだろう？　一番可能性のある説明は、フリーラジカルは喧伝されているほど悪玉ではないということだ。フリーラジカルは確かにＤＮＡを傷付け、細胞膜を破壊するが、それがいつも悪いというわけではない。細菌を殺し、新しく出来たガン細胞を消滅させるために、人々はフリーラジカルを必要としているのだ。だが人々が大量の抗酸化物質を摂ると、フリーラジカルの生産と破壊のバランスが一方向に傾きすぎて不自然な状態になり、免疫システムが有害な進入者を殺す力が減ってしまう。研究者たちはこれを「抗酸化物質パラドックス」と呼んでいる。[52]データははっきりしている。大量のビタミンとサプリメントの投与は心臓病とがんのリスクを高めるのだ。このため、一般の健康に責任のある国内外の組織でビタミンとサプリを推奨するものは一つもないのである。

一九八〇年五月、オレゴン州立大学でのインタビュー中、ライナス・ポーリングは「ビタミンＣには例えばグラム単位での長期服用の場合副作用はありますか？」と聞かれた。[53]ポーリングは即座に断固として答えた。「ありません」と。その七か月後、彼の妻は胃がんで死亡した。一九九四年、ライナス・ポーリングは前立腺がんで死んだ。

科学的な証拠が多くあるにも関わらず、ほとんどのアメリカ人はメガビタミンが安全ではないことを知らない。なぜもっと多くの人が知らないのか？　そしてなぜＦＤＡが警告を発しなかったのか？

答えは、そう、金と政治である。

第三部

小さなサプリメーカー対
巨大製薬会社

第三章　サプリ業界、フリーパスを手に入れる——FDAを無毒化する

オオカミの自由放免は子羊には死を意味する。

——アイザイア・バーリン（イギリスのユダヤ系哲学者）

政府による薬品業界監視は長く曲がりくねった、想像を絶するような悲劇に満ちた道程をたどってきた。「薬品への規制の歴史は」と、歴史学者マイケル・ハリスは書いている。「墓標の上に築かれてきた」

それはまず、（パテント薬と呼ばれた）売薬の製造業者から始まったのだった[1]（日本でいう家伝薬のようなもので、都会では新聞広告を見てドラッグストアで買い、田舎では行商の薬売りが売って回った）。

「さあ、紳士淑女のみなさま、健康の値はいったいお幾らでしょうか？　金では買えないものではありませんか？　そこでです、親愛なるみなさま、半ドルぽっきり。若さと健康がたったそれだけ。そうですとも。旦那さん、奥さん。医者がさじを投げてしまっても、この自然の秘薬があります。そ

れがたったの五〇ペニー。病気を治せるのは自然だけ。そしてこれ、私が持っておりますこの小瓶の中につまっているのが自然の力。私の秘密の妙薬は自然すなわち神様の研究室からやってきた、地球そのものだから、リューマチ、がん、糖尿病、薄毛、口臭、背骨のねじれまで何でも治る」

一八〇〇年代、薬の行商人は何を言ってもかまわなかった。[2] ボストン・ドラッグはひどい酒酔いに効く。ポンド・エキスは髄膜炎を治す。ハイドロゾンは黄熱病を予防。ペルナは卵巣の炎症を鎮め、リクオゾンはぜん息、気管支炎、がん、赤痢、湿しん、胆石、枯草熱、マラリア、結核も治す。そして、ウィリアム博士の血色の悪い人向け元気錠はもっと何にでも効いた。お客が信じたいと思っている限り販売に規制はなかった。二〇世紀になったばかりのころ、パテント薬は年間売り上げ七五〇〇万ドルの業界だった。[3] ただそれも長くは続かなかった。一九〇六年六月三〇日、純正食品医薬品法が議会を通過し、政府が規制に乗り出したのだ。先頭に立ったのは三人の男だった。一人は食品を、一人は薬品を気にかけ、三人目はどちらも気にしていなかった。

ハーベイ・ワシントン・ワイリー[4]はインディアナ州南部の農場で育った。南北戦争で伍長を務める前は地元近くのハノーバー大学で古典学を学んでいた。ワイリーは後にインディアナ医科大学を卒業するが、医者として仕事をしたことはない。彼は科学研究の道を進み、ハーバードで化学の学位を取得している。一八七四年、ワイリーは新しく開校したパデュー大学の化学部学部長となり、その一〇年後には合衆国農務省（USDA）の化学局長となっていた。当時、食品業界も薬品業界と同じく無規制で、アメリカの国民が悪くなった肉、おがくずを混ぜた小麦粉、保存料としてホルムアルデヒドを入れた牛乳を消費するのをワイリーはなすすべもなく眺めるほかなかった。そして彼は「今こそ連邦政府が乗り出すべきだ」と強く主張することになる。

サミュエル・ホプキンズ・アダムスはハミルトン大学卒業後、全国でも屈指の影響力のある新聞、『ニューヨーク・サン』紙のスタッフに加わった。一九〇五年一〇月七日、アダムスの連載、「偉大なるアメリカのぺてん」の最初の記事が名門週刊誌『コリアーズ』に掲載された[5]。アダムスはアメリカ人に自分たちが何を買っているのかを知らせたかったのだ。そこでパテント薬のサンプルを化学者に送って、大量のアルコールが含まれていることを発見した。パインのセロリ調合薬には二一%、ペルナ二八%、ホステッターの胃用苦味チンキは四四%のアルコールを含有している（比較の参考までに、ビールは四%から六%、ワインは一〇から一五%、ウィスキーは三五から四五%）。売薬製造業者は事実上酒も売っていたわけだ。また彼らは麻薬販売もしていた。アヘン、モルヒネ、ハッシッシ、コカインを含む薬もあった。これらの薬品を乳幼児に飲ませる人も多かった。例えばウィンスロー夫人の鎮静シロップ（「六〇年間母の友」と宣伝されていた）はモルヒネ入りだった。アダムスが自分のメイドに、小さい子供だけでどうやって夜の留守番をさせているのかと尋ねたとき、彼女は「大丈夫です。ウィンスローをさじ一杯飲ませるだけで朝まで死んだように寝てます」と答えた。ひょっとすると秘密の麻薬産業の一番良い例は一八八六年に「知的な飲み物、禁酒飲料」として登場したコカコーラかもしれない。(6) これは悪評のあるアルコールに代わってコカインの力を提供したものだった（アメリカは清教徒的伝統から強い酒類に対する社会的批判が強く、やがて禁酒法が出現する）。

一九〇六年に「偉大なるアメリカのぺてん」が連載を終えるまでに、サミュエル・アダムスは二六四の企業と人をやり玉にあげ、数十人の危険な薬品による死亡者について記載し、多くの売薬が病気を治すより病気の原因となっていたことを示した。「この市場で商売する者すべては、金の出所が製造業者、販売者、広告業者のどれであったとしても血の代償を受け取っている」とアダムスは書いた。「パテント薬業界は本音丸出しでひどく薄情だ。容赦ない貪欲さのワナが口を開け、会社の共同経営者は死に神である」。五〇〇万人以上のアメリカ人が「偉大なるアメリカのぺてん」を読んだ。

アダムスの記事は一般大衆をひどく憤慨させたので、ハーベイ・ワイリーは今がチャンスだと思った。彼は「内用外用のあらゆる種類の薬品を対象にした」連邦法を提案した。(7) これは生産者にすべての成分を表示するように義務づけ、処方箋なしで麻薬を売ることを禁止するものだった。ワイリーの提案は業界の政治圧力団体である全米パテント薬協会(8)を激怒させた。「このような法律は」と、団体の立法対策委員会は見解を述べた。「米国のパテント薬の販売を実質的に破壊する」。業界の経営者たちは法案を廃案にする圧力運動を成功させた。
もし、ここで、ある頑固な社会主義者が（この男は実は政府の関与が少ないことを望んでいたのだが）登場しなければ、すべてが終わっていたはずだった。

アプトン・シンクレア(9)はアメリカの資本主義の罪を糾弾するべく活動していた無名のジャーナリストだった。一九〇〇年代初期、彼は食肉解体加工業で働く移民労働者の窮状を題材に小説を書こうとてシカゴを訪れた。この小説『ジャングル』でシンクレアは読者の正義感を揺り動かしたかったのだが、逆に読者の気分を悪くしてしまった。「労働者が踏みつけ、数え切れないほどの結核菌を含んだつばを吐き散らかした床に散らばるゴミとおがくずの上に転がっていた肉もある」とシンクレアは書いている。「倉庫の中に山積みで保管されていた肉もある。肉の上には雨漏りする屋根から水がしたたり落ちている。そして何千というネズミが走り回っている。倉庫は良くものが見えないほど暗いが、山積みの肉の上に手を滑らせれば、片手いっぱいの乾いたネズミのふんをすくい取ることができる。ネズミは厄介者なので、解体業者はネズミ対策に毒入りのパンを置く。ネズミは死ぬが、その後、ネズミと毒パンと肉は一緒にホッパー車に積み込まれる」。シンクレアは従業員が時折、湯気の立つ大タンクに、どのように滑って落ちるかを描写した。タンクの中身はやがてダーハムズ純正最高級ラードとして出荷されていた。アメリカ人の心を動かそうという狙いは、アメリカ人の胃を直撃してしまった。肉の売り上げは半分にまで急落した。『ジャングル』の出版後、セオドア・ルーズベルトは議会に衛生的な肉と純正食品を保証する法律を作るように命じた。

ルーズベルトが署名し、正式に法律となった一九〇六年純正食品医薬品法[10]は、ハーベイ・ワイリーが希望していた法律の劣化版だった。(この法律では)パテント薬がアルコール、コカイン、アヘン、クロロホルム、その他危険性のある薬剤を含む場合、製造者はそれをラベルに表記しなければならなかったが、麻薬と危険な薬品の販売は継続可能だった。ただ消費者にそうした商売をやっていると告げる必要があるというだけだ。最も重要だったのは、「虚偽及び誤解を招く」説明ができなくなったことだ。法律は製造者に薬品が安全か、効果があるかどうかを証明するように求めてはいなかったが、最初の一歩ではあった。連邦政府は薬品業界規制に乗り出したのだ。

純正食品医薬品法の執行は米国農務省化学局の責任となった。一九二七年に食品・医薬品・殺虫剤局が新設されると、ここがその役割を引き継いだ。三年後、部門の名称は食品医薬品局(ＦＤＡ)となった。

次の連邦法は合衆国史上最悪の薬害事件から生まれた。これはごく初期の抗生物質である サルファ剤の一種、スルファニルアミドに関わる事件だった。一九三〇年代はじめ、サルファ剤を製造していたのは六社だった。スクイブ、メルク、ウィンスロップ、イーライリリー、パークデービス、そしてテネシー州ブリストルの製薬会社S・E・マッセンギルである。マッセンギルの作った薬品は品質が悪かった。マッセンギルの主任薬剤師ハロルド・ワトキンスは、サルファ剤を子供にも飲みやすくしようとジエチレングリコールを使ってサルファ剤がシロップによく混ざるようにした（サルファ剤は水に溶けにくく、ただ混ぜただけだとシロップの底に沈んでしまう）。最終的な製品はエリキシール・スルファニルアミド[11]と名付けられ、ジエチレングリコール、スルファニルアミド、水、ラズベリーエッセンス少々、サッカリン、カラメルを含み、アマランサスで赤紫色にしてあった。他のサルファ剤と異なり、マッセンギルの製品はとてもおいしく、子供向けとしては完璧だった。だがこの薬は実は完璧からはほど遠く、マッセンギルもそれは知っていた。薬剤を売り出す一〇か月前、マッセンギルの薬剤師チームはジエチレングリコールの三％溶液がラットに致命的な腎不全を起こすことを発見していたのだ。エリキシール・スルファニルアミドにはこれが七二％含まれていた。

　一九三七年九月、全米で計二四〇ガロンのエリキシールが販売された。三五〇人が飲んで直ちに胸焼け、吐き気、ひきつけ、目まい、吐き気、下痢、呼吸困難を起こした。更に悪いことに、一〇〇人以上が腎不全で死亡した。そのうち三四人が幼い子供だった。悲劇のあと、マッセンギルの社長は「うちの薬剤師チームと私は亡くなった方が出たことについて、大変悲しく思っております。しかし、製品の製造上のミスはございません。私どもは専門的な需要に応えて合法的に薬品を供給しており、このような予測もできない結果になるとは考えたこともございませんでした。私どもの側に何らかの責任があるとは思えません」と言った。マッセンギルの社長は自分の会社が違法行為はしていないことを知っていて、特に良心の呵責(かしゃく)を感じているようでもなかった。しかし薬品を考案した薬剤師のハロルド・ワトキンスはそれを感じていた。事件の直後、彼は自殺した。

エリキシール・スルファニルアミド薬害事件によって次の重要な薬品法が制定された。一九三八年の食品薬品化粧品法(12)である。この法律に基づいて、ＦＤＡは医薬品の販売前に安全性試験を求めるようになった。より強力な新法では、医薬品、化粧品、医療器具は安全であるとの証明されていなくてはならず、製造工場は登録が必要で二年に一回ＦＤＡの検査を受けなくてはならなくなった。国内で販売される食品は不純物が混ざらず健全で、安全に食べられて、清潔な環境で生産することとされた。違反者は一年の収監、再犯や詐欺の場合は更に刑期が長くなった。

一九三八年の食品医薬品化粧品法は引き締めを強化したが、製造者はまだ販売前に自分たちの製品が効くという証明をする必要はなかった。それが実現したのは、もう一つの悲劇によってだった。

一九五七年一〇月一日、西ドイツの製薬会社グリューネンタール社がサリドマイドという名の鎮静剤を発売した。（商品名はコンテルガン）広告では妊婦にも安全とうたっていた。発売後三年間でヨーロッパの何百人という女性が手や足が胴体に直接ついている赤ちゃんを出産した。フォコメリア（あざらし肢症）と呼ばれる障害である（メディアは残酷にもこれをあざらしっ子（フリッパーベビー）と呼んだ）。二万四〇〇〇人に及ぶ胎児がサリドマイドで被害を受け、半分は出産前に死亡した。[13] グリューネンタールは米国での認可を受けようと書類を提出していたが、ＦＤＡの医師フランシス・ケルシー博士はこれを拒否した。サリドマイド販売後の早い時期に報告された数例のフォコメリアは偶然ではないとの確信を抱いていたからである。ケルシーのおかげでサリドマイドはアメリカでは販売されなかった。とはいえ、薬害は次の重要な連邦法をもたらした。食品医薬品化粧品法の一九六一年キーフォーバー・ハリス改正法[14]である。改正法には複数の新しい規制が含まれていた。

製造者は認可前に薬品が安全であることだけではなく、有効であることを示さなくてはならなくなった（サリドマイド薬害は、医薬品の有効さとは何の関係もなかったのだが）。事前認可された医薬品が危険だと判明したら回収することが可能になった。製造者は試験薬を治験するときには患者の合意を得なくてはいけなくなった。処方薬の広告には起こりうる副作用の一覧をつけなくてはならなくなった。製品のラベルにはすべての成分の正確な量を書かなくてはならなくなった。製造者は試験と製品処理と包装と貯蔵保管について、医薬品の製造管理及び品質管理基準に従わなくてはならなくなった。史上初めて、アメリカの魔法と奇跡のお薬ショーの興業テントがたたまれる可能性が出てきたのだ。

そして薬品規制はここから大きく後退した。

一九七〇年ライナス・ポーリングが人々に通常の推奨量の約五〇倍、三〇〇〇ミリグラムのビタミンCを毎日摂(と)るように勧める本を出版した。FDAは人々がビタミンを摂ることは問題だとは考えていなかったが、ポーリングのアドバイスには危険を感じた。ビタミンの大量投与が本当に安全かどうか誰も知らなかったのだ。一九七二年一二月、FDAは推奨量の一五〇倍以上のビタミンを含む製品を規制する計画を発表した。[15] 大量のビタミンを含有する製品については販売開始以前に安全性の証明を求めるものだった。ビタミンメーカーはこれを年七億ドルの商売への脅威だと見た。業界は全米健康財団(NHF)を代表として法案をつぶしにかかった。そして当初の目的よりずっと大きな成果をあげたのだ。

NHFは非常に大きな影響力を持っていた(現在も持っている)。一九五五年に設立され、カリフォルニア州モンロビアに本部を置き、メンバーはビタミン業界の経営者とロビイストたちだ。[16] 次に掲げるNHFの設立者たちと役員、理事のリストはまるでアメリカのインチキ医療の紳士録である。

ハリー・ホクシー：NHFの設立に尽力。ヒ素、ペプシン、ヨードカリを含む薬と、下剤をがんに効くと販売して財産を築いた。その後詐欺の容疑から逃れるためにメキシコのティファナに逃亡。

フレッド・ハート：電子医療財団の会長でＮＨＦの共同設立者。合衆国地方裁判所命令が出るまで、何百という病気を治したというふれこみの電子機器を販売していた（体内の「エネルギー」や「波動」を操作できるというわゆるラジオニクスの機械である）。

ロイヤル・リー：ビタミン製品会社のオーナー社長。理事会メンバー。リーは（自分の財団から）ポリオワクチンが開発済みであるにも関わらず、ポリオは食事だけで防げると主張する本を出版している。あるＦＤＡ職員は、ロイヤル・リーは「恐らくインチキで嘘つきの栄養学情報本を出す世界最大の出版人であろう」と評した。

カークパトリック・ディリング：ＮＨＦの弁護士であり、疑問の多いがん療法を推進するグループ、がんコントロール協会の弁護士でもある（これが自分たちの息子をレートリルで治療しようとしたジョンとメアリ・ホフバウアーの弁護をした理由の一つだろう）。

ブルース・ハルスレッド：もう一人のＮＨＦのリーダー。ＡＤＳという薬草茶でがんが治ると宣伝し、この件で二四件の詐欺罪に問われた。ＡＤＳは人間の便によく見られる細菌（大腸菌）と水が成分の、茶色いどろどろした代物で一クオート一二五ドルから一五〇ドルで売られていた。ロサンゼルス郡副地方検事はハルステッドを「沼の水を売っている詐欺師」と呼んだ。ハルステッドは医師免許取り消し後、罰金一万ドル、懲役四年となった。

ビクター・アール・アイアンズ：ＮＨＦの理事会副議長。訪問販売のビタミン剤、ビトラトックスを作った。アイアンズの会社は断食、サプリメント、ハーブ下剤、濃いブラックコーヒーを使った毎日の浣腸からなるビトラトックス七日間クレンジング・プログラムを開発した。「もしこの国のすべての人が週二から三回の自宅腸内洗浄をすれば」と、アイアンズは言った。「医師の九五%が仕事がなくなって引退することになるだろう」。アイアンズは虚偽の主張をした罪で懲役一年の判決を受けた。

メガビタミンの無規制販売のための陳情運動に加えて、NHFは（牛乳の）加熱殺菌、ワクチン、水へのフッ素添加に対して反対のキャンペーンをしている。

FDAが計画していたメガビタミン規制を阻止する鍵はライナス・ポーリングが握っていたが、業界のトップたちは勝利のためには政界内部に味方が必要なことを知っていた。メガビタミンについて安全性の試験研究を求める法案を廃案にするだけでなく、FDAの規制から業界をすっかり解き放ってくれる人物が必要だったのだ。NHFが求める人物を見つけ出すまで、長くはかからなかった。ウイスコンシン州選出の民主党員ウイリアム・プロキシマイヤー上院議員である。プロキシマイヤーといえば彼が創設したゴールデンフリース賞で知られている。これは米国政府が出資する科学研究プログラムで、彼が無駄遣いだと考えるものに授与される賞だ。受賞プログラムの中に、アスペン・ムービーマップ・プロジェクトがあるが、これは（戦場で）兵士が新たな活動領域を素早く把握することができる技術を生み出した。プロキシマイヤーは後に受賞者たちに謝罪したが、彼の名前プロキシマイヤーは政治的利益のために科学研究を妨害するという意味の動詞として使われるようになった。

一九七五年、ウイリアム・プロキシマイヤーはＦＤＡのメガビタミン規制を禁止する法案を提出した(17)。ボブ・ドール、ウィリアム・フルブライト、バリー・ゴールド・ウォーター、ヒューバート・ハンフリー、ジョージ・マクガバン、サム・ナンが共同提案者だった（いずれ劣らぬ大物議員で、大統領候補や副大統領経験者もいて、問題の根の深さを感じさせる）。

（これに先立ち）一九七四年八月一四日、上院健康教育労働年金委員長のエドワード・ケネディ上院議員が委員会を招集した。ケネディは「私の意見では、ＦＤＡは有害可能性がある食品と薬品からアメリカの消費者を守る、明白で重要な責任を持っています」と言った。「この法律では実際は効果がなく、金の無駄遣いに終わる可能性がある栄養食品に、治癒力がある、あるいは何らかの形で健康に良いとアメリカ人が信じることがないようにしなければなりません」

最初に法案の防護に立ったのはプロキシマイヤー自身だった。彼は一日の推奨ビタミン摂取量はあまりにも低いと主張した。「ＦＤＡが狙っているのは自分たちの御用保守栄養学者の考えを十戒のように石版に刻み（それを御神託として、モーゼのように）シナイ山から持ち帰って何百万人というアメリカ人の権利を規制するために使うことです。本当の問題はＦＤＡが神のごとく振る舞うかどうかなのです」

他の議員たちも立ち上がってプロキシマイヤーの法案への支持を表明した。後日、バイアグラのテレビCMに登場することになるボブ・ドールは「私はFDAのビタミンとミネラル栄養剤の販売を規制しようとするいかなる動きにも断固反対したと記録に残ることを希望しております。実のところ、そもそも、このような規制法が制定されることが、私には信じがたいことです」と言った。ミルトン・バスは弁護士で、弁護士業界特有のあやふやな言い回しに熟達していて「プロキシマイヤー法案の目的は一つです。消費者がウソのない表示のついた安全な食品を買うことができるように考案されています」と説明した。しかしバスは安全証明を要請する行政組織を退けると、どういう仕組みで製品がより安全になるのかは説明しなかった。

ＦＤＡを代表するのは局長のアレキサンダー・シュミット博士である。ケネディはプロキシマイヤーのビタミンはどんな量でも危険ではないという論旨について答えるようにとシュミットに求めた。「よろしいですか。危険という言葉は相対的なものです」とシュミットは言った。「多くの人々が見過ごしてしまうのは、水溶性ビタミンの大量投与は危険であるという証拠がない一方で、大量の水溶性ビタミンは安全であるという証拠もないことです」。証拠がないことは危険がないことの証拠ではないと、シュミットは論じたのだ。

反論したのはシュミットだけではなかった。ラルフ・ネーダー（アメリカの弁護士、社会活動家 ゼネラルモータースを告発した。）が率いる消費者支援グループ、パブリック・シチズンのシドニー・ウルフ博士は「（ビタミン業界は）薬品産業です。大容量ビタミン剤と市販薬には違いはありません。人々の真摯な健康への憂慮を、ビタミン剤を口に放り込むことで解決する（ように勧めることで）営利利用するのは、ほとんど……詐欺と変わりません」と述べた。コンシューマーズ・ユニオン（老舗消費者NPO。著名な商品テスト誌、『コンシューマーズレポート』を発行）の法律専門家マーシャ・コーエンは判断力を駆使して欲しいと訴えた。八つのメロンを並べて、「人間の胃袋には限度がありますからビタミンやミネラル豊富な食品でも摂りすぎることはないと安心していられます。例えば、おおむね一〇〇〇ミリグラムのビタミンCを摂るためにはこのメロン八個を食べなくてはなりません。けれどもこの簡単に飲み込める小さな錠剤二つにはそれと同じ量が含まれている。そして思い出していただきたいのは、一〇〇〇ミリグラムというのはポーリング博士が毎日摂るように勧める二五〇から一万ミリグラムの少ない方なのです。もし皆さんの前にある法案が通過すれば、保護安全基準がないまま、一錠がこれだけのメロン全部に含まれているビタミンC、あるいはその二倍三倍二〇倍を含むことも可能になります」。コーエンはビタミン業界のアキレス腱をついた。大量のビタミンを摂取するのは自然ではない。製造販売業者が宣伝してきたのと逆だった。

ケネディ、シュミット、ウルフ、コーエンは米国退職者協会（AARP）、米国小児科医師会、米国臨床栄養協会の支持を受けたが、それは役にも立たなかった。一九七四年九月二四日プロキシマイヤーの法案は八一対一〇で議会を通過し、一九七六年四月二三日、法として施行された。「FDAの歴史で最も屈辱的な敗北だった」と、FDA主席法律顧問のピーター・バートン・ハットは書いている。[18]『自然要因——アメリカのビタミンとハーブサプリ業界の死、嘘、政治』（未訳）を書いたダン・ハーリーはこう書いている。[19]「議会は二〇世紀ではじめて、食品薬品販売に対する政府の権力を後退させた。これによってアメリカ国民をモルモットにして、ビタミンと他のサプリの無制限な使用は健康を増進するか減退させるかという、予測のつかない実験が始まったのである」

一九九〇年代はじめまでに、プロキシマイヤー改正法は危険な扉を開けてしまっていた。メガビタミンの無規制販売だけでなく、それ以上のことが起こっていたのだ。カリフォルニア州選出の民主党議員、ヘンリー・ワックスマンと新しくFDA局長に任命されたデイビッド・ケスラーはこの扉を閉めようと考えた。

ワックスマンとケスラーが危惧していたのは、健康食品店の店員たちがお客に、ビタミンやサプリメント、ミネラル、ハーブで高血圧や感染症やがんを治療するようにアドバイスするようになったことだった。「根拠のない話がどんどん大げさになってきています」とケスラーは言った。[20]「インチキ薬の薬売りが実現しない約束を売り文句に薬を売っていた今世紀初頭の状態に戻ってしまっています。健康食品店に行ったら、FDAはそこに並んでいる商品の安全性は認可していないし、宣伝文句の認証もしていないことを思い出していただきたい」

一九九一年六月七日、ヘンリー・ワックスマンは食品医薬品化粧品及び器具実施改正法を提案した。これは「法に違反した食品、薬品、器具、及び化粧品について、違反事項が詐欺あるいは人間又は動物の健康への顕著な危険に関する場合、地方裁判所にリコールを命じる権限を認める」ものだった。ワックスマンとケスラーにとって最も重要で、サプリメント業界を震え上がらせたのは詐欺という言葉だった。FDAはサプリメント製造業者が宣伝する安全性や効果は、根拠がないか間違っていることを知っていた。そこで業界に対して安全性の証明を要求して、消費者を守ろうと考えたのだ。そうでなければアメリカの公衆は目隠しされたままになる。だがワックスマンとケスラーは側面攻撃に比重をかけすぎた。資金と力と政治的コネクションがある業界を相手に、彼らは狙いを実現できなかっただけでなく、まるで反対の結果を招いてしまったのである。「ケスラーは食品サプリ業界の心臓に杭を打ち込もうとしました」ピーター・バートン・ハットは回想する。[22]「ところがそれをFDAの心臓に打ち込んでしまったのです」

ワックスマンの法案に対抗すべく立ったのは米国でも屈指のサプリメント会社であるネイチャーズ・プラスの創立者ゲリー・ケスラーだった[23]（デイビッド・ケスラーと血縁があるわけではない）。一九九一年二月二二日、ゲリー・ケスラーは業界のトップ七〇人にサンタ・バーバラ近郊の自宅での会議に出席するように要請した。経営者たちは贅沢さに感銘を受けたはずだ。ケスラーの自宅はサークルK牧場と呼ばれていて、一万七〇〇〇平方フィートの母屋、ニシキゴイの泳ぐ池、テニスコート、プール、ゲスト用キャビン、スポーツジムがあり、ダチョウとナキハクチョウ（大型の白鳥）が放し飼いにされていた。この家の前所有者はマクドナルドのオーナー、レイ・クロックだった。

この会議にやってきたのは業界でも裕福で影響力のある者ばかりだった。のちに五億ドルを売り上げるようになったソルガー社のアレン・スコルニック、ミルトン・バス、スコット・バス、健康食品業界のロビー団体全米栄養食品協会のマーティー・ウィットキン、アメリカ西部の大手自然食品販売チェーン、ミセスグーチの創立者サンディ・グーチ、ネイチャーズバウンティ、レクソール・サンダウン、ピューリタンズ・プライド、ビタミン・ワールドなどを所有する複合企業からはスコット・ラドルフ（これはNBTY社。一九七〇年代にネイチャーズバウンティから発展。ラドルフは二代目社長、現在はソルガーも傘下）。この企業グループの売り上げは年一〇億ドルを超えていた。

ゲリー・ケスラーは押しが強く、聡明で、説得力のある人物だった。政界の風向きを変えるために多額の資金を出すように各社を説き伏せるのが彼の目的であった。ケスラーは自分の製品の宣伝内容を証明することでFDAに勝つのは無理だと知っていたのだろう。勝つチャンスがあるとすれば、アメリカの大衆にFDAの真の狙いは人々の自由を制限することだと説くことだった。彼は政府に見張られていたくない、好きなときに好きなものを買いたいという人々の欲求に訴えかけようとしたのだ。

「今、取り組まねばなりません」ケスラーは警告した。「組織化せねばなりません。草の根を、消費者を、運動に参加して戦うように説得するのです」。それはみごとな市場戦略だった。すぐにゲリー・ケスラーは何百万人というアメリカ人に、自分たちが何を買っているか知らないのが最善なのだと確信させることになる。

科学は彼に味方していなかったが、ケスラーは政治力で勝利をおさめることができるのを知っていた。しかもぴったりの政治家がいたのだ。改めて探すまでもなく、ケスラーが主催した業界内会議のテーブルに経営者やロビイストや弁護士に混じってユタ州選出の共和党議員オリン・ハッチのスタッフ、パトリシア・ナイトとジャック・マーチンが座っていた。ナイトはその後まもなくハッチの補佐官になり、マーチンは業界のロビイストになる。

オリン・ハッチはサプリメント業界が大好きだった。[24] 若いときにはビタミンとサプリメントを販売していた。年をとってからは、前立腺を小さくするノコギリヤシなどのビタミンとサプリを毎日飲んでいる。「私は本当に（ビタミン・サプリを）信頼しているのです」とハッチは言っている。「毎日飲んでいます。何百万人のアメリカ人がビタミンサプリメントを飲んで元気になっているように私も元気になっています。私はご一緒に仕事をするためにビタミン・サプリが少し力をくれることを願っています」（これは業界の集まりでの挨拶）

サプリメント業界もオリン・ハッチが大好きだ。業界トップ三〇社のうちウイダー、ニュートラシューティカル、ネイチャーズウエイ、ニュースキンの四社がユタにある（ユタ州には全米で唯一、州独自のサプリメント業者団体、ユタ自然製品同盟がある）。

ゲリー・ケスラーのキャンペーン当時、ユタはサプリメント販売の収益から数十億ドルの恩恵を被っていた。ハッチの集票にも恩恵を与えていた。ダン・ハーリーが『自然要因』で解説しているように、一九八九年から一九九四年までの間、ハーバライフ・インターナショナルは四万九二五〇ドル、メタボライフは三万一五〇〇ドル、ルクソール・サンダウン、ニュースキン・インターナショナル、スターライト・インターナショナルは合計で八万八五五〇ドルの政治献金をしている。加えて二〇〇三年の資産公開によれば、ハッチはユタの栄養サプリ会社ファーミックスの株三万五六二一株を所有している。一九九〇年代はじめには、ハッチの息子スコットが、ビタミンサプリメントメーカーのロビー団体で働き始めている。ハッチの元補佐官ケビン・マクギネスも業界のロビイストだった。

数百万ドルを手に、ゲリー・ケスラーは一九九〇年代にキャンペーンを繰り広げた。これは一九五〇年代のタバコキャンペーンがそうであったように、企業が大衆の健康と引き替えに金を手に入れる手法の典型例であったといって良い。最初にケスラーはサプリメント製造業者に印刷済みの健康関連製品の選択の自由を訴える手紙を議会に送るように説いた。次に彼は一万軒の健康食品店を政治活動センターに変えた。議会への手紙を送った客には値引きするように店の従業員に言い含めたのだ。三番目には、セレブを動員した。「さあ、議会とホワイトハウスに向かって、FDAに私たちのビタミンを取り上げさせないでと叫びましょう」と、女優シシー・スペックが言った。他にもマリエル・ヘミングウエイ、ビクトリア・プリンシパル、ジェイムズ・コバーンなどが業界の展示会に登場した。四番目には個人攻撃だ。ヘンリー・ワックスマンを野次り倒すように支持者を動員して公共の集まりにバスで送り込んだ。

「彼らは数で圧倒していました」とワックスマンは回想する。「入れ替わり立ち替わり、私を非難するのです」。ワックスマンの事務所の窓にはトマトが投げつけられた。

後日ワックスマンはゲリー・ケスラーの改正案に対するキャンペーンをまとめて、「今まで見聞きしたどの政治活動とも違っていました」と言った。「人々は、医者と製薬会社は自分たちを健康にしてくれる代替医療を妨害したいのだと考えていて、この考えと合致するから（キャンペーンでの）話を信じていました。けれども彼らが理解していなかったのは、こうした話をしている活動家の目的は自分たちの利益で、彼らは実際に何十億ドルというお金を儲けていたということです」

戦いの真っ最中、ゲリー・ケスラーはデイビッド・ケスラーに自分の事務所で対面した。「局長」とゲリーが言った。「私はあなたが敵か味方か知りませんが、あなたがやめた後も私はこの事務所にいますし、業界もしかりです。ですから、あなたが味方だと良いですね」。「それは脅しですか？」

ディビッドが答えた。「いいえ」ゲリーが言った。「ただ味方になっていただけると良いと願っているだけです」。ゲリー・ケスラーは正しかった。それは脅しではなく、事実だったのだ。そしてその後起ころうとしていたことは、一九七〇年代中頃にウイリアム・プロキシマイヤーがFDAのメガビタミンを規制しようとする試みをビタミン製造者がもっとべらぼうな宣伝ができるような改正案に変えた出来事とそっくりだった。金と力と数十億の売り上げのある業界の欲望を背にゲリー・ケスラーはサプリメント、ミネラル、ハーブで、製造者がFDAの監督を逃れ、効率的に致命的な情報を隠すことを可能にしたのだ。その栄養補助食品健康教育法[25]（DSHEA：通称サプリメント法）という名は、ある言葉がまるで別のことを意味する代替医療の逆さまの世界にぴったりだった。この場合は教育とは全く無関係の教育法である。実態は全く逆だ。この法律によって、消費者は自分が買っているものが安全かどうか、効果があるかどうかを知る術を失ったのである。現在から振り返ってみても異常だ。消費者が自分たちの買っているものの内容を知りたくないとの選択をしただけでなく、それを自分たちに知らせないように陳情したのだから。

ゲリー・ケスラーのキャンペーンは効果的だったが手紙といやがらせなどに頼る素人っぽいやり方だった。彼は特に民主党に強い影響力を持つロビイストを必要としていた。ニューメキシコ州選出の民主党議員、ビル・リチャードソンの助言が風向きを変えた。ニューメキシコは長年代替医療に関心を持ってきた州だ。リチャードソンはケスラーにトニー・ポデスタに連絡するように助言した。ポデスタはワシントンで指折りの強い影響力を持つ民主党系ロビイストで、後にビル・クリントンの主席補佐官になったジョン・ポデスタの兄だった。エドワード・ケネディはサプリメント法に反対だったが、自分の政治路線を推し進めるに当たって大きな力を貸してくれたトニー・ポデスタには恩義があった。ポデスタはゲリー・ケスラーの法案について公聴会を開くようにケネディを説得した。

一九九三年六月二九日、栄養補助食品健康教育法の下院公聴会が招集された。FDA局長デイビッド・ケスラーは最初に証言をした一人だった。サプリメントによる深刻な副作用を列記した表の脇に立ち、彼はこう述べた。「考えてみてください。処方薬の半分は植物起源です。そして薬は毒性を持つ場合もあることを一瞬でも疑う人はいないでしょう。私たちが許容できない毒性を持つものを分離するための厳格な試験にこだわる理由はそこなのです。植物が治療目的の栄養補助食品として売られているからといってすべてのリスクが消えると考えてはならないのです」

もう一人、反対の証言をしたのはL－トリプトファン事件の被害者ドロシー・ウイルソンだった。一九八九年、健康食品店で販売された必須アミノ酸のL－トリプトファンを原因とする神経の異常で、五〇〇〇人以上が影響を受け、二八人が死亡した。「議長」と車椅子に座ったままのウイルソンは言った「規制を弱めて、FDAの仕事をもっとやりにくくする前に、私の人生がどのようにこわれてしまってかつ永久に変わってしまったかを、よくお考えください。栄養補助食品健康教育法は議会を通過してはなりません。この法案を却下してください。それこそが正しく、勇気のある、高潔な行為だからです」コンシューマーズ・ユニオン、ＡＡＲＰ、米国がん協会、米国心臓協会、米国看護師協会、米国内科医師会も法案に反対した。

ハッチ法案が審議中だった八月、反ＦＤＡ規制キャンペーンは最低記録を更新した。全国のテレビ放送にメル・ギブソン主演のＣＭを流したのだ。ＣＭは黒い背景に白字で「ロサンゼルス、午後九時五七分」と出て始まる。黒服に暗視スコープをつけ、ライフルを持った警官がドアを破り洗面所になだれ込む。メル・ギブソンの洗面所だ。「おい、諸君――諸君！」とギブソンが叫ぶ。「ただのビタミンだぜ！」警告文が流れる「連邦政府は現実にほぼすべてのビタミンとその他のサプリメントを薬品として分類することを検討しています。ＦＤＡは既に医師の診療所や健康食品店へ踏み込みました。次は個人住宅の家宅捜査でしょうか？」警官がギブソンに手錠をかけると彼は「ビタミンＣ。そのね、オレンジに入ってるみたいな？」と言う。そしてダメ押しのメッセージが流れる「ビタミンを飲む権利を守りましょう。今すぐ議会に電話を」ギブソンのＣＭの最後には他のセレブも登場した。人気テレビコメディドラマ「農園天国」主演男優のエディー・アルバート（『ローマの休日』のアーヴィング役）が「これは本当に起こるかもしれません。政府にあなたのサプリを取り上げさせないようにしましょう」と述べた。ウーピー・ゴールドバーグは「アメリカ国民には自分が選んだサプリをいつでも手にできる権利があります」と言い、トークショーの司会者ジェニー・ジョーンズは「議会が今後も消費者に自分の健康についての賢い選択をできる権利を与えるように確認していく必要があります」と言った。

公聴会で最もドラマチックな瞬間はオリン・ハッチとデイビッド・ケスラーの一騎打ち。つまりサプリ業界の事実上の代表者と公衆を守ろうとする博士の対決の時だったかもしれない。彼らはそのころFDAが執行した誇大広告による月見草オイルの差し押さえを巡って論戦した。

ハッチ　：どのような安全上の問題のために、FDAはこれほど多くの局の資源と人員を動員する捜査令状を出したのですか？

ケスラー：上院議員、月見草油が何に効くと書かれているものを読み上げましょうか？　最初はがんです。

ハッチ　：私が話している問題は安全性であることを忘れないでください。

ケスラー：私が本当に懸念しているのは、月見草油が推奨されている病気の種類なのです。

ハッチ　：ですが、私の質問は「この物質が安全ではないという証拠があるのですか？」です。

ケスラー：これは非常に多くの病気に推奨されています。高血圧からアトピー性皮膚炎までなんでもありです。

ハッチ　：安全性です、博士、安全性ですよ！　そこを質問しているのです！　あるアメリカ国民が死ぬケースとしては、ＦＤＡが認可した薬の副作用と栄養サプリのどちらなんでしょう？

ケスラー：上院議員。驚きました。医薬品に何が入っているとお考えですか？　医薬品の半分は植物起源です。医薬品には化学物質が入っていますが、その化学物質は自然界にあるものです。

ケスラーは何世紀も続いてきた議論をしていた。化学物質の由来は問題ではない。化学物質としての性質だけが問題なのだ。医薬品会社が合成していようと、自然界から採取されていようと、化学物質としては同じだ。そして、同じように規制されなくてはならない。そうしなければ消費者は安全が保証されていないのに、間違って安全性が保証されていると思ってしまう。

最後には業界の金が良識に勝った。一九九四年五月一一日、栄養補助食品健康教育法案は法律になった。この法律ではサプリメントとは「食事を補助することを目的とした製品で、次の成分のいずれか一つ若しくは複数を含む――ビタミン、ミネラル、ハーブ又は他の植物成分あるいはアミノ酸」と定義された。「この法律の息をのむような特徴は」とダン・ハーリーは書いている。「食品か薬かという法的に単純な二分法を、栄養補助食品というどちらでもない第三の両性具有の分類を創設することで永久に終わらせようとしたことである。そしてこの法律では通常のビタミン、ミネラル、ハーブ、アミノ酸といういつもの面々だけでなく、どのような化学合成品であっても、製造者がこの製品は栄養補助食品なのだと言えばそうできる。子羊の脳を食品、あるいは医薬品として分類すれば、安全と効果を証明するために何百ドルという費用と何年ものの研究が必要だが、サプリと分類すればゴーサインが出る。証拠は何も必要ない」。『ニューヨークタイムズ』はこれをインチキ薬保護法と呼んだ[26]。

一九七五年のプロキシマイヤー改正法と栄養補助食品健康教育法の影響を判断する一つの方法として、ビタミンとバイオックス（米医薬品大手メルクの関節炎治療薬）を比べてみよう。

一九九九年五月二〇日、FDAは、痛みと関節炎の薬、メルクのバイオックスを認可した。この薬は人気となって、年の総売り上げは間もなく二五億ドルとなった。

二〇〇〇年一一月二三日、『ニューイングランド・ジャーナル・オブ・メディシン』に痛みの治療としてバイオックスと抗炎症剤ナプロシンを比較した研究が発表された[27]。この研究に出資したのはメルクで、バイオックスはナプロシンよりも胃腸出血を起こさないと証明したかったのだ。それはそうだった。だが予想されていない副作用があった。バイオックスを服用している患者の方が四倍も心臓発作を起こしやすかったのである。論文の著者らはナプロシンには血小板の凝固（心臓に血液を送る血管をふさぐ血栓の要因）を阻害する作用があり、バイオックスにはこの作用がないためだと論じた。バイオックスが心臓発作の原因ではなく、ただ予防していないだけだと説明したのである。FDAは納得せずに、メルクのCEOレイ・ギルマーティンに警告の手紙を送った。FDAはメルクが消費者に対してバイオックスが心臓発作を起こす可能性について十分に警告しなかったことに怒ったのだ。メルクは警告に従った。二〇〇二年四月までにバイオックスのすべての容器には警告のラベルが添付された。

メルクはバイオックスを抗血小板効果のないものと比較すれば、心臓病のリスクが増えないのではないかと望みを抱いていた。二〇〇五年三月一七日、メルクが出資したもう一つの研究論文が『ニューイングランド・ジャーナル・オブ・メディシン』に発表された。[28] こんどはバイオックスと偽薬（プラセボ）を比較したものだった。研究者は、心臓発作のリスクは一本目の研究よりも低いこと（一本目の研究の四倍に対して二倍）、更に患者が薬を最低一八か月使用したあとに起こることを発見したが、だからといって、リスクがないわけではなかった。そのため、二つ目の研究結果が発表される何か月も前の二〇〇四年九月二三日、メルクは自主的にバイオックスを市場から回収した。「我々はこれが最も患者の利益にかなうと信じて回収に踏み切りました」とギルマーティンは言った。[29]「我々としては新しいデータを反映したラベルをつけてバイオックスの販売を続けることは可能であると信じていますが、他の治療法もあること、データが疑問を提示していることを鑑みて、自主回収が責任ある対応だとの結論に達しました」

FDAの監視のおかげで消費者はバイオックスによって起こる問題を十分認識することができたの

である。

さて、それではどちらが危険だろうか？　バイオックスかビタミンか。もちろん、どちらにも危険性はある。むしろこう聞いた方が良いだろう。なぜバイオックスが心臓病を引き起こすことは誰もが知っているのに、メガビタミンががんを引き起こすことは誰も知らないのか？　答えは、我々が知らせない方を選んだからだ。

アメリカ人は常にPRキャンペーンに繰られている。こうしたキャンペーンが擁護するメッセージは、時には我々の人生をよりよくしたり（喫煙をやめよう）、時には人生をより悪くしたりもする（タバコを吸おう）。だが痛みを伴う行為を頼み込むどころか、自分たちの要求を無理矢理押しつけるようなキャンペーンにはあきれ果てるしかない。全米健康財団がプロキシマイヤー改正法のために、そして全米栄養食品協会が栄養補助食品健康教育法のために行ったのはそのようなキャンペーンだった。どちらの場合も、年商数十億ドルの業界に燃料を補給するように業界がメディア、政治家、セレブ、そして大衆を操作したのである。そしてどちらの場合も業界は安全性と効果について真実ではない主張ができるようにFDAに手を引かせたのだ。バイオックスで心臓発作が起こることが分かったとき、FDAはプレスリリースを出し、メディアはすぐにこれを報道した。だがFDAはビタミンとサプリを規制していないので、問題があっても公に注意を呼びかけることができない。サプリメント業界はサプリメント法は健康上の選択の自由に関する法律なのだと信じさせるように人々を巧みに操ったのだが、本当は（この法律は）サプリメント業界に安全ではない選択をする自由を与えたのである。もしも知識が力であるなら、栄養補助食品健康教育法は無力さの象徴である。

ビタミンサプリメント業界は二項対立を作り出すことに成功した。一方にはナチュラルな製品。ビタミン、ミネラル、栄養サプリメント、植物とハーブ。自然だから安全だ。もう一方には薬。薬は人工なのでより危険なはずだ。しかしながら多くの薬は、抗生物質を含め、自然のものに起源がある。それよりもなにによりも、ナチュラルな製品は危険ではないというのは幻想だ。[30] ソラマメ（*Vicia faba* ソラマメ属ソラマメ）は重症の貧血の原因になる（ソラマメ中毒：糖アルカロイドバイシンが原因。多食する習慣のある地中海沿岸地方の事例が多く、マメの品種、遺伝的体質が関係するらしく、日本ではほとんど報告事例はない。）。トウゴマ（ヒマ、ヒマシ油の原料）には人類に既知のものでは最も強い神経毒であるリシンが含まれている。シロバナヨウシュチョウセンアサガオ（チョウセンアサガオ属）には幻覚性アルカロイドが、コヨテイロと呼ばれるクロウメモドキ科の植物（カリウィンスキア属 *humboldtiana*）の実は麻痺を引き起こす。ジャマイカで好まれるアキー（*Blighia sapida* ムクロジ科アキー属）の実は急激な低血糖症（「ジャマイカ嘔吐症」）の原因である。母なる自然は人を殺すこともあるのだ。「何かが自然だからといって、それは安全であることは意味しない」とサイモン・シンとエツァート・エルンストは『代替医療のトリック』で書いている。[31]「そして何かが自然ではないからというだけで、それが悪いということもない」ヒ素、コブラの毒、放射能、地震、エボラ熱ウイルスは、すべて自然の中でみつかる。一方ワクチン、眼鏡、人工股関節はすべて人が作ったものだ。

健康食品店で売られているナチュラルな製品で被害が出る可能性は単に理屈ではそうだというだけの話ではない[32]。ブルーコホシュ(ルイヨウボタン)(北米の伝統的ハーブで、生理痛対策、陣痛促進などに使われる)は心不全を起こすことがある。ナツメグは幻覚を起こすことがある。コンフリー(日本でも健康食品として昭和四〇年代にブームになったが二〇〇四年に販売禁止になった)、カヴァ(ストレスや不安を和らげると愛用する人もいる)、チャパラル(クレオソート・ブッシュ)(北米の伝統的ハーブ、抗炎症作用があるという)、タヌキマメ(チピリンと呼ばれ、メキシコ料理で使われる)、オオハンゴンソウ(若芽を食用にするキク科の植物)、中国漢方の金不喚(トウゲシバ、オタネニンジン、サンシチニンジン、ヒメハギ、ハスノハカズラなどを配合したもの)サルオガセ(抗菌作用のあるハーブとして売られている)、セイヨウカノコソウ(バレリアン)(不眠症に効くサプリとして広く使われている)はすべて肝炎を起こす可能性がある。ヨウシュトリカブト(不安解消のフラワーエッセンスとして販売)、セイヨウオオバコ(せき止めハーブとして販売)は不整脈を引き起こすことがある。ニガヨモギ(虫下しとして販売)でけいれんが起こることがあり、ステビアで受精率が減少する可能性もある。緑茶の濃縮エキス(ダイエット用に人気)は肝臓を害することもある。トウワタ油(オーガニック化粧品によく使われている)、ダイダイ(ダイエット成分として皮が人気)は心臓に悪いことがある。ツジョン(アブサンの原料であるニガヨモギなどの精油)は神経に害を与える可能性がある。またニンニクエキスは出血を引き起こすこともある。実際、史上最悪と言って良いサプリ食品被害が一九九二年に起きた。約一〇〇人が痩身調合サプリで腎不全を起こしたのである。これにはウマノスズクサ科の植物が入っていて、少なくとも七〇人が腎臓移植か人工透析を必要とする事態となり、その後多くが膀胱（ぼうこう）がんになった（これは中国語で言う広防已で、日本でも漢方薬として使われて被害が出ている）。二〇〇八年にはトータルボディーフォーミュラとトータルボディーメガというサプリ（ビタミン、アミノ酸、ミネラル入りの健康サプリ）に含まれていた大量のセレンで四才の子どもを含む二〇〇人以上が中毒を起こした。[33] この製品には一回分二〇〇マイクログラムのセレンが含まれているはずだったが、実際は四万八〇〇マイクログラムが含まれていたのだ。ハーブ治療も薬害を起こすことがある。[34] ペニーロイヤル（ミントの一種）入りのハーブティーで幼児二人が死亡、カプサイシン入りの鼻づまり薬でも幼児一人が死亡している。栄養サプリメント業界に対する規制がないため、一九九四年のサプリメント法施行以来、発売された五万一〇〇〇種類の新製品のうち安全性試験について記載しているのは一七〇（〇・三％）だけである。[35]

そして、サプリメント自体に危険性があるだけではなく、汚染の問題もある。二〇〇四年ハーバード大医学部の研究グループがボストンの市役所近くで購入したインドの（アーユルヴェーダ）薬品を検査した。[36] そのうち二〇％から危険な水準の鉛、水銀、ヒ素を検出した。一九七八年から二〇〇四年までに、ハーブ治療薬は五五件の重度、又は重篤な重金属中毒を起こしている。[37] 二〇〇九年には自閉症の子供の親に人気があるサプリ製造業者。カークマン・ラボ社が表示にない重金属アンチモンが入っていたとして亜鉛一万五〇〇〇瓶をリコールした。[38]

こうした問題はまれではない。一九八三年から二〇〇四年の間にアメリカ国内の毒物管理センターはビタミン、ミネラル、食品サプリメントに関して一三〇〇万件の有害反応の報告を受け、そのうち一七万五二六八件が病院での手当を必要として、一三九人が死亡している。[39] 二〇一二年、ＦＤＡは毎年約五万件のサプリメントの有害反応が出ているとの推測を述べている。

最悪なのは、ほとんどのアメリカ人が何か起こっているかを実感していないことだ。ハリス社の世論調査によれば、六八％が政府がハーブ製造業者に副作用の報告を要求していると信じていて、五五％がビタミン、ミネラル、サプリメントの製造者は科学的データの裏付けなしに、安全性や効能を謳うことはできないと信じている。[40] これらは現実からほど遠い。サプリによって引き起こされている問題は業界の知られたくない秘密なのだ。サプリメント法のおかげで、こうした問題はずっと秘密にしておける。

二〇〇七年、業界の問題が重なり続ける中で、ＦＤＡの規制担当者たちはようやくサプリメントの製造方法を監督する権限を与えられた。製造者に製品が安全か効能があるかを証明するように強いることはできなかったが、少なくともラベルに書いてあるとおりの成分が含まれているかの確認はできるようになった。ＦＤＡの調査の結果はひどいものだった。[41] 検査をうけたサプリメント製造業者四五〇のうち半分以上に重大な問題があった。例えばＡＴＦフィットネスは、製品ラベルの表記を変えずに別の材料で代用していた。他の業者では製品の処方記録さえなかった。ある業者はネズミの糞と尿で汚染された建物で製品を作っていた。ある設備では薬用さじの隣に半分に切断されたネズミの死体があった。「率直に言って、恐ろしい」とFDAの栄養サプリプログラム部の部長ダニエル・ファブリカントは書いている。「業界の半分近くが出だしから失敗しているのだ」業界団体の一つ、全米製品協会の副会長カラ・ウエルチは検査によって明らかになった事実について「遺憾だ」と述べた。

一九九四年にサプリメント法が議会を通過したとき、サプリメントの売り上げは年四〇億ドルだった。二〇〇七年には二八〇億ドル、二〇一二年には三四〇億ドルとなった。[42] アメリカの魔法と奇跡のお薬ショーは復活したのである。

第四章　五万一〇〇〇の新サプリ——効くのはどれ？

薬には二種類はあり得ない。

適切に試験された薬とされていない薬があるだけである。

——マーシャ・エンジェル（『ニューイングランド・ジャーナル・オブ・メディシン』前編集長）

GNC（サプリ販売チェーン）は夢の国だ。脂肪を燃焼したい、肝臓から排毒したい、前立腺を小さくしたい、風邪をひきたくない、脳を活性化したい、もっと活き活きしたい、ストレスを減らしたい、免疫力をアップしたい、がんを予防したい、長生きしたい、セックスを盛り上げたい、痛みを消したい。望みがあれば来店すれば良いだけだ。だが問題はどの製品が効くのかだ。そして、どれが効くのかどうしたらわかるのかである。

幸いなことにジェイムズ・リンドのおかげで、それを確かめることができる。リンドが壊血病の治療法を探るべく軍艦ソールズベリー号に乗り込んだとき、彼は医療を信仰ベースシステムからエビデント・ベースシステムへと移動させたのである。最早治療が効くはずという信念を持つ必要はなくなった。効くかどうか試してみることができるようになったのだ。例えば代替医療の治療師は記憶力を改善するためにイチョウとローズ、オレンジのオイルを勧める。免疫アップにはサワーソップ、キバナオウギ、カギカズラ。活力にはガラナ、冬虫夏草。便秘にはチコリーの根。ストレスにはレモンバームオイル、アシュワガンダ（アーユルヴェーダのハーブ）、エゾウコギ（シベリアニンジン）、ホーリーバジル。生理痛にはセイジ、ブラックコホシュ。アルツハイマー病にはココナッツオイルとカレー粉。前立腺にはノコギリヤシ。アンチエイジングにはサンダルウッドの樹皮。高コレステロールにはニンニク。アレルギーにはペパーミントオイル。消化にはアーティチョークエキスと青パパイヤ。風邪にはエキナセア。関節痛にはコンドロイチンとグルコサミン。肝炎にはミルクシスル（マリアアザミ）。うつにはセントジョンズワート。精力にはトンカットアリだ(1)。

ジェイムズ・リンドの時代と比較して、臨床研究の規模と費用は劇的に大きくなったが、代替医療治療師が唱える治療は（当時と同じく）試験可能である。そう、はっきりと試験可能なのだ。

医薬品会社が医薬品と生物学的製剤（ワクチン、血液製剤など）を作るときのルールは明確である。会社の研究員が最初に動物で製品を試験する。良い結果が出たら、次のステップに進み次第に大きな人数の人を対象に試験をする。これでさらに良い結果が出れば、次に製品の安全性と効果を証明する第Ⅲ相試験（フェーズⅢ）と呼ばれる最終試験に移る。例えば米国内では二種類のロタウイルスワクチンが流通している[2]（私は共同開発者の一人だ）。このワクチンは乳幼児に多い下痢や脱水症を予防する。ロタウイルスワクチンの登場以前には、毎年ロタウイルスが原因の脱水症状で七万人の子供が入院していた。発展途上国では毎日二〇〇〇人の子供がロタウイルスで死亡している。

ロタウイルスワクチンの開発は容易ではなかった。一方のワクチン、ロタテックの第Ⅲ相試験では一一か国七万人以上の子供を対象に四年間の試験が行われ、三億五〇〇〇万ドルの費用がかかった。この治験の患者のカルテを積み重ねたらシカゴのシアーズタワーよりも高くなる。ＦＤＡがロタテックの製造者に安全性と効果について述べる権利を認めるのはその内容が厳しい科学研究によって裏付けられた後である。そうでなければ、そもそも製造の許可が出ない。

植物、ハーブ、サプリメントの状況はだいぶ違う。サプリメント法があるためにＦＤＡはこれらを規制できず販売前に試験をする必要はない。時には国立衛生研究所付属の国立補完代替医療センター（ＮＣＣＡＭ）が試験することもある。ＦＤＡとＮＣＣＡＭが一番違うのは、ＦＤＡが全ての製品に対して発売前に試験を求めるのに対し、ＮＣＡＡＭは一部の製品に対して市場に出てから試験を行うということだ。ＮＣＡＡＭが出資した研究グループがサプリメントが効かない、あるいは危険な副作用があることを発見したとしたら、結果は科学論文誌に発表される。製品リコールはない。ラベルの記載変更もない。ＦＤＡ警告も出ない。人々が科学論文誌を読まない限りラベルに書かれた効能は間違っていて、誤解を招いているということはわからない。

NCAAMの創設を後押ししたのはアイオワ州選出で支持者も多い上院議員トム・ハーキンだ。ハーキンはビーポーレン（蜂花粉）を食べてアレルギーが治ったと信じていて、代替医療が主流にならない唯一の理由は、適切な検証がされていないからだと考えた。検証試験が行われて、代替医療が本当に効くことが誰が見てもわかるようになれば、代替医療は現代科学に包括されるようになり、医療保険が効くようになるだろう。一九九九年の創設以来、NCCAMの職員たちは一六〇億ドルを代替医療の研究につぎ込んできた。三七万四〇〇〇ドルの血税をレモンとラベンダーの香りをかいでも傷の治りは早くならないことを発見するために使い、三九万ドルで古代インドの薬では二型糖尿病を管理できないことを、四四万六〇〇〇ドルを使って磁力マットレスは関節炎に効かないことを発見し、二八万三〇〇〇ドルで磁石は偏頭痛の治療に使えないのが判明し、四〇万六〇〇〇ドルを使ってコーヒー浣腸では膵臓がんは治療できないとの結論に至り、祈りでエイズも脳腫瘍も治らず、乳房再建手術の傷跡の治りも改善しないのを見つけ出すのに一八〇〇万ドルを使った。幸いなことにNNCCAMは最近はこうした研究はやめて、サプリメントと鎮痛剤を研究の対象に選んでいる。

ここで誰もが患者のために最良となることを望んでいると仮定してみよう。代替医療の治療師たちは古代から伝えられた薬に価値があると信じている。通常医療の医師たちと製薬会社は現代科学には勧められるものが一番多くあると信じている。ノーベル賞を受賞した免疫学者ピーター・メダワーは、様々な治療法を勧める人々が繰り広げる承認のための戦いを「親切の陰謀」と呼ぶ[4]。「治療法の効き目についての大げさな主張に患者を騙そうという意図があることは希である」と彼は書いている。「通常、これは全員が最善の意図を持ってする親切の陰謀の結果なのである。患者は良くなりたい。医者は患者をよくしてやりたい。製薬会社は自分たちが医師の力になったと言いたい。対照群のある臨床試験はこの善意の陰謀に取り込まれることを避ける試みなのだ」

メダワーの論理によれば、通常医療や代替医療という用語は誤解を招く。もし臨床試験でその治療が効くことが判明すれば、それは代替医療ではない。そしてもし効かないという結果が出ればそれもまた代替医療ではない。ある意味、代替医療などというものは存在しないのだ。例えばヒポクラテスは柳の葉を頭痛や筋肉痛を治療するのに使った。一八〇〇年代の初め頃には科学者は有効成分を分離していた。アスピリンである。一六〇〇年代、スペインの医師がキナノキの樹皮がマラリアを治すことを発見していた。その後、キナノキの樹皮は、現在マラリア虫を殺すと証明されている薬、キニーネを含んでいることがわかった。一七〇〇年代後半、ウィリアム・ウィザリングがキツネノテブクロを心不全のある人々の治療に使った。その後、キツネノテブクロには心臓の収縮力を強める薬であるジギタリスが含まれていることがわかった。最近の例では、中国漢方で一〇〇年以上治療師たちが使ってきたヨモギ属の薬草がアルテミシニンという別の抗マラリア薬を含んでいることがわかった。「ハーブ薬は実際には代替薬ではない」とイエール大学の神経学者スティーブン・ノベラは書いている、「何百年というのが言い過ぎなら何十年もの間でもいいが、ハーブは科学的医薬品の一部となってきた。ハーブは医薬品であって、医薬品として研究可能である。私にとって問題なのは特定のハーブ製品の規制と販売方法だ。なぜならたびたびデータの裏付けのない効能を謳うからである」

残念ながら、代替医療の治療師たちが勧めてきた自然な製品を試験検証すると、効能は主張よりはるかに弱いことが良くあるのである。

主流派の通常医療では認知症の治療法や記憶を増強する方法は発見されていないが、代替医療の治療師は治療法があると主張する。それはイチョウだ。当然の成り行きとして、イチョウは良く使われる一〇の自然な製品の一つとなっており、毎年製造者に莫大な売り上げをもたらしている。しかし残念ながら売り上げほどには効果はない。二〇〇〇年から二〇〇八年の間に、国立衛生研究所の予算でワシントン大学、ピッツバーグ大学、ウェイクフォーレスト大学、ジョンホプキンス大学、カリフォルニア大学デイビス校が、イチョウが効くかどうかの共同研究を実施した。三〇〇〇人以上の高齢者が、ランダムにイチョウかプラセボ（砂糖玉の偽薬）を割り当てられて飲むことになった。記憶力の減退と認知症の発生率はどちらのグループでも同じだった。二〇一二年、二八〇〇人以上の成人を対

象にした研究で、イチョウはアルツハイマー病を防がないことがわかった。(6)

もう一つの例はセントジョンズ・ワートだ。アメリカでは毎年一千万人が大うつ発作に苦しんでおり、毎年三万五〇〇〇人が自殺している。一つの自殺の陰には一一の自殺未遂が隠れている。うつ病は深刻な病気だ。治療のために科学者たちはセロトニンのような脳内物質を変化させる薬を作り出した。選択的セロトニン取り込み阻害薬（ＳＳＲＩ）と呼ばれる薬はＦＤＡに認可されている。深刻なうつ病を軽減させる結果が出ているので、医師はこれを推奨する。しかし、代替医療の治療師はもっと良い方法があるという。うつ病治療のもっと自然で安全な方法、それはセントジョンズ・ワートである。非常にたくさんの人がセントジョンズ・ワートを使っている一方で、うつ病は適切に治療しないと自殺を招くことがあるため、ＮＣＣＡＭが研究を実施した。一九九八年から二〇〇〇年の間に一一の医療研究センターがランダムに選んだ二〇〇人の外来患者にセントジョンズ・ワートかプラセボを処方し、うつ病の程度にはなんの違いもないことがわかった。(7)

もう一つの人気がある家庭薬はコレステロールを下げるニンニクだ。高コレステロールは心臓病と関連していて、心臓病は主要な死因であり、血中脂質低下剤はコレステロールを下げ、そして多くの人が血中脂質低下剤よりニンニクを選ぶので、研究者たちはこれを研究している。二〇〇七年、スタンフォード大学医学部のクリストファー・ガードナーの研究チームが　LDLコレステロール（悪玉コレステロール）が高い一九二人の成人を対象にニンニクの効果を評価した。[8] 実験参加者は六か月間、週六日生ニンニクか粉末ニンニクか熟成ニンニクエキスかプラセボを飲んだ。毎月コレステロール値をチェックした研究チームは次のように結論づけている。「この研究で用いられたどの形態のニンニクも…統計的にも臨床的にも通常の高コレステロール血症成人のLDLコレステロール、あるいは他の脂質濃度にはっきりした効果は見られなかった」。言い換えれば、悪いコレステロール値を治療するのにニンニクを選んでいる患者は、重症あるいは致命的な心臓病に繋がりかねない問題に対して何もしないことを選んでいるのである。

ノコギリヤシもまた人気がある。男性は年をとると前立腺が肥大し、尿の流れをブロックしてしまう。治療をしなければ、前立腺肥大は尿路感染、膀胱結石、腎不全の原因となり得る。幸いなことに前立腺の筋肉を緩める薬や大きさを小さくする薬が何年も前から利用可能である。だが代替医療の治療師はノコギリヤシを好む。二〇〇〇万人以上の男性がこれを使っている。

二〇〇六年、NCCAMがカリフォルニア大学サンフランシスコ校、サンフランシスコ退役軍人局医療センター、北カリフォルニアカイザーパーマネンテの研究を支援している。[9] 研究グループは二二五人の中度から重度の前立腺肥大症状がある男性に一年間、一日二回、ノコギリヤシかプラセボを飲むように割り当てた。二つのグループの間には、尿流量、前立腺の大きさ、ＱＯＬにも差がないという結果になった。

この五年後、投与量をより多くして同様の研究が繰り返された[10]。ワシントン大学医学部の研究グループがセントルイスで三六九人の男性にさらに大量のノコギリヤシとプラセボを投与した。今回も尿路症状には違いがあらわれなかった。「これで大量のノコギリヤシもまったくなんの差ももたらさないことがはっきりした」研究を報告したジェラルド・アンドリオーレ泌尿器外科部長は書いている。「男性は前立腺肥大の症状を減らすためにこのハーブ薬にお金を費やすのはやめた方がいい。砂糖玉程度しか効かないからだ」

ノコギリヤシに関するペテンを信じるという選択は時によって深刻化する前立腺肥大のリスクを選択することである。そしてここでも自然の方が良いわけではなかった。自然の方が悪いのである。

もう一つの人気のある処方はオオアザミ（マリアアザミ）である。「最も興味深いヨーロッパの民間伝承療法の強壮ハーブはオオアザミ――オオアザミ属オオアザミである」とアンドルー・ワイルが一九九五年に書いている。「この植物のタネからはシリマリンというエキスが取れる。これは肝細胞の代謝を活性化させ毒性傷害から細胞を守る。私は慢性肝炎と肝機能に問題があるすべての患者にこのハーブを勧める」残念ながらワイルのお勧めは科学的な裏付けを得ることができなかった。

二〇一一年、ノースカロライナ大学チャペルヒル校のマイケル・フライド博士が率いる研究チームが、オオアザミは慢性C型肝炎の患者に良い結果をもたらすかどうかを検証した。[11] C型肝炎ウイルスに感染した一五〇人以上の人々にオオアザミまたはプラセボが処方された。研究チームは肝臓の損傷の程度と同時に血中のC型肝炎ウイルスの量も計測した。二つのグループの間には違いは見つからなかった（日本の場合、ウコンで肝臓病が悪化したという報告がある）。

代替医療の治療師たちはまた、関節痛にコンドロイチンとグルコサミンを奨める。二〇〇六年ユタ大学のダニエル・クレッグが率いる研究チームが効果があるかどうかを検証した。[12] チームはコンドロイチン硫酸、グルコサミン、プラセボ、セレブレックス（FDA認可の消炎剤）（日本ではセレコックスと言う名で、ファイザー・アステラスが販売）を処方された一五〇〇人以上の人を研究したが、効いたのはセレブレックスだけだった。

アメリカで最も人気があるハーブ薬はエキナセアかもしれない。風邪の治療に使われ、年間一億三〇〇〇万ドルの売り上げがある。二〇〇三年にワシントン大学シアトル校のジェイムズ・タイラーらの研究グループが風邪をひいた子供で、エキナセアまたはプラセボを一〇日間処方された四〇〇人以上を調べた。[13] 違いは一つだけだった。エキナセアを処方された子供の方が発疹が出やすかったのである。

厳しいニュースばかりではない。栄養サプリメントの中には実際に価値があるものもありそうだ。新たに市場に投入されている五万一〇〇〇[14]の新サプリメントのうち、四つは普通に健康な人々の役に立ちそうだ。[15]オメガ3脂肪酸は心臓病を、カルシウムとビタミンDは閉経後の女性の骨粗鬆症を、妊娠中の葉酸は先天性異常を予防する（ビタミンDの効き目には否定的な研究もある）。

ビタミンと同様にオメガ3脂肪酸[16]も身体の中では作られないので何かから取り込まなくてはならない。いくつかの研究ではオメガ3脂肪酸は高血圧と心臓病から身体を守ることが判明している。効果がないという研究もある。最も良いのは食事でとることで、鮭のような油の多い魚や大豆油、西洋アブラナ（キャノーラ油）、亜麻仁油などの植物油とクルミが特に良い。米国心臓協会は十分なオメガ3脂肪酸をとるために、油の多い魚を最低でも一皿、週に二回は食べるように勧めている。ほとんどのアメリカ人は毎日一・六グラムのオメガ3脂肪酸をとっており、心臓病を防ぐには十分すぎる量である（日本人は二グラム程度）。

残念ながら誰もが必要量を食べられるわけではない。オメガ3脂肪酸を多く含む食品を食べない選択をした人々は五〇〇ミリグラムのオメガ3脂肪酸を含んだサプリメントを毎日とることを勧められることが多い。だがそれ以上は奨められない。オメガ3脂肪酸が多すぎる食事（イヌイットの食事など）は実際問題として出血と脳卒中の危険性を増す可能性がある。

カルシウム[17]は身体に最も多いミネラルである。血管緊張、筋肉機能、神経伝達、ホルモンの濃度調整に必要だ。面白いのは身体全体のカルシウムのうち、こうした機能に必要なのは全体量の一％以下だということだ。残りの九九％は骨として蓄えられていて、骨格の構造と機能を支えている。カルシウムの問題は人が年をとると起こってくる。

子供や十代の若者では骨の成長が骨の破損損傷を上回っている。中年までの成年ではこれがほぼ均等に起こる。五〇才を過ぎると、特に閉経後の女性で骨の破損損傷が骨の形成を上回ってしまう。これは些細な問題ではない。骨が痩せると（骨粗鬆症と呼ばれる状態）骨は折れやすくなる。閉経後の女性の約三人に一人が背骨を骨折し、五人に一人が大腿骨を骨折する。実際アメリカでは骨が痩せたことが原因で毎年一五〇〇万件の骨折が起こっている。この問題を予防する最良の方法は牛乳やヨーグルト、チーズのようなカルシウムを含む食品を食べることである。カルシウム添加のフルーツジュースや飲料、豆腐、シリアルを食べても良い。

骨が痩せるリスクを減らすには、閉経後の女性はカルシウム豊富な食材を食べることが勧められる。ただしほとんどの女性はカルシウム豊富な食事をしており、カルシウムサプリメントは健康な閉経後の女性の骨折を減らす役には立っていないようなので、米国予防医学専門委員会はカルシウムサプリメントを勧めていない。

ビタミンＤ[18]とカルシウムはリンクしている。十分な量のカルシウムを取っていても、十分な量のビタミンＤを取っていないと、骨の強度の問題が出てくることがある。これはビタミンＤが身体が腸からカルシウムを吸収するのを助けているからである。嬉しいことにビタミンＤは日光を浴びる皮膚の中で作られる。適切な量のビタミンＤを得るためには、顔、腕、手、あるいは背中に（日焼け止めなしで）週に二日以上、一日に一〇分から一五分日光を浴びれば良い。これで米国医学研究所が推奨する六〇〇ＩＵのビタミンＤが供給される。

　あまり日光を浴びなかったり、あまり日が差さない気候のもとで暮らしている人たちもいる。このため、牛乳やパン、菓子パン、ソフトマーガリン、朝食用シリアル、オレンジジュース、ヨーグルト、マーガリン、豆乳などのビタミンＤ強化食品がある。ほとんどの人は食品や日光浴で十分なビタミンＤを得ているので米国予防医学専門委員会はビタミンＤサプリを推奨していない。

　しかしながら二つの例外がある。完全母乳で育っている乳児は一日に四〇〇ＩＵのビタミンＤサプリを摂らなくてはならない。母乳にはビタミンＤが含まれておらず、乳児はあまり日光を浴びないからだ（くる病のリスクを下げる）。そして六五才以上の高齢者は毎日八〇〇ＩＵのビタミンＤをとるべきだ。それにより骨折の高いリスクを下げることがわかってきているからである（骨軟化症リスクを下げる）。

最後は葉酸である。葉酸はビタミンB群で赤血球を作るために必要だ。葉酸がないと人間は貧血になる。だが最大の問題はそこではない。研究者たちによれば葉酸不足はもっとはるかに悪い結果を引き起こすことが判明している。深刻な先天性障害だ。葉酸不足の妊娠女性は、背椎、頭蓋骨、脳の形成不全の赤ちゃんを出産している。葉酸不足を予防するためには毎日四〇〇マイクログラムが必要になる。

葉酸[19]を多く含む食物は、ホウレンソウ、ブロッコリ、レタス、蕪の葉、オクラ、アスパラガスなどの野菜、バナナ、メロン、レモンなどの果物、豆、イースト、キノコ、牛レバー、牛マメ（腎臓）、オレンジジュース、トマトジュースなどである。この栄養を含むものは多いが、食事から十分な葉酸が取れていない妊婦は多かった。このため一九九八年一月一日、ＦＤＡは生産者にパン、朝食用シリアル、小麦粉、コーンミール、パスタ、白米、パン製品、クッキー、クラッカー、穀物などに葉酸を加えることを命じた。現在では葉酸不足になることはほぼ不可能である。とはいえ、女性は毎日四〇〇マイクログラムの葉酸をとることを推奨されている。食品からでもサプリメントからでも両方でも良い。ほぼ半数の妊娠は予期しない妊娠であり、先天性障害は妊娠のごく初期に起こるので、妊娠可能な時期にあるすべての女性は必ず十分な葉酸をとるようにすべきである（日本でも、二〇〇〇年に旧厚生省が妊娠一ヵ月以上前から葉酸をはじめての他のビタミンなどを多く含む栄養バランスのとれた食事が必要と示している）。

結局のところ、薬は効けば（先天性障害を予防する葉酸のように）価値があり、「効かなければ（前立腺を小さくするノコギリヤシのように）価値がない。「効き目のある代替医療薬には名前がある」と、マギル大学の化学教授で科学社会部部長のジョー・シュワルツは言う。「それは医薬と呼ばれるようになるのだ」

第四部

代替医療にスターは輝く

第五章　更年期とアンチエイジング——スザンヌ・サマーズ参戦

あの快い夜のなかへおとなしく流されてはいけない
死に絶えゆく光に向かって　憤怒せよ　憤怒せよ

——ディラン・トマス（鈴木洋美訳）

セレブはものを売る。歌手で女優のクイーン・ラティファはカバーガール化粧品を売り込んでいる。ヒップホップMC、俳優のスヌープ・ドッグはペプシマックスを売り込んでいる。元バスケットボール選手シャキール・オニールはコムキャスト・ケーブルの広告塔だ。リアリティ番組で人気のスヌーキーことニコール・ポリッツィはワンダフル・ピスタチオを売り込んでいる。我々はセレブを信じているので彼らが売り込んでいるものを買う。これには専門性は何の関係もない。誰もクイーン・ラティファが美容の専門家だとは思わないし、スヌープ・ドッグは飲料の専門家だとは思っていない。シャックはメディアの専門家だとは思っていないし、スヌーキーは栄養の専門家だとも思っていない。我々は彼らの演技や歌やスラムダンク、なんであれスヌーキーがすることを楽しんでいるから買うのだ。

セレブは健康アドバイスもする。[1] ラリー・キングはイチョウで記憶力がよくなると話す。トム・クルーズは精神医学はニセ科学だと言い、ロジャー・ムーアはアイガモの肝臓はアルツハイマー病の原因である可能性があると言い、イギリスのモデル、ヘザー・ミルズは肉が腸に四〇日とどまると言う。実際のところ、パメラ・アンダーソン、シンディー・クロフォード、ジュード・ロウ、デイビッド・ベッカム、ポール・マッカートニー、チャールズ皇太子、そしてシェールといったすばらしく多彩なセレブが何十年もホメオパシー・レメディーの良さを吹聴してきている。

だが代替医療薬製品を売るとなると、スザンヌ・サマーズほど経済的成功を収めたセレブはいないかもしれない。

サマーズは映画『アメリカングラフィティ』でサンダーバードに乗ったブロンド美女として登場し、クリント・イーストウッドの『ダーティーハリー2』で水着でプールシーンに出ている。一九七八年、最初の大役としてABCテレビのドラマ『スリーズカンパニー』でクリッシー・スノウ役をものにして、ジョイス・デウィット、ジョン・リターとともに主演した。第五シーズンの頭で、サマーズは他の出演者たちと仲違いした。アラン・アルダやキャロル・オコナーなどの男優陣の出演料が高いからとエピソードあたり三万ドルだった自分のギャラを一五万ドルに上げるように要求したのだ。プロデューサーが拒否するとサマーズは肋骨を折ったと言って、仕事をボイコットした。シーズンの終わりに彼女は首になって、代わりにジェニリー・ハリソンが後任となった。サマーズは二〇〇万ドルを請求してＡＢＣを訴え、敗訴したが、すぐに次の仕事を見つけた。一九八〇年代半ばから一九九〇年代にかけて、テレビコメディー『彼女が保安官』『ステップ・バイ・ステップ』に主演し、ラスベガスのショーにも出演したが、一番有名になったのは『一日数回のぎゅっぎゅで内転筋を整え、絞り、堅く鍛える最高のやり方』の室内太もも用トレーニング用具タイマスターのコマーシャルだった。

二〇〇一年、乳がんの通常の治療（腫瘤切除、放射線治療）が終わったあと、サマーズはがん手術後ケアに代替医療を選んだ。「私は従来にない方法でがんを治療する選択をしたの」と、彼女はラリー・キングに話した。[2]「その時は、こう言われたのよ『いいですか、これからすることは…タモキシフェン、術後用の薬です。これは、あ、それと、体重が増えます。それと、五年間少し気分が落ち込むかも知れません』で、ぜんぜんすごく良い選択じゃない感じがすると思ったの。そのあとすぐに免疫を強化する薬を見つけて、強化か毒か？って思って。それでこちらの方に決めました」。サマーズはタモフェキシンではなくヤドリギから作るイスカドール（ルドルフ・シュタイナーが発想したガン治療薬）を選んだ。

乳がんはスザンヌ・サマーズが代替医療の世界と出会うきっかけを作ったが、彼女を聖戦の戦士にしたのは更年期だった。

「その時は」、乳がんとの戦いの八年後、サマーズはオプラに「巨大なトラックにひかれたみたいだったわ」と語った。(3)「五〇歳の誕生日だった。それから丸三年、眠れず、気分のアップダウンが激しくて、太って、髪質とお肌が変わる苦難の旅が続いたの」。同じ番組でオプラは産婦人科医のクリスティーン・ノースラップに何が起こったのか説明してくれるように頼んでいる。(4)「ほてりや、気分の不安定さ、イライラ、生理不順があると言うとき、その人は閉経に向かう身体の変化について話しているのです。通常五年から八年かかり、普通四五才頃に生理不順ではじまります」。簡単に言えば、卵巣が二つのホルモン、エストロゲンとプロゲステロン（黄体ホルモン）を生産しなくなるのだ。サマーズの説明はもっと面白かった。「突然、前触れもなく更年期の七人の小人がやってきたの。カイカイ、ブウブウ、アセカキ、ネムネム、デブッター、ワスレンボとカラカラよ」(5)

サマーズは医療機関が症状を楽にできないことに苛立っていた。「あちこちのお医者にいくうちに」と彼女は書いている。(6)「私は自分でやるしかないという現実に気がつきました。どのお医者もこの（閉経に向かう）道を理解していないようでした。……私はこれに対処する自然で効果のある方法を求めていました。……そして私は解決策を見つけました。最先端の内分泌とアンチエイジングの先生が治療薬を処方してくれたんです」。効果はすぐに出た。「わお！」とサマーズは書いている。「人生が一変しました。また眠れる様になって、また幸せを感じる様になって、かゆみも、不平を言うのも泣くのもとまって、そして何よりも太るのがとまりました」。彼女はそれについて本を書いた。CNNでラリー・キングにその話をした。ロージー・オドネルにその話をして、ロージーはジョイ・べへ

アの番組でその話をした。(7)

ベヘア　：まだ更年期なの？一緒に『ザ・ビュー』（ABCテレビで一五年以上にわたって放送されている朝のワイドショー番組）をやってたころは毎日ほてりがあったわよね

オドネル：もう終わったわ。四一で始まって、四四で終わったの。ザ・ビューから降りたあと、スザンヌ・サマーズが電話をかけてくれて『あのね、あなたのおこりんぼに効くものがありそうよ』って

ベヘア　：ほんとう？

オドネル：私は「ウソでしょう？」って言ったんだけど、彼女は「本当よ、これやってみない？」って。そして彼女が行ってるお医者さんに行って、それからあのクリームをこの四年間ずっと塗ってて、一〇〇〇％調子良いのよ

ベヘア　：怒りんぼもなくなった？

オドネル：まあね

それからサマーズはオプラにその話をした。「一日たって、もやが晴れた感じがしました」とオプラは自分の雑誌に書いている。「三日後には空の青さがくっきりして、頭もはっきりして記憶力もよ

くなりました。文字どおり歌ってスキップしてたんです」。スザンヌ・サマーズ、ロージー・オドネル、オプラ・ウィンフリーの更年期の症状は治癒したのだ。この素晴らしい薬は何だったのだろう？

　更年期の治療は何回か方向転換している。当初、治療法は明白だと考えられていた。エストロゲンと黄体ホルモンの代わりになるものを補えばいい。「一九六〇年代、ロバート・ウィルソンの『永遠の女性』（増淵一正訳、主婦と生活社、一九六七年）という本が非常に人気になりました」クリスティーン・ノースラップはオプラに語っている。[8]「この本はエストロゲンの利点を万能薬として宣伝していました。エストロゲンは誰もが使うべき魔法の弾丸となったのです」。その後物事はそれほど簡単ではないことが判明した。ホルモン補充は効果はあったが、代償も伴っていたのだ。二〇〇二年、国立衛生研究所の一部門である女性健康構想（ＷＨＩ）の研究チームが一万七〇〇〇人の女性を対象にエストロゲンと黄体ホルモンの効果を研究した。[9]研究チームは当初八年間の追跡調査をする予定だったが、乳がんの劇的な増加が判明して早々に打ち切られた。そして乳がんだけではなかったのだ。ホルモン補充は心臓病、脳卒中、血栓も増加させた。結果として医師はホルモン補充療法（ＨＲＴ）を奨めるより恐れるようになった。

　女性たちは途方に暮れた。だがスザンヌ・サマーズには解決法があった。億万ドル産業を誕生させたこの解決法だ。「不幸の小人たちに荷物をまとめさせたのは何だったのか？」サマーズは書いている。[10]「ナチュラルホルモン（天然ホルモン、バイオアイデンティカルホルモン）」サマーズはホルモン補充が心臓病や血栓、がんを起こしたのは、大製薬会社が製造して天然ではなかったからだと信じている。小さな調合薬局が作った植物性のホルモンを使用すれば、女性は安全に更年期の七人の小人を追い払うことができるのだ。

オプラ・ウィンフリーに支持され、スザンヌ・サマーズが奨め、クリスティーン・ノースラップのような婦人科医が後押しするナチュラルホルモンは全国現象になった。だが、その理論には少々ウソがある。

第一にエストロゲンはエストロゲンだ。原料が大豆でも野生のヤム芋でも馬の尿でも分子は一緒なのだ。原料は関係ない。問題となるのは最終的な製品の分子構造だけなのだ。「（ナチュラルホルモンが）より良い、何か違うものなのだという印象がありますが」シカゴにあるノースウェスタン大学フェインバーグ医学院産科婦人科学准教授ローレン・ストレイチャーは言う。[11]「化学的にはFDAが認可しているものと分子構造は全く同じです」マギル大学のジョー・シュワルツはこう書いている。[12]「さあ、私のあとについて繰り返して言ってください『物質の性質は分子構造によって決まります。由来ではありません。効果と安全性を評価する場合、物質が人工的に合成されたか、天然かは全く関係ありません』」

第二に、大製薬会社と小さな調剤薬局の違いを広く一般にアピールするのは誤誘導だ。「（サマーズが勧める）植物性ホルモンも従来のホルモンも、そもそもドイツの同じ工場で作られています」ストレイチャーは言う。[13]「米国内にもいくつかの（大きな工場が）あって、ここはホルモンを植物から合成して、（小さな）調合薬局と主要な製薬会社に送っています」

ナチュラルホルモンと従来のホルモンが同じ場所で作られる同じものならそのリスクも同じではないだろうか。「ナチュラルホルモン業界の大きなマーケティング戦略は自分が好きなものを買って使えると言うものです」。ケース・ウエスタン大学の婦人科産科学教授のウルフ・ユティアンは言う。[14]「これは製薬会社が作ったものとは違い、利点はすべて持っているがリスクはない、そう信じるのは（乳歯を集めに来るという）歯の妖精を信じるようなものです」

ナチュラルホルモンと通常のホルモンの違いは、一方が天然で一方がそうではないということではない。あるいは一方が安全で一方がそうではないということでもない。一方が無監督業界のもので、一方がそうではないということだ。「これは危険ではないし、監視される必要はないという感覚がありますが」とストレイチャー言う。[15]「でも私はどんな品質のものを入手しているのかわかるように規制される必要があると思います」ストレイチャーには危惧を抱くだけの理由がある。二〇〇一年にFDAが一二の調合薬局の二九製品を分析したが、三四％が標準品質あるいは有効性試験に不合格だったのだ[16]。こうした理由から公衆の健康に責任を持つ機関はナチュラルホルモン革命を受け入れていない。米国産婦人科学会、米国臨床内分泌学会、米国医師会、米国がん協会、メイヨークリニック、FDAはすべて、ナチュラルホルモンには、おそらく標準的なホルモン薬と同じくらいのリスクがあると主張する見解を発表している。

スザンヌ・サマーズのナチュラルホルモンで更年期症状が治療できるという発見は始まりにすぎなかった。すぐに彼女はもっと提供できるものがあることに気づく。もっとたくさん。「ホルモンが減るから私たちは老化するのです」と彼女は書いている[17]。「年を取るからホルモンが減るのではありません」。サマーズによればナチュラルホルモンで時間を逆に進めることができるのだ[18]。「病気になりたくないでしょう？　太りたくないでしょう？　しわくちゃになりたくない、エネルギー、性欲、脳も減退したらイヤでしょう？　年齢とともにやってくる病気もイヤですよね？　骨が弱くなって身体を支えられなくなって死ぬのはイヤですよね。背中に酸素タンクを縛り付けられて歩くのはイヤですよね。アルツハイマー病の進行がはじまったからと家族に年取った馬のように牧場に放置されたいですか？でも知っていますか？人生の後半も前半と同じくらい良いものにできるのです。この新しい薬を受け入れればよりよい生活、より健康な人生、若々しいエネルギーに満ちた生活がやってきます。ナチュラルホルモン充填はその大きな要素なのです」

サマーズのアンチエイジング養生法は簡単ではない。[19]「起きると、毎月毎日欠かさないエストロゲンから始めるの」。彼女はオプラに語っている。「毎月二週間は黄体ホルモンを注射するわ。こっちがエストロゲン用の腕、こっちが黄体ホルモン用の腕」。次にエストリオル（エストロゲンの一種）に行く。「他に注入するのはエストリオル。毎日二ミリグラムのこれを膣経由で。実演はなしよ」。それからサマーズはカルシウム、マグネシウム、葉酸、コエンザイムQ10、グルコサミン、ビタミンC、エスキモー魚油、オメガ3脂肪酸、フローラソース、副腎180（「なぜなら私の副腎は吹っ飛んでしまっているから」）、SAMe（S―アデノシル―Lメチオニン）、セントジョンズ・ワート、L―トリプトファン、月見草油、Lグルタミン、カルニチン、L―タイロシン、L―タウリン、レチシン、グリシン、ホスファチジルセリン、スモークシールド（タバコの煙対策免疫力アップ）、ロディオラ、白茶カプセル、ホストディフェンス（免疫強化）、ジーフラメンド、ホーリーバジル、ターメリック・フォース、セレニウム、亜鉛、リコポム（トマト・ザクロサプリ）、霊芝、シナモン、インゲン豆、イルビンギア（アフリカン・マンゴー）、緑茶フィトソーム、クルクミン、ガンマリノレン酸、レスヴェラトロール、ビタミンD、ビタミンE、ビタミンK。さらに彼女はヒト成長ホルモン、ビタミンB群の注射もしている。それから「グルタチオン・クリームをちょこっと、肝臓を活性化させるようにその上の皮膚にすり込むの」。最後に、念のためサマーズはマルチビタミンを飲む。オプラは確信を抱いた様子だった。[20]「スザンヌ・サマーズをインチキ医療で頭がおかしくなりかけていると片付ける人が多い。でも彼女が最先端を行っているだけかもしれない」

一日が終わりにはスザンヌ・サマーズは別の女性になったように感じる。ずっと若くて健康な女性だ。「今年で四年続けてきて、三〇歳くらいの気分なの」六〇歳のサマーズは『永遠にセクシー』で書いている。[21]「私はこれこそが私たちがずっと探してきた秘密の魔法薬なのだと認識している。みんないつも私に向かって『あなた素晴らしくきれい』と言うのだけど、私の顔をじっと観察しているのがわかるの。何より一番良いのは性欲が激しさとともに戻ってきたこと。私は恋をする気分なの。この年になって結婚後三五年、自分の夫を見て心が波立つのを感じるなんて、それはすごいことよ。そして彼が喜ぶことといったら」。

サイモン・コーウェルなど他のセレブもサマーズの健康法を取り入れている。[22]二〇〇一年にコーウェルはビタミンB12、C、マグネシウムの混合液を静脈注射して外見も若々しくなり、気分も若返ったと主張している。「身体がすごく温かく感じるんだ」コーウェルは言う。「ビタミンが身体の隅々までしみ通っていくのを感じるよ」

エイジングの専門家はサマーズのアンチエイジング革命は支持していない。[23]二〇〇二年、ジェイ・オルシャンスキー、レオナード・ヘイフリック、ブルース・カーンズ率いる五一人の専門家チームが参戦した。オルシャンスキーはイリノイ大学の公衆衛生部の教授で、『長生きするヒトはどこが違うか？不老と遺伝子のサイエンス』（越智道雄訳、春秋社、二〇〇二年）の著者である。ヘイフリックはカリフォルニア大学サンフランシスコ校医学部の解剖学教授で、『人はなぜ老いるのか―老化の生物学』（今西二郎・穂北久美子訳、三田出版会、一九九六年）の著者だ。カーンズはオクラホマ大学健康科学センター老人医療部の教授である。「現在市場に出ている治療介入で人間の老化を遅らせたり、止めたり、逆戻りさせたりすると証明されたものは――全く何も――ない」彼らはそう書いている。「現在アンチエイジング製品を提供すると称している人々は間違っているか、ウソをついているかのどちらかだ。老化について探る組織的な研究調査とその改良修正が進行中なので、いつの日か我々が避けられない老化を遅らせ、より健康に長生きする方法を提供できるでしょう。でもまだその日は来ていないのです」

サマーズはこの批判を重く受け止めた。貪欲な製薬会社と勉強不足で洗脳された医師らの陰謀を目の当たりにして、彼女はこう書いている。[24]「医学部では医学生はごくわずかな内分泌学の講義を受けるだけで、ホルモンの処方についてはたった四時間。もし医師が知りたいと思わなければ彼らが触れるのはもっぱら製薬会社から出てくる情報にだけ。トップクラスの分析家じゃなくても医師が製薬会社の無料月刊誌から得る情報が偏っていることはわかるわ。結局すべては商売なのよ」

だが、一つスザンヌ・サマーズが正しいこともある。我々は以前より長生きになった。それは彼女のような人たちが果物と野菜をたくさん食べるべし、運動して睡眠をたっぷり取るべし、タバコはやめて砂糖は控え、ストレスを減らすべしなどとアドバイスしてきたからだ。人々は年の取り方を変えたから長生きするようになったのではない。生き方を変えたから長生きするようになったのだ。だがサマーズが老化を遅らせるとか若返るというとき、彼女はファンタジーの世界に踏み込んでいる。彼女が史上初というわけではない。アレキサンダー大王もスペインの探検家ポンセ・デ・レオンも伝説の若返りの泉を探求していた。また専門家を気取るセレブや治療師はずっと昔から若返りの魔法の秘薬を宣伝しまくっている。簡単に儲かる市場なのだ。誰もが長生きしたい。「自分の作品によって不死になりたくない。死なないことで不死になりたいんだ」とウッディ・アレンは言った。

現代の宣伝屋も百年前の見世物の余興の行商人とほとんど変わらない。彼らはサマーズのように自分の治療法が主流医療の一部になっていないただ一つの理由は大製薬会社による妨害だという。「合成ホルモンが引き続き使われている理由は」とクリスティン・ノースラップは書いている。[25]「自然起源の調合薬は商標登録できないからです。このためこれを使うことは製薬会社の財政的な関心に含まれてないのです」。サマーズとノースラップは自分たちは巨人ゴリアテに対峙するダビデと同じ立場にいると見なしている。人々が若々しいままでいるのを手助けする小さな勇者で、一方、製薬会社は利益を得ることしか興味がない邪悪な巨人なのだ。アンチエイジング療法の主唱者はウェブサイトやDVDや本やパンフレットを使って、いつもおなじみの文句を使って宣伝している「製薬会社があなたに知らせたくないこと」だ。

ここは皮肉を言わざるを得ないだろう。アンチエイジングの商売は多くの製薬会社に匹敵する利益を上げていて、主唱者たちは一財産作っているのだ。[26] スザンヌ・サマーズは企業家である。ウェブサイトで彼女が奨めるビタミン、サプリ、ミネラルのブランドはただ一つ、レストアライフだ。レストアライフ・フォーミュラ・エッセンシャル・ミネラルパケット、サプリメント・スターターキット、レスベラトール、オメガ3、ビタミンD3、の他に、レストアライフ・ダイジェスト・リニュー、ボーン・リニュー、カーム・リニュー、ナチュラルスリープ・リニュー、セクシー・レッグ・リニューもある。サマーズは自分ブランドの食品、料理用品、甘味料（サマースウィート）やスキンケア、ダイエット、デトックス用製品も売っている。食欲をコントロールするナノテクノロジーパッチ（貼り薬）も売っている。これらの製品のおかげでスザンヌ・サマーズは大金持ちになったのだ。彼女はアンチエイジングで商売をしている。彼女が自分の本やウェブサイトで奨めている医師や調合薬局も同じ商売をしている。

アンチエイジングの導師たちは標準医療が自分たちを支持しないと罵るが、彼らの最大の問題は科学が彼らを支持していないということだ。

オルシャンスキー、ヘイフリック、カーンズは老化の一番の原因は酸化であるという。[27] 酸化によってＤＮＡを傷付けるフリーラジカルが発生する。ＤＮＡの異常が累積すると細胞の機能に障害が出て、その結果、感染症や病気に対する脆弱さが増す。この問題の中心にあるのはすべての細胞にある小さな細胞器官ミトコンドリアで、これが栄養をエネルギーに変化させるときにフリーラジカルを放つのだ。生命は栄養をエネルギーに変化させる必要があり、そしてこの過程で私たちを徐々に殺していくフリーラジカルを生じる。私たちは、要するに死ぬために生まれてくるのである。「これは逃れることができない生物学的現実である」と彼らは書いている。「一度命のスイッチが入ると身体が自身の破滅の種を蒔くのは避けられない」

オルシャンスキー、ヘイフリック、カーンズはアンチエイジング療法への批判を二〇〇二年に『サイエンティフィック・アメリカン』（日本語版『日経サイエンス』）で発表した。当時、彼らはセレニウムやベータカロチン、ビタミンAやCやEといった抗酸化サプリでフリーラジカルによって起こるダメージに対抗出来るのではないかとの提言があることは知っていた。抗酸化物質の研究はちょうど始まろうという時で、彼らはまだ結果は知らなかったが、彼らがそこで書いた内容は失敗の予言となった。「抗酸化物質はアンチエイジングの力があると売り込まれているサプリで人気のある一群となっている。支持者たちは十分な分量を摂取すれば抗酸化サプリがラジカルを飲み込んで老化をひき起こしている過程を遅らせたり、止めたりできると主張している。だがフリーラジカルをすべて消してしまうと私たちは死んでしまうことになる。なぜなら、フリーラジカルは生化学反応に間違いなく必要な中間段階での役割を果たしているからだ」。そしてその通りのことが起こった。

現在ではいくつもの研究によって、大量の抗酸化作用のあるビタミンとサプリを飲む人々はがんと心臓病になりやすく、短命であることがわかっている。[28]「人々は大して失うものはないだろうと考えてアンチエイジングになりそうな治療を試しているのだろうが」と、彼らは書いている。[29]「考えなおした方がいい」

老化の原因はフリーラジカルだけではない。一九六〇年代前半、当時フィラデルフィアのウィスター研究所に所属する科学者だったレオナード・ヘイフリックがスウェーデンで行われた中絶による胎児細胞を受け取った。ヘイフリックは自分の研究室で細胞を取り出し、栄養液に入れた。細胞が何回複製するか見たかったのだ。彼は実験結果に驚いた。どれほど気を配っても、栄養液にどれほど多くの成長促進物質を加えても、細胞は死滅するまでに約五〇回複製分裂する（ヘイフリック限界。染色体の末端部にあるテロメアは複数分裂する度に短かくなり一定の短かさになると分裂が停止する）。レオナード・ヘイフリックはその八〇年前にドイツの生物学者オーガスト・ワイズマンが仮説として述べたことを証明したのだ。「細胞分裂は永遠ではなく限界がある故に死は訪れる」

酸化と細胞分裂の回数に限界があることが寿命にどう関係しているかははっきりしていないが、一つ確かなのは、スザンヌ・サマーズのハーブ、コーヒー浣腸、グルタチオン肝臓クリームは我々がなぜ、どのように老いるかの根本的な理由には働きかけていないということである。

サマーズはたくさんの本を書いていて、すべての表紙が彼女の写真だ。彼女は美しい。実際、彼女はスリーズカンパニーでクリスティ・スノウを演じたときから年を取ったようには見えない。当時、彼女は三〇代で、現在は六〇代であることを考えると驚くしかない。だが写真はウソをつくことがある。それにサマーズのアンチエイジング療法では老化を遅らせたり、若返らせたりする効果は望めないので——そして、彼女はその効果があると言って商売しているので——彼女には別の方法にすがる道しか残されていない。二〇〇六年一〇月一四日、サマーズはナチュラルホルモンを奨めるためにテレビ番組ラリーキングライブに出演した(30)。

キング　：内面的に元気になるほかに、外からの見た目もよくなりますか？
サマーズ：お伺いするけど、私は見た目も素敵かしら？
キング　：ですが、あなたはなにかやってるかもしれないし、私は知るすべもありません。
サマーズ：いいえ。これは素の顔よ。これがホルモン顔なの。
キング　：美容整形はしてないのですか？
サマーズ：ちょっと注入したわ。
キング　：それはどういう意味？　ボトックスですか？
サマーズ：そう、それよ。誰でもするじゃないの。

「現在、私たちはコラーゲンやボトックス注入のような若く見せるための新しい技術を使えるようになりました」とサマーズは書いている。[31]「古くさいフェイスリフトはおかしく見えて、時代遅れです。現代の調整法の良いところはおかしく見えないで若々しさを保つお手伝いが出来ることです。目的は自然に見えること」。そしてもしボトックスとコラーゲンが効かなかったらサマーズは電流で顔にショックを与えることを勧めている。「私はフェイスマスターというのを持っています」彼女はラリー・キングに語った。[32]「これを一四年間使っているの。自己宣伝は大嫌いだけど、これをスザンヌサマーズ・コムで売っています。これは微弱電流フェイスリフト・マシンで……皮膚の下の筋肉を鍛えるの」ということはあれだけのことをして、いくつものビタミン、サプリ、ミネラルとハーブ錠剤を毎日飲んで、エストロゲンと黄体ホルモンを腕にすり込んで、グルタチオンを肝臓の上にすり込んで、ホルモンとコーヒーを不自然な場所に注ぎ込んだそのあとで、スザンヌ・サマーズはボトックスという実際に若く見えるようにしてくれるものに頼るのだ。ずっと彼女が説き続けてきたことに真っ向から矛盾している。人類に既知の毒物中でも特に強力なもの（ボツリヌス毒素）を直接顔に注射していながら人間は自然に生きるべきだと説くのは説得力に欠けるだろう（ボツリヌス毒素は非常に強力で、顔の筋肉を麻痺させるにはわずか〇・〇〇〇〇〇〇一グラムで十分だ）。

二〇一一年、サマーズの話はまた一つ奇妙な方向へと変化する。カナダのトーク番組に出演したときに、ファンが彼女の見た目が驚くほど変わっているのに気がついたのだ。「スザンヌの顔は非常にはれぼったくて、唇はソーセージみたいでした」サマーズの写真を見たデトロイトの美容整形外科医トニー・ヨウンが言う。[33]「皮膚の下に脂肪とステムセル（幹細胞）を注入するステムセル・フェイスリフトをするとこういうふうになるんです」ステムセル・フェイスリフトはアメリカでは許可されていない。二〇一二年、サマーズは乳房の再建にステムセルを用いた。[34]

自分が年をとっていくのを認めたくないのは、考えてみればひどく哀れな話である。「ここ二〇年間を生きて来た人なら誰でもメディアが盛んに『ニューオールドエイジ』を宣伝してきたのに気がついているだろう。これは六〇代、七〇代、八〇代、九〇代。それよりも高齢の人々が、今までの高齢者が想像出来なかったような豊かで満たされた健康で冒険好きの、セクシーでお金の心配のない暮らしを体験するという社会現象なのだ、というものだ」とスーザン・ジャコビーは著書『死ぬと言わないで――ニューオールドエイジの神話とマーケティング』（未訳）の中で書いている。[35]「八五歳、九〇歳でこの先何かが達成できるとしても、この先最良の人生がやってくると想像できるのは愚か者かそれまでよほどひどい人生を送ってきた人だろう」

サマーズはそうは考えない。[36]「二〇四一年、私、スザンヌ・サマーズは九四歳。私は健康で骨もしっかりしていて頭は以前にも増して明晰。幸せに元気に活き活きと目覚める。ほとんど毎朝一〇五歳になる夫、アランとの素晴らしいセックスで一日をスタート。アランも私と同じくらい健康な状態。

私は部屋の隅に座らされていたり、もっと悲惨に老人ホームに入っていたりする『老人』じゃない。いいえ、私は違うわ。若いときから取り組んできたの。私は本当に生きている実感を持って生きてきたかったの。だから最先端を突っ走る医薬の列車に飛び乗って、後悔しなかった。友達からは『頭がおかしい』、『健康オタク』と笑われたわ。でも最後に笑ったのは誰だったかしら？」

サマーズの楽観主義を否定できる者はいない。彼女のもっと良い、充実した、もっと創造的な人生を生きたいという思いを否定できる者はいない。だがスザンヌ・サマーズはただ死にたくないと抵抗する一般市民ではない。彼女はアンチエイジングの効果など望めない製品と、身体に悪い可能性も高いメガビタミンまで売りつける年六〇億ドル規模のアンチエイジング業界の企業家で報酬も得ている。みんなに科学を無視して欲しいインチキ薬売りなのだ。「科学者ではない身には、年齢というのはただの数字と心の持ちようだと信じる人たちによる効能の証明も試験もされていないサプリからハウツー本に至る多数の製品と、本物のアンチエイジング科学を見極めるのはもちろん簡単なことではない」とジャコビーは書いている。「商売人たちが一番困るのは、一般の人々がデータに基づいてそうした製品が生理的な現実と避けがたい老化を拒否する効果以上のものをもたらしているかという明晰な評価をすることなのである」

自己流代替療法のビジネスを作り出したセレブはスザンヌ・サマーズ一人ではない。医療界が無視したあるものの治療法を見つけたと信じているテレビ・映画スターがもう一人いる。だがそのターゲット視聴者は更年期の大人や中高年層ではなかった。自分たちの子供の治療法を必死に求めている親たちだったのである。

第六章　自閉症の笛吹き誘導者
——ジェニー・マッカーシーの正義のキャンペーン

それについて考えるとき、希望以外の選択肢などあるだろうか？

——ランス・アームストロング

ジェニー・マッカーシーは映画『ステューピッド——おばかっち地球防衛大作戦——』（一九九六年の児童文学が原作のコメディ映画）、『ベースケットボール——裸の球を持つ男』、『モテる男のコロし方』などに出演している。『ダーティー・ラブ』は自作自演だ。もっと最近では『マイネーム・イズ・アール』、『チャック』、『ジャスト・シュート・ミー』、『チャーリー・シーンのハーパー★ボーイズ』にゲスト出演している。二〇一二年に出版された最新刊は、『悪い習慣——カトリックに回帰する私の告白』（未訳）である。

二〇〇八年九月二四日、オプラはマッカーシーの本『母親戦士——何としてでも自閉症を治癒させる親たち』（未訳）についてジェニーにインタビューした。マッカーシーの息子エヴァンは自閉症だと診断されていた。サマーズと同じくマッカーシーも標準医療の医師を信頼していない。医師は当時自閉症の原因も知らなければ治療法も知らなかったのだが、マッカーシーには両方ともわかっていた。そして彼女は、母親たちに主導権を取る時がきたと告げるために登場したのだ。自分自身が医師となるべきときが来た。オプラも賛同した。「少し前のプロダクションの打ち合わせで」とオプラは言った。[1]「プロデューサーが持ってきたボストングローブ誌は記憶に残るものだったわ。私もこんなすごい女性は他に知らなかった。その場で私のショーでみなさんにこの女性についてお知らせするべきだと決めたの。さあすぐにお友達に電話して。この女性はただのママじゃないの。戦士なのよ」医師が失敗してもジェニー・マッカーシーとオプラ・ウィンフリーは成功するのだ。そしてまた一つ、まがいものビジネスが生まれた。

一九七三年、サンディエゴの児童行動研究所の研究者で自閉症の息子を持つバーナード・リムランドが（ライナス・ポーリングが編集したある本の）「重度精神障害児童の治療における特定ビタミンの高濃度レベルについて」と題する項目を執筆した。[2] リムランドはビタミンとミネラルの大量投与で自閉症が治療できると信じていた。彼はその後自閉症研究センターを立ち上げ、そこから自閉症はビタミンとサプリで治療できると熱心に考える医師たちの「ＤＡＮ」――今すぐ自閉症を打ち負かそうというグループが生まれた。サマーズがナチュラルホルモンを売り込むのに産婦人科医クリスチャン・ノースラップと提携したように、マッカーシーは自閉症の治療法を売り込むためにＤＡＮの医師ジェリー・カーチネルと提携した。

二〇一〇年、マッカーシーとカーチネルは『自閉症の治療と予防——完全ガイド』（未訳）というベストセラーを出版した。自閉症の生物医学治療運動を始めたのはマッカーシーではなかったが、彼女はオープラの助けも借りてアメリカ中の何百万という家庭にそれを持ち込んだ。マッカーシー、カーチネル、そしてＤＡＮ関係の医師たちは自閉症には（以下のように）多くの原因と多くの治療法があると信じている。[3]

・自閉症はミトコンドリア機能不全が原因で、ビタミンＡ、Ｃ、Ｄ、Ｅ、Ｋ、Ｂ群の大量投与で治療するべきである。更に亜鉛、セレン、カルシウム、マグネシウム、クロム、タラ肝油、オメガ３脂肪酸、タウリン、グルタミン、アルギニン、クレアチン、カルニチン、コエンザイムＱ10も投与すべきである。

・自閉症は食物アレルギーが原因で、グルテン（穀物に含まれる）とカゼイン（乳製品に含まれる）を制限することで治療すべきである。ジェニー・マッカーシーはこう言っている。「これを始めて二、三週間でエヴァンの語彙は二倍になりました」

・自閉症は腸内で真菌が増えすぎることで起こり、抗真菌剤と牛の初乳で治療すべきである。

「一度このデトックスをしただけで、すぐにこの子たちは良くなっていくのです」とマッカーシーは言っている。「腸をきれいにする。脳をきれいにする。それって繋がっているのよ」

・自閉症は重金属中毒で起こり、コーヒー浣腸、EDTA（エチレンジアミン4酢酸キレート剤）静脈点滴などのデトックス療法で治療すべきである（二〇〇五年にタリク・ナダマという五歳の自閉症児がEDTA静脈点滴後に心臓の不整脈で死亡している）[4]。

・自閉症は背骨のゆがみによって起こり、頭部と頸部への積極的なカイロプラクティックの手技によって治療すべきである。

・自閉症は脳の炎症によって起こり、ショウガの仲間のウコンを使って治療すべきである。自閉症は食物の消化不全によって起こり、消化酵素によって治療すべきである。「免疫システムが腸で働いているなら」とマッカーシーは書いている。「そこがうんちでいっぱいになっていて、どうやって働くことができるのかしら？」

・自閉症は脳の配線ミスで起こり、電気的あるいは磁気的刺激によって治療すべきである。

・自閉症は免疫細胞のバランスが悪いことで起こり子供を鉤虫（こうちゅう）や鞭虫（べんちゅう）に感染させて治療すべきである。

・自閉症は脳への酸素の供給がないことで起こり、子供を高圧酸素室に入れて治療すべきである（二〇〇九年五月一日、脳性麻痺のある四歳の男の子フランセスコ・マティニジが高圧酸素室での爆発後に身体の九〇%以上を火傷して死亡した)[5]。

・自閉症はリーキーガット(腸壁からたんぱくが血液中に流れ出し、体調を悪化させるという代替医療系の仮説)で起こり、プロバイオティクスで治療すべきである。

・自閉症は免疫調節不全で起こり、免疫グロブリンの静脈注射あるいは幹細胞移植で治療すべきである。

・自閉症は薬物依存に類似したものなので、エミュー・オイルで懸濁させたナルトレキソンで治療すべきである(ナルトレキソンは薬物依存の治療に使われる)。

・自閉症は過度な刺激によって起こるのでマリファナやメラトニンで治療すべきである。

・自閉症は代謝不全で起こるので、ビタミンB12注射で治療すべきである。「エヴァンに起こったのは」とマッカーシーは書いている。「その時あの子はUCLA自閉症学校にいて、そこの人たちが「いったい何をしたの？言葉があふれるように出てきたんですよ」というので「B12の注射よ」と言ったの」

・自閉症はヘルペスのような慢性ウイルス感染で起こるので抗ウイルス剤で治療すべきである。

・自閉症はリンパ腺が詰まることで起こるので、リンパ排出マッサージで治療すべきである。

・自閉症は腸内の寄生虫によって起こるので、工業用廃棄物の消毒や繊維の洗浄に用いる強力な漂白剤、二酸化塩素を使って治療すべきである(漂白剤カクテルまたは浣腸は三日の間、最短で二時間おきに処方され、深刻な吐瀉と下痢を引き起こしている。[6] 子供を助けたい一心の親たちには同情するしかないが、必死さは児童虐待に至ってしまうこともある。

・自閉症はワクチンが原因である。「私の息子がMMR（麻疹―おたふく―風疹混合ワクチン）の注射を受ける直前、お医者に言ったんです『この注射、すごく悪い予感がするんです。これってあの自閉症おこす注射でしょ。違います？』」マッカーシーはオプラに語った。[7]『そうして看護師が（息子に）その注射をしたの。私は『おお、神様、やめて』って言ったのを覚えてる。そしてすぐにそのあとに変化が起こったのに気がついたの。彼の瞳からは魂が失われてしまったのよ」マッカーシーは他の親たちに同じ過ちをして欲しくなかった。のちに彼女はこう語っている。[8]「多くの親御さんに赤ちゃんを授かってもう一度最初からやり直さなくてはならないとしたら、ワクチンを打ちますか？と聞かれます。答えはノーです。絶対にノー」マッカーシーの共著者カーチネルは彼女に賛同している。「新生児頭部皮膚炎、便秘、下痢、睡眠の問題、かんしゃく、一人でいることが好き、変化に弱い、ほおが赤いなどがある子供への予防接種は避けた方が良い（つまりどの子もだ）」

オプラは感銘を受けた。ジェニーがこれほどたくさんの良いアドバイスが詰まった本を書いたことに感銘を受け、ジェニーが自閉症治療の専門家になったことに感銘を受けた。「彼女は本を書いたの」とオプラは言っている。[9]「ちゃんと分かってお話しているのよ」

ビタミン、ミネラル、サプリ、コーヒー浣腸、ハーブ。マッカーシーが自閉症治療に奨める治療法はマイケル・シャクターがジョーイ・ホフバウアーのホジキンス病の治療に、ウィリアム・ケリーがスティーブ・マックイーンの中皮腫の治療に、そしてスザンヌ・サマーズが更年期対策、アンチエイジングに奨めるものと同じだ。実に広い範囲の異なった問題なのに、気味が悪いほど似通った治療法だ。

マッカーシーは自著やテレビで取り上げていないが、自閉症に取り組む研究者たちは自閉症の原因について非常に多くのことを明らかにしてきた[10]。例えばイェール大学子供研究センターで生後数週間の乳児を研究しているアミ・クリンは、赤ちゃんが母親の顔にどう注目するかを調べた。定型発達している乳児は母親の目を見るのに対して、自閉症と診断された乳児は母親の口を見ることが分かった。カリフォルニア大学サンディエゴ校のエリック・クーチェスンは後に自閉症と診断されることになる子供の脳には胎児の頃から構造的異常が見られることを発見した。フィラデルフィア小児病院のハーコン・ハコナーソンをはじめ多くの研究者は、自閉症児にはある遺伝子異常があることを発見した。またバルプロ酸（抗痙攣薬）などのように発達中の胎児の自閉症のリスクに影響する環境的因子があることも分かってきている。興味深いのは環境的影響への感受性は出生「後」ではなく出生「前」に起こるらしいということである。

現時点での障害についての理解を前提にすれば、自閉症の原因が寄生虫感染や重金属中毒、リンパ腺の詰まりであるかのような治療するというマッカーシーのアドバイスはナンセンスだ。従って、マッカーシーの治療法の検証結果がいつも効果なしになるのは不思議でも何でもない。[11] 更に悪いのは、マッカーシーのワクチンを避けるというアドバイスは役に立たないだけでなく危険だということだ。ワクチンを打たない選択をしても子供が自閉症になるリスクは減らない。避けられる病気にかかって苦しむリスクが増えるだけなのだ。

色々とものを買い込む人に共感するのは難しいと感じることもある。時計を逆回りさせようとアンチエイジングの怪しげな権威が商品展開する際限ない化粧品や商品に何百ドル、何千ドル、時には何万ドルを費やす大人たちは自分でわかってやっている。しかし、代替医療の治療師が、切羽詰まった親の気持ちを利用するのは全く別の話だ。自閉症の子を持った親たちは、子供のためには何でもする。セクレチンというあまり知られていない消化管ホルモンを巡る物語ほど親たちの必死さを示しているものはないかもしれない。

一九九〇年代後半、ビクトリア・ベックという女性が自閉症の息子の言語取得がセクレチンによって劇的に改善したと言い出して、セクレチンは一大ブームになった。[12] さらに他にも目覚ましい結果が出たと言う人々が出てきた。そこで自閉症の研究者たちもこれを検証することにした。子供たちを二つのグループにわけて、一方にはセクレチンを、もう一方には生理食塩水を静脈注射で処方した。（証に参加した親たちは誰も自分の子供がどちらの注射を受けたのかは知らなかった。結果は興味深いものだった。セクレチングループの親たちのほとんどが子供は進歩を見せたと評価した。しかし、生理食塩水グループの親も同じだったのだ。つまり、親たちは高価な静脈注射をしたのだから結果が出て欲しいと願うあまり、薬が何であれ子供が進歩を見せたと確信したわけだ。こんなことが起こった理由を理解するのは難しい。子供が進歩していないのにしたように見えてしまったのかもしれない。あるいは注意深くなった結果以前は気付かなかったわずかな変化に気がついたのかもしれない。理由がどうであれ、生理食塩水は自閉症の治療にはならないわけで、セクレチンの薬効以外の何かが作用していたのだ。現在までに一五の研究がセクレチンは自閉症にプラセボ以上の効果がないことを明らかにしている。

セクレチンの物語の驚くべき部分はその次に起こったことにある。親たちはセクレチンと生理食塩水の結果は変わらなかったことを告げられたのだが、六九％が引き続き薬を使いたいと言い、今は効果がないとわかった薬のために何百マイルを旅して何千ドルも払いたいと希望した。親はそのくらい切実なのだ。標準医療にはこれよりマシな薬がない。自閉症を溶かしさることができる薬がないので、親たちは自宅を担保に入れてローンをして、老後資金を解約して、偽りであっても希望を約束してくれる人を探す。たとえ偽りの希望であると知っていてもそうするのだ。

自閉症科学財団を設立したアリソン・シンガー[13]はイェール大学とハーバードビジネススクールを卒業しているが、十分な教育を受けた親がどんなに簡単に騙されるかを語っている。「娘のジョディーが自閉症の診断を受けて、私は彼女を治したかったんです」とアリソンは言っている「娘をよくすることなら何でも全部やりたかった。やろうとしないなんて私はどういう母親だっていうの？　その時点では自閉症が一生付き合うものだという認識がなかったんですよ。グルテン除去食、カゼイン除去食もやりました。ディメチルグリシンも試しました。フレンチトーストに振りかけなくちゃと言われたので、フレンチトーストの作り方も習いました」。シンガーが我に返ったのは友人が勧めてくれた医者に行ったときだった。「あるときジョディーをカイロプラクターのところに連れて行きました。彼は夜、娘のマットレスの下に巨大な電磁石を置いて彼女の脳のイオンを再配列すればジョディーを治せると言いました。そして、『ついでに言いますと二〇〇ドルで磁石を売ってます』と言うの。なので家に帰って夫にその話をしたんです。このときにはきちんと考えるのをやめてしまってました。そうしたら夫がまじまじと私を見て『本気？　自分が何を言ってるかわかる？』と言ったんです。それが自分がどこまで深みにはまっていたかを認識した瞬間でした。私を動かしていたのは嘆きで、脳じゃなかった。人は嘆きの感情でものを考えることは出来ません」

シンガーが娘の障害を受け止めるのには時間がかかった。「ジョディーが治るまで私は二度と幸せになることはないと確信していました。そして全身全霊で適切な治療法を見つけさえれば娘は良くなると信じていました。そしてゆっくりとこれが発達障害で娘は一生困難を抱えていくのだとわかってきました。娘が生まれたとき、小さな美しい目に見入って娘の将来のことやこれから私たちがすると、経験するだろう喜びについて考えました。ですが実際の人生はずいぶんと違ったものになってしまいました。そしてそれを受け入れて自分の頭で考えるようになるまで長い時間がかかってしまいました。受け入れたときにようやく、インチキ医療じゃなくて、科学的なデータに基づいた支援法に巡り会ったのです」

シンガーは親たちを責めたりはしない。「咎められるべきは、切羽詰まった家族を餌食にしているインチキ療法師だと考えます。嘆きの中にある親や子供を利用するのは最低の人間だと思います。こうしたものに引っかかる親を責めることはしません。信じたい親を責めません。自分たちを利用しようとしている人間がいるなんて想像もできないのです」

一九九五年の映画『アメリカン・プレジデント』の中でルイス・ロスチャイルド首席内政補佐顧問はアンドリュー・シェファード大統領にライバルのボブ・ラムソン上院議員に対抗するように懇願する。ロスチャイルドはラムソンだけがアメリカの問題に対する答えを提示していることに怒っている。(14)

シェファード　：いいか、もし国民が（ラムソンの）言うことを聞きたいというなら……

ロスチャイルド：国民には選択肢がないのです！　発言しているのはボブ・ラムソンだけなんです。大統領閣下、人々はリーダーシップを求めているのです。真のリーダーシップが存在しなければ、マイクの前に立つものが誰であれ耳を傾けます。国民はリーダーシップを求めているのです。あまりにも渇望しているので蜃気楼を求めて砂漠を這い進み、水がないことがわかると砂でも飲んでしまいます。

シェファード　：ルイス、過去の敬愛された大統領の中には首尾一貫したことなんか言えなかった人もいるんだぞ。人々は喉が渇いているから砂をも飲んでしまうんじゃない。砂と水の違いがわからないから飲んでしまうんだ。

自閉症治療にセクレチンや背骨のゆがみ矯正や高酸素室やイオン再配列マシンを奨める代替治療師は砂を売っているのだ。彼らは自分たちの治療が効くという見当違いの信念からやっている。彼らは儲かるからやっている。彼らは責任ある組織が支援団体が現れないのでやっている。そして親の中に違いがわからない、あるいは違いがわかりたくない人がいるからやっている。親の愛を利用してその生涯の蓄えをむしり取る開業医療者ほど下劣なものはない。

糖尿病や細菌性髄膜炎、リンパ腫のような病気がある子供に、医療はインシュリンや抗生物質、化学療法のような治療を提供できる。自閉症はそうはいかない。マッカーシーの治療は、ある意味で、医療がほとんど治療法を提供できないから魅惑的なのだともいえる（マッカーシーは自分の本の中で、自閉症治療を売り物にしていている二六〇人のカイロプラクター、自然療法師、歯科医、医師、看護師を紹介している）。だがマッカーシーのキャンペーンの問題はそれが効かないことだけではない。危害を与える可能性があるのだ。重金属と結びつく薬で死んだ子も、高圧酸素室で鼓膜に穴が空いて苦しんでいる子も、カゼイン除去食で骨が細くなってしまった子もいる。[15] たぶん最悪なのはマッカーシーの非常に公然としたワクチン非難で苦しむことになってしまった子供たちだろう。

ワクチン導入以前、アメリカでは毎年ジフテリアで一万五〇〇〇人の主に幼い子供が死に、風疹（三日ばしか）で二万人の乳児が盲目、難聴、あるいは知的障害を持って生まれ、ポリオで一万五〇〇〇人の子どもが生涯にわたって身体が不自由になり、一〇〇〇人が死亡していた。おたふく風邪で難聴になるのもよくあることで、人々はヘモフィルスインフルエンザ菌b型（ヒブ）と呼ばれる細菌が引き起こす急性喉頭蓋炎で何百人もの子供が窒息死する（枕で窒息するのと同じように窒息する）のを覚悟していたものだ。[16] 先進諸国ではワクチンのおかげでこうした病気は完全にあるいはほとんど完全に消え去った。

鍼灸師、自然療法師、ホメオパスは、起源の時期も由来の地も違い、それぞれの異なった哲学に基づく治療を施すが、ことワクチンとなると全員が一致して強い軽蔑を表明するようだ[17]。理由はよくわからない。ひょっとするとライバルである標準医療の医師たちと彼らのはっきりとした違いだからかもしれない。あるいはワクチンが自然ではないと考えるからかもしれない（しかしコーヒー浣腸が自然だというのも難しいが）。あるいは（仲間かそうじゃないかで考える）カウンターカルチャーの行動様式なのかもしれない。理由がなんであれ、彼らは大きな実害をもたらしている。そして全国的に影響力がある代替治療師は少ないが、オプラには影響力がある。オプラがマッカーシーの反ワクチンメッセージに信任を与えたことの影響はあったのだ。ここ数年、アメリカ人は百日咳や麻疹、おたふく風邪、細菌性髄膜炎などによる入院や死亡事例を目にするようになった。親たちがワクチンが防ぐ病気よりワクチンに恐怖を覚えるようになったからである[18]。

第七章　慢性ライム病――ブルーメンタール事件

近代国家の政治運営が科学知識のない人々に託されるというのは不条理である
――フレデリック・ソディ（英国の化学者）

医療アドバイスをするセレブは映画やテレビのスターだけではない。政治家も参入している。二〇〇九年二月一一日、ジョージタウン大学の法学部教授、ローレンス・ゴスティンとジョン・クレーマーが全米医師会の機関誌『米国医師会雑誌』（ＪＡＭＡ）に論文を発表した。[1]普通はＪＡＭＡは医師や科学者の論文を掲載し、法律家の論文は掲載しない。だがこれは普通ではない事態だったのだ。「医学とそれに頼る患者の健康は政治イデオロギーに左右されるには重要すぎる」とゴスティンとクレーマーは書いている。彼らはコネチカット州法務局長リチャード・ブルーメンタールの不可解な行動について言っているのだ。ブルーメンタールは医療界を脅して病気を作らせようとしたのである。

しかし、政治家が科学を政治利用しようとしたのはこれが初めてではない。

一九七七年インディアナ州選出の共和党議員ダン・バートン[2]は州議事堂に誇らしげに登壇し、インディアナ州民はFDAの警告を無視して好きなようにレートリルを使うべきだと宣言した。その一〇年後バートンはまたしてもFDAに反対した。今回は何百人にも精神病症状や幻覚、被害妄想、抑鬱症状、不整脈、脳卒中を起こした減量用薬品のエフェドラの禁止に関してである。エフェドラの被害者の一人は三四歳の男性で、エフェドラを一〇日間飲み続けたところで想像上の襲撃者から逃げようと二階の窓から飛び降りた。もう一人、バルチモア・オリオールズの投手スティーブ・ベクラーはこの薬を飲んで二四時間もしないうちに死亡した。だがバートンは動じなかった。彼はFDAを「恫喝する文化を持っており、時に代替医療に対して嫌がらせをする」と糾弾した。バートンの無知蒙昧ぶりはがんと減量に限らない。一九八〇年代にエイズがアメリカ中に広がりはじめた頃、彼は病気を恐れるあまり床屋にはさみを持参し、誰が作っているかわからないからとレストランでスープを食べるのを拒否した。その後、彼は全アメリカ国民にHIV検査を義務づける法案を提出した（否決された）。

しかしダン・バートンのニセ科学への最大の貢献は、二〇〇〇年代初頭に一連の議会公聴会を主催しMMR混合ワクチンが自閉症の原因だと主張した英国の外科医アンドリュー・ウェイクフィールドに舞台を提供したことだろう[3]。ウェイクフィールドが輝くスターでいたのは短い間だった。まずどの研究も彼の説を裏付けることができなかった。そうするうちに英国のブライン・ディアーというジャーナリストがウェイクフィールドが四四万ポンドを法律事務所から受け取っていたこと（ウェイクフィールドが共同執筆者に告げていなかった利益相反である）、そして彼の臨床と生物学的データが誤って説明されていたこと（この結果発表した論文誌がこの論文を取り下げた）を見つけ出したのだ。これによりアンドリュー・ウェイクフィールドは英国での医師免許を取り消されて医業を続けることはできなくなった。だがウェイクフィールドが転落していく間も、バートンはＭＭＲへの公然とした攻撃の手を緩めることはなかった。それにより、数十万人のアメリカの親たちが子どもたちにワクチンを打たない選択をした。[4] そして予測されたとおりの結果となった。二〇〇八年の麻疹の流行は、過去一〇年で最大のものとなった。[5] ウェイクフィールドの主張が同じような恐怖をかき立てたヨーロッパでも何千人という子どもたちが感染し、最低一三人が予防出来たはずの麻疹で死亡した。[6]

ちなみに、バートンは筋の悪い科学を立法しようとするというインディアナ州の由緒正しい伝統を受け継いでいる。一八九七年一月一八日、インディアナ州議員のタイラー・Ｉ・レコードは円周率の数値を変えることに賛成する意見を述べた。[7] 円周率は約３・１４１５９となる円周と直径の比だ。タイラーは数値が長すぎて不便だと考え、彼は州議会下院第二四六号法案で、円周率を約３・２に切り上げるように提案した。法案は州議会下院を通過したが、パーデュー大学の数学部長がこれではインディアナ州が全国の笑いものになると懇願したのが功を奏し、州議会上院で否決された。円周率はインディアナでも全国と同じままになった。

だが、こうした政治的トリックを新たな段階に持って行ったのはコネチカット州法務局長リチャード・ブルーメンタールだった。ブルーメンタールは慢性ライム病という病気が存在するように法を制定しようとしたのだ。

一九七五年一一月、コネチカット州オールドライムに住む四人の子の母親、ポリー・マーレイが、州保健局に電話をかけた[8]。一二人の子供が突然関節の腫れ、発赤、痛み（関節炎）を発症したと報告した。全員が彼女の住む人口五〇〇〇人の町の住人で、四人は同じ道沿いに住む近所同士だった。医師は全員を若年性関節リウマチ（ＪＲＡ）だと診断した（現在は若年性特発性関節炎（ＪＩＡ）と呼ばれる）。身体が自分自身を攻撃してしまう自己免疫の病気だ。ポリー・マーレイは納得できなかった。自己免疫の病気が流行したりするだろうか？

疑問を持ったのはポリーだけではなかった。その後同じコネチカットの町の別の母親がイェール大学のリューマチ・クリニックに電話してきて、彼女と夫と二人の子供と近所の人数人が突然関節炎になったと報告した。これも全員がＪＲＡだと診断された。

オールドライムでの出来事の謎を解く役目はイェール大学医学部リュウマチ科の若いポスドクだったフェロー、アレン・スティアにまわってきた[9]。スティアはこの病気になった五一人を調べた。うち三九人が子供だった。彼はこれがＪＲＡではないというポリー・マーレイに賛同する。病例は季節性で、関節にだけ現れ、異常な発疹を伴っていて、一つの町で一夏に不自然な数の人々に起こっていた。一〇%の人々が四つの町内のどれかに住んでいたのだ。アメリカにおけるＪＲＡの発生状況のデータから考えればこうしたことが起こる確率は一〇〇分の一だった。

一九七七年一月、スティアと共同研究者はこの病気を「ライム関節炎」と名付けて論文を発表した。スティアは病気の原因は突き止めていなかったが、感染経路について概念は持っていた。「患者について立地で区分すると、町の中心部や海岸沿いより、家がまばらで木々が多い地域が多く、夏に最も多く発生していることから、節足動物の媒介による因子であると考えるのが最も妥当であろう」オールドライムの森に最も多い節足動物はダニ、ノミ、クモ、カだ。

五年後、ウィリー・バーグドルファーという細菌学者がコネチカット州オールドライムで何が起こっていたのかを突き止めた。[10] バーグドルファーはスイスのバーゼルで教育を受けた後、渡米してモンタナ州ハミルトンのアメリカ公衆衛生局のロッキー山脈研究所で仕事をしていた。ロッキー山脈にはオールドライムの流行の原因と判明した節足動物がいくらでもいる。ダニだ。一九八二年バーグドルファーはマダニの消化器管を解剖して、梅毒の原因となるものと類似したらせん状の細菌を発見した。バーグドルファーがこの細菌をウサギに注射したところ、オールドライムで発見されたのと同一の発疹が現れた。細菌は後にボレリア・ブルグドルフェリと名付けられた。

ライム関節炎の原因菌が判明してこの病気を理解するのはずっと容易になった[11]。研究者は細菌のタンパク質と遺伝子を検出する方法を開発し、これによって細菌がどこにいつ移動して、身体がどう反応したか、そして抗生剤が効いたかが分かるようになった。数年を待たずどれがライム病で、どれが違うかが明らかになった[12]。

ライム病は三つの段階で起こる。最初にダニが皮膚の下に細菌を注入し、細菌はここで増えて外側に広がるので、特徴的な輪のように広がる中心部が空白の標的状の発疹ができる。この第一期は数日から数週間続く。

第二期になるとライム病原菌は血流にのり、身体の他の場所へ移動する。患者は疲労感や、熱、リンパ節の腫れを感じたり、標的状の発疹が増えたり、首や筋肉、関節に痛みを感じる（関節痛）ことがある。患者の一五％ほどでは病原菌が髄膜炎（脳や神経を包む膜の炎症）を起こし、首がこわばり、熱が出る。あるいは脳炎（脳自体の炎症）を起こし、頭痛を起こし、光に過敏になって耐えられなくなる。顔面麻痺（ベル麻痺とも言う）が起き、顔の片面が垂れ下がってコントロールできなくなる。そして神経炎（神経の炎症）が起こって痛み、脱力、感覚麻痺が起こる。病原菌は五％ほどの患者に心臓炎（心臓の炎症）を起こし、正常な鼓動のために必要な電気経路を破壊する。症状としては失神や胸の痛みがある。興味深いことにこうした症状は通常、抗生剤を使わなくても消える。

第三期はダニに噛まれてから数か月もたってからの時期だが、治療を受けていない患者の一〇％が膝などの大きな関節に関節炎を起こす。治療を受けていない患者では関節炎は再発して繰り返し起こる。

アレン・スティアはオールドライムでの流行を報告したとき、抗生剤を使わないのに症状が消えることに強い印象を受けて、抗生剤の使用では違いは出ないだろうと予測していた。しかしスティアは間違っていた。現在では複数の研究により、抗生剤による治療を受けた患者の方が早く症状が治まり、さらに早期に治療を受けた方がその後の病期の症状が出にくいことが証明されている。そのため二週間から四週間、飲み薬か注射で抗生物質が投与されている。

代替医療の治療師らは、ライム病を絶好の機会だとみた。代替療法は、例えば更年期の女性や自閉症の子供たちのような治療法が非常に少ない患者にサービスしてきた。ライム病はレパートリーを広げる機会を提供したのだ。ライム病には第四期があると主張し、これを慢性ライム病と名付け、ライム病原菌が自閉症、慢性疲労症候群、線維筋痛症、反射性交感神経性ジストロフィー、殺人行動（「ライム憤怒」）先天性異常、パーキンソン病、多発性硬化症、ルー・ゲーリック病（ＡＬＳ）などの真の原因だと論じた。[13] 第四期があるのを知っているのは自分たちだけだというので彼らは「ライム学ドクター」と自称し、患者たちに体重の変動、脱毛、喉の痛み、生理不順、胃痛胸焼け、便秘、下痢、咳、頭痛、首の痛み、脳貧血のような感じ、乗り物酔い、ふらつき、頭がくらくらする、ふるえ、混乱、集中できない、物忘れ、気分変動、睡眠障害、飲酒後の二日酔いなどがあれば慢性ライム病かも知れないと警告を発してきた。ライム学ドクターたちはビジネスを作り上げた。『ライムに勝つ』『ライム病解明』『ライム病自然療法』『ライム病治療トップテン』『ライム病治療洞察――一三人のライム病治療医療専門家が明かす治療戦略』などの本を書き、慢性ライム病とこれを認めさせる戦いの物語を勇ましくも都合良く描いた『皮下（Uncler Our Skin）』という映画を作った。[14]「われわれの皮膚の下に入り込んだものは」と監督は言う。「ただの微生物ではなく、医学そのものなのです」。映画は疫学者アラン・マクドナルドを主役にしている。[15] 彼は自宅の地下室を研究室にして慢性ライム病の原因だと彼が信じている寿命の長い細菌が不気味なバイオフィルムに封じ込められているのを発見したのだ。映画はニューヨーク州イーストハンプトンのジョセフ・ブラスカーノやノースカロライナ州シャーロットのジョセフ・ジェムセックのような慢性ライム病の治療に生涯を捧げた医師も出演させている。そして様々な代替治療を受けたのち、体力を削ぐ痛みと疲労感から回復した患者の物語も見せる。映画にはライム病の専門家とされる主流医療の冷淡な医師も登場させている。彼らは慢性ライム病の存在自体を否定し、苦しむ人々を変人、詐病患者、精神病患者と軽視した。良い人たち（ライム学ドクターとその患者）と悪い人たち（他の人すべて）は一目瞭然だ。『皮下』はいくつかの映画祭で賞を取り、アカデミー賞のベストドキュメンタリー部門の候補作になった。映画からは代替治療師がつかみ取りの袋の中に予想可能な治療法から、予想もつかないようなものまで治療法を取りそろえて、いかに深く手を突っ込んでいるかのヒントも見て取れる。ライム学ドクターは、次のような治療法を提供する。(16)

・ビタミンA、B、C、D。高濃度の飲み薬や点滴薬。
・以下のサプリとプロバイオティクス。ベータカロチン、グルタシオン、グルタミン、5—ハイドロトリプトファン、アルファリポ酸、クロミウム、マグネシウム、コエンザイム10、オメガ3脂肪酸、イノシトール、ガンマーアミノ酪酸、L—トレオニン、リノール酸、グレープシード・エッセンス、葉酸、亜鉛、クロレラ、消化酵素など。
・以下のハーブとサプリ。ターメリック、ショウガ、ニンニク、クルクミン、レンゲ、アロエ、キャッツクロー、イタドリ、センシンレン、ツヅラフジの根（防已）、デビルズクロウ、セイヨウシロヤナギ、ボスウェリア、カヴァ、緑茶、セントジョンズワート、セイヨウカノコソウ、アカニレ、ケフィア、タチアオイ、牛の初乳、オリーブの葉のエッセンス、サルサ根、ラウリシジン（グリセロールモノラウレート）、エゾウコギ、シリコーン、レスベラトロール、メラトニン、イラクサ、カプサイシン・クリーム、ブロメライン酵素、フペルジン、ビンポセチン、カルニチン、ツルニチニチソウ、セイヨウサンザシ、アンミ、レッドルート・チンキ、カプリル、トケイソウなど。

・高圧酸素、過酸化水素点滴、鍼、磁石、浣腸、サウナ、リンパ排出マッサージ、キレーション点滴、レーザーエネルギーデトックス、リバーススピンセラピー、バイオフォトンセラピー、オゾンサウナ、エミューオイルなどの治療技術
・アーニカなどのホメオパシーのレメディ

ビタミン、サプリ、ハーブ、ダイエット、ホメオパシー、サウナ、オイル、キレーション、鍼、磁石は代替医療のメニューではおなじみの献立だ。だが「ライム学ドクター」たちは他の代替医療の仲間を遙かに凌ぐレベルの想像力を見せてくれている。ウルフ・ストールは道ばたでよく見かける雑草チーゼル（*Dipsacus sylvestris*）で慢性ライム病を治療できると主張している。[17] ストールは自分の本の中で、詳しくどのようにチーゼル療法を有効にするかを説明している。植物ではなく植物の精神が重要だという認識を持つのだそうだ（ストールによればチーゼルは火星と結びついているという）。「植物との時間を十分に取りましょう」と彼は書いている。「太陽が昇る方向である東を向いて腰を下ろし、それに関連するすべての自分の感覚を解放します。この瞑想に入る前に乾燥させた聖なるハーブ、プレーリーセージかヨモギなどを焚いて自分を燻しておくと良いでしょう。植物の精神にコンタクトして助けを求めたあと、根を掘り取ったり、葉を採取してもかまいません」。ストールの本は体験談でいっぱいだ。「私は日に小さじ三杯を飲んでいます」。ダークは書いている。「いかにも薬らし

い苦みがあります。もう痛みはありません」。チーゼルが効くのは人間だけではない。犬やアラブ馬にもはっきりした効能があった。

慢性ライム病のもう一つの「想像」的治療法はライフマシン（Rife Machine）だ。これは一九三〇年代にロイヤル・レイモンド・ライフが結核治療用に発明した。[18] ブライアン・ロズナーは慢性ライム病用ライフマシンの本を二冊書いている。[19] ロズナーはこう述べる。「ライフマシンは目に見えない電磁場を身体に届ける。磁場は全身を通過して狙った微生物の活動を停止させる」。ロズナーの本には熱狂的な賞賛の体験談が満載されている。「私の娘は五か月寝たきりでした」とロビンが書いている。「ライフマシンを使いながら、彼女は州の卓球ジュニア大会で優勝しました」。二〇〇六年には三〇〇人以上がシアトルのライフマシン大会に出席した。ライム病原菌を電気で処刑しつつ健康な細胞は傷付けないという超自然的な役割を果たすこれらの機械はインターネットで四〇〇ドルから二五〇〇ドルで購入できる。

ライム学ドクターたちは広範囲の治療法を提供しているがその中で長期、大量の抗生剤点滴ほど注目されているものはないだろう。

ライム学ドクターによればライム病原菌は隠れるという。細胞やバイオフィルムに隠れるのだ。心臓、脳、関節、そして筋肉に隠れる。実のところ病原菌は実に上手く身を隠すので、免疫システムも見つけられず抗体を作ることができない（抗体がないライム病という概念は代替治療師たちがライム病になったことがなかったり、ライム病がない州に住んでいる患者を治療することを可能にしている）。ライム病原菌は隠れているはずなので、通常の治療である二週間から四週間の抗生剤投与では十分ではない。もし患者が本当に疲労感、痛み、物忘れから解放されたいなら、数か月から時には数年間治療を続ける必要がある。そうして、そうしてはじめてこの恐ろしい感染症は消えるのだ[20]。

ライム学ドクターたちの主張はさておき、山のような研究データは「病原菌は身体に隠れているが見つけられないのだ」説を支持していない。

第一に、ライム病原菌は研究室で簡単に見つけられる。ライム病が発症するとき、病原菌は広がっていく標的状の発疹の中でみつかる。数週間、抗生剤を投与するとライム病原菌は発疹からとったサンプルから（その他のどの場所からも）培養出来なくなる。加えて、クラミジアやマイクロプラズマやリケッチアのような微生物とは違ってライム病原菌は細胞の内部では増殖しない。菌は細胞外で増殖するので簡単に見つかるし、殺すことも出来る。そして他の菌のようにライム菌は抗生物質への耐性を取得していない。そういうわけなので、ライム菌は研究室の試験管の中でも、実験用動物の身体の中でも、人の身体の中でも簡単に殺せるのだ。「ライム学ドクター」たちの菌が（適切な抗生物質はさておき）研究者の目から隠れているという主張は、「ビッグフット学者」たちの自分たちだけがモンスターがいることを知っているという主張に近い。

第二に、ライム病患者は一般の人々に較べて長期的症状に苦しむという概念も正しくない。いくつかの研究で明らかになっているが、慢性の痛みや疲労感を持つ頻度は、一度もこの病気にならなかった人に較べてライム病に苦しんだ人の方が高いわけではない。[21] 悲しいことに、代替治療師に慢性ライム病だと診断された人の五〇％が治療可能な鬱病、関節リウマチ、滑液包炎、重症筋無力症（筋肉に作用する自己免疫の病気）など他の病気を持っていたことがある研究で明らかになった。[22]

最後に「ライム学ドクター」たちが正しいかを判別する最も良い方法は、彼らが慢性ライム病に苦しんでいると主張する患者を二つのグループに分けることだ。一つのグループには長期抗生剤を、もう一つにはプラセボを投与する。この研究はすでに四回行われていて、毎回同じ結果が出ている。[23] 慢性ライム病であるとされて抗生剤による治療を受けた人々はプラセボによる治療とかわらない成績だった。予想通り、プラセボグループの三分の一ほどの患者は症状が消えたと主張した。

二〇〇七年、慢性ライム病の存在を否定する圧倒的なデータと慢性ライム病の治療によって起こった被害の明らかな証拠に応えて、ライム病の専門家グループが『ニュー・イングランド・ジャーナル・オブ・メディシン』に最終的な声明を発表した。[24]「慢性ライム病は誤称であり、これに対する長期にわたる危険で高価な抗生剤の使用は根拠がない」と彼らは書いている。つまり、存在しない病気に対して長期間に渡って抗生剤を使うことは不必要であり危険だということだ。

ただこれは少々控えめな言い方かもしれない。

一九九九年五月、三〇歳の女性がミネソタ州ローチェスターのメイヨークリニックに黄疸と意識障害で運び込まれた。積極的な蘇生措置が施されたが、彼女はすぐに死亡してしまった。[25] 彼女の死亡原因は心臓に致命的な血栓が入り込んだことで、これは留置静脈点滴カテーテルによって起こったものだった。「ライム学ドクター」たちは彼女の尿、血液、髄液にライム病原菌とライム病抗体が存在するか検査した。どの検査の結果も陰性だった。どちらにしろ治療は行われて、死亡時点で彼女は抗生剤の点滴を二年以上にわたって受けていた。一九九三年、疾病対策予防センター（ＣＤＣ）がニュージャージー保健局と共同でマンモス郡とオーシャン郡における異常な病気の流行を調査した。[26] 二五人が胆嚢を切除したが、そのほとんどが女の子だったのだ。全員が数か月から数年にわたって胆石ができることが知られていたセフトリアキソン（抗生剤）の点滴を受けていた。「ライム学ドクター」が慢性ライム病だと診断していたが、子供たちのほとんどでライム病に感染したという証拠は認められなかった。慢性ライム病治療のために長期にわたる抗生剤の点滴を受けた患者はこのほかにも抗生物質耐性菌による感染、重篤なアレルギー反応、骨髄抑制に苦しんでいる。[27]

問題は抗生剤だけではない。一九九〇年、ニュージャージー保健局はアメリカ市民がマラリアになったケース二例を調査した。[28] 二人とも同じ株（三日熱マラリア原虫）に感染していて、二人ともメキシコの同じクリニックで故意に感染させられていた（ライム学ドクターたちはこれを発熱療法と呼んでいる）。適切な抗マラリア治療によって、二人とも助かった。二〇〇六年には「ライム学ドクター」

たちがビスマスという重金属を推奨した後に、一人が死亡し、一人が入院した。[29]「ライム学ドクター」たちは脱税、電子通信詐欺、郵便詐欺、マネーロンダリング、保険金詐欺、抗生剤の不適切処方、動物薬の人への投与、子供を診断せずに診療したこと、人に医薬品として投与することが五〇年も前から禁止されている毒性のある薬品である過酸化水素とジニトロフェノールを注射したことで停職になり、罰金を科せられ、戒告を受け、あるいは収監されている。[30]

慢性ライム病の名の下にあまりにも多くの害があったため、米国感染症学会（ＩＤＳＡ）はこの病気の存在と治療法をひねり出したビジネスに挑戦することを決めた。[31] 二〇〇六年学会は開業医にむけてガイドラインを発行した。「生物学的妥当性を欠き、有効性の欠落、根拠となるデータが存在せず、患者に害をなす可能性があるため、以下は（いわゆる慢性）ライム病患者の治療として推奨されない――高圧酸素、オゾン、熱療法、免疫グロブリン点滴、コレスチラミン、過酸化水素点滴、特定の栄養物質、ビタミン、マグネシウム、ビスマスの注射」。これは専門的な医学会が代替治療師について見解を述べた稀有な例の一つとなった。これでこのビジネスはほぼ壊滅すると思われた。

ＩＤＳＡが開業医に存在しない病気に対して代替治療を使わないように求めたガイドラインを発表したことで、このビジネスは存在を脅かされることになった。しかし「ライム学ドクター」たちはこのぺてんで何百万ドルもの利益を上げていたのだ。彼らはIDSAの指導を黙って受けてはいなかった。実のところその数年前、「ライム学ドクター」と患者の組織である国際ライム及び関連疾患協会（ILADS）がISDAの提案と全く逆の独自ガイドラインを発表している。[32] 三つの慢性ライム病活動家団体（ニュージャージーに拠点を置くライム病協会、カリフォルニアライム病協会、そしてコネチカットに拠点を置くタイムフォーライム）が訴えを取り上げてくれるものがいることを願いつつ、各州法務長官に陳情していた。そして彼らはライム病が生まれた州で自分たちの代弁者を見つけたのだった。[33]

リチャード・ブルーメンタールはニューヨーク市ブルックリンで育った。ハーバード大卒業後、イェール大学法科大学院に進んだ。同級生にビル・クリントン、ヒラリー・クリントンがいる。彼はここで『イェール大学法科ジャーナル』の編集長をつとめた。一九九〇年コネチカット州の法務長官に選出され、一九九四年、一九九八年、二〇〇二年、二〇〇六年と再選されている。「ライム学ドクター」たちは、ブルーメンタールは味方になってくれそうだと知っていた。

彼は「タイムフォーライム」の顧問委員会のメンバーを務め、慢性ライム病活動家グループから表彰されており、住民が長期抗生物質療法を受けることを保証するという州法案を書き、州保健局がライム病を少なく報告していると批判した。[34] そして（ダニがほとんどいない砂漠の州）ネバダの二人の子供に一度も診察することなく電話だけで抗生剤を処方した罪に問われた小児科医チャールズ・レイ・ジョーンズ医学博士を支持したのだ[35]（ジョーンズは審問に大型リムジンで乗り付けてファンの喝采を浴びた）。

二〇〇六年一一月、ガイドライン発表後一か月、リチャード・ブルーメンタールは違法な独占だとしてIDSAをトラスト禁止法違反で訴えた[36]。IDSAと米国神経学会（AAN）が開業医を洗脳（彼の意見では）したと怒り、ガイドラインは「考慮するにあたって慢性ライム病に関する代替医療の意見と証拠を、不適切に無視するか軽視している」ブルーメンタールはIDSAとAANは「慢性ライム病の非存在に関して同じ結論に達しただけでなく、このときに理由を説明する言葉が衝撃的に似通っている」と主張した。リチャード・ブルーメンタールにとって、IDSAとAANは大きな陰謀の一部であり、見逃すわけにはいかなかったのだ。AANの弁護団は当然の主張をした。IDSAとAANは同じデータを用いたので同じ結論に達したのだ[37]。ブルーメンタールにとって不運だったのは、その一〇年前、連邦取引委員会と司法省は学会が発表する治療ガイドラインは競争を制限しないので、反トラスト法の対象とならないと裁定していたことだ[38]。ブルーメンタールは弁護士だ。彼はもし法が自分に有利であれば法を論じ（法は彼に有利ではなかった）、事実が自分に有利であれば事実を論じるべきだ（IDSAガイドラインは四〇〇以上の科学研究に基づいていた）と知っていた。そしてもし両方とも自分に有利ではなければ、証人を攻めるのだ。なのでブルーメンタールは証人を攻めた。彼はＩＤＳＡガイドラインを起草した一四人の研究者のうち五人が医薬品及び検査会社との金銭関係を明らかにしていなかったと主張した。[39] ＩＤＳＡが不必要な検査と治療を行わないことを推奨していることを考えると、ブルーメンタールの論理は理解しがたい。ＩＳＤＡガイドラインに従えば、医薬品会社と検査会社の収入は減るはずで、増えるわけがないのだ。[40]

実際、それどころか問題があったのはライム学ドクターの側だった。ＩＬＡＤがライム学ドクターに好意的なガイドラインを発表したとき、委員会メンバーの一人が代替ライム病診断検査を販売している会社の社長だということを公開していなかったのだ。[41] さらに複数の州医療委員会が静脈注射会社から直接支払いを受けていたライム学ドクターたちを懲戒している。[42] そしてＩＤＳＡ委員会のメンバーである医師と科学者とは異なり、ライム学ドクターたちは慢性ライム病を治療することで財をなしているのだ。実際にライム病患者がそれほどいない州で開業していたある開業医は一年間に医療保険会社一社から六〇〇万ドルを得ていた[43]（彼のノースカロライナの医院が破産申告したあと、彼は八〇〇万ドルで滝とグランドピアノのある建物を建てて、現金支払いのみの（自由診療）医院を開業した[44]）。

別のライム学ドクター、ＩＬＡＤの前会長は、自分のサンフランシスコの医院で二〇〇〇人のライム病患者を診療したといわれている。[45] これは一九九八年から二〇〇七年の期間にカリフォルニアで報告されたライム病の病例が二〇〇〇件より少なかったことを知っていると驚くべき数字だ（慢性ライム病の世界に参入する前、彼は男性器の長径手術クリニックの医療共同経営者だった）。

IDSAガイドラインが適用されれば保険会社は高額な治療に保険金を払うのをやめるかもしれない。ライム学ドクターたちを何よりも脅かしたのはそのことだった。

二〇〇八年五月までにIDSAがブルーメンタールの訴訟に対抗するために費やした額は二万五〇〇〇ドルに達していた。[46] IDSAは会員九〇〇〇人がわずかな会費を払う組織で、大してお金を持っていなかった。「我々を一番心配させたのは、我々はコネチカット州法務局に較べて財政的に大きな組織ではなかったことです」と、当時IDSAの会長だったアン・ガーションは回想する。[47]

そこで双方は合意に達した。IDSAはもう一回委員会を作る。ただし今回はテキサス大学ガルベストン校の倫理学者ハワード・ブロディが許容できない利益相反があるのはだれかを判定することになった。[48]

二〇一〇年四月二二日、新IDSA委員会が最終報告を発表した。委員会メンバーは一年以上かけてガイドラインを注意深く検討し、公聴会を開き、一五〇人以上からデータを取り、一〇二五の参考文献をのせた六六ページの文書を発行した。これ以上徹底した仕事をすることはできないだろう。結果は同じだった。新委員会メンバーは慢性ライム病は存在しないという旧委員会の結論に賛同し、

「二〇〇六年ガイドラインの推奨内容は入手可能なすべてのデータに基づいて医学的科学的に正当でガイドラインにいかなる変更も必要ない」との結論となった。[49] ブルーメンタールは最低でも七五％の新委員会メンバーが賛同しない限りガイドラインは改訂されるべきであると言い張っていた。[50] 実際は一〇〇％がガイドラインを支持した。「ライム学ドクター」たちは激怒した。ブロディが委員をライム病患者の診療で年に一万ドル以下の収入を得ているものに限ったので、慢性ライム病を信じている（そして一万ドルより遙かに多く稼いでいる）論者がはじかれてしまったのだと異議を唱えた。[51]

慢性ライム病推進者の何人かは新委員の前で証言するという法廷での晴れ舞台を踏んだ。「非常に平等な集まりでした」と新委員長でベイラー医科大学小児科教授のキャロル・ベイカーは回想する。[52]「私たちは彼らが予期していたよりずっと柔軟で信頼できました。休憩時間には彼らに話しかけて気を配っていました」。ライム病団体はガイドラインが自分たち寄りに改定されるだろうとすっかり確信を抱いて、委員会メンバーが滞在していたホテルで祝杯をあげたほどだった。「彼らは違った結果を期待していたと思います」とベイカーは思い起こす。委員会が旧ガイドラインを保持したとき、慢性ライム病界隈はベイカーを攻撃対象にした。「インターネットで脅しを受けました」とベイカーは言う。「『患者への同情がない』『人に思いやりがない』と書いてあり、そういうEメールは一年ほど続きました。気分が良いものではありませんでしたね」

新委員会が旧委員会に賛同した後、ブルーメンタールは自分の事務局が「IDSAの二〇〇六年ライム病ガイドラインの再評価が解決への要件を満たしているか検討中である」と述べた。[53] それだけだった。なんの謝罪もない。なんのコメントもない。「彼からは他に何も言われていません」とベイカーは回想する。もちろんブルーメンタールは謝罪する必要がある。胆嚢をとらざるを得なかった小さな女の子たちに、長期にわたる抗生剤治療で死亡した女性に、ビスマス療法で死亡した男性に、マラリア療法に苦しんだニュージャージーの住民二人に、存在しない病の治療でライム学ドクターにかかるのに必要な費用毎月一万五〇〇〇ドルを払うために老後の蓄えを解約した女性に、謝らねばならない。[54] この病はブルーメンタールがマスコミや公に対してできる限りのことをして売り込んだ病なのだ。

リチャード・ブルーメンタールは慢性ライム病を科学ではなく、人々の物語にしようとした。彼はIDSAガイドラインを変えるために、委員会に非主流派ドクターを多数送り込むことは出来たかもしれないが、ライム病の科学を変えることは出来なかった。ダン・バートンがレートリルのデータを変えたり、タイラー・レコードが円周率の数字を変えられなかったのと同じである。ゴスティンとクレーマーはブルーメンタール事件の批評の中で非常に良く総括している。[55]「科学的過程は民主的ではない。科学が扱うのは誰が最も得票するかではないのだ。科学が扱うのはデータの質と強さと再現性なのである」

二〇一一年一月五日、リチャード・ブルーメンタールは米国上院議員に就任した。退任したクリストファー・ドッドの議席を継いだのだ。そしてすぐに保健、教育、労働、及び年金委員会に指名された。

第五部

希望ビジネス

第八章　がん治療

――スティーブ・ジョブズ、サメ軟骨、コーヒー浣腸などなど

死者と死に行く人の身体を貪る食屍鬼のうち、インチキがん治療師は最も ふらちで無慈悲である

――モリス・フィッシュベイン（前米国医師会雑誌編集長）

二〇〇三年一〇月、アップルコンピューター共同創立者のスティーブ・ジョブズは膵臓がんだと診察された(1)。聡明で休むことを知らない革新者は、mp3プレイヤー、スマートフォンを作り、初めてパソコンの製品化に成功した。ジョブズは陣頭指揮をとるのが好きで、決断を下すのも好きだった。がんに直面して、彼は指揮権を握った。ほとんどの膵臓がんは治療できない（腺がんと呼ばれるタイプだ）。しかしジョブズのがんは神経内分泌腫瘍で早期の手術で非常に良い生存確率があるものだった。残念なことに仏教徒で菜食主義のジョブズは九か月にわたって鍼、ハーブ薬、腸内洗浄、ニンジンジュースとフルーツジュースからなる特別ながん療用食で治療を続けた。しかし、彼の選択は致命的だった。手術を受けたときにはがんは広がっていた。二〇一一年一〇月五日、入退院を繰り返した末、スティーブ・ジョブズは治療可能な病で死亡した。

インチキながん治療に魅入られてしまったのは、ジョブズが最初ではない。

一八〇〇年代、薬売りは驚くべき万能薬を売っていたが、分析してみるとそれほど驚くべきものではないことが分かった。[2] ベンジャミン・バイの鎮痛芳香油がん治療薬には綿実油、アーモンド油、サルサ根、タルク、ワセリンが含有されていた。「エキゾチックな太平洋の島の低木」から作られたチャムリーのがん治療薬の成分はアルコール、鉄分、サッカリン、ストリキニーネだった。カリイがん治療薬の成分は過酸化水素、ヨウ素、便秘薬、コカインだった。ラジオサルフォがん治療はリンバーガーチーズのかすに硫酸マグネシウム（エプソム塩、古くから入浴剤として使われている）を入れたもので、発明者はこれで一〇〇万ドルを稼いだ。トキソアブゾーバント治療薬は砂と粘土が成分（これでがんを吸い出す）。そしてルパート・ウェルズ博士は「ラジウム浸透液」と宣伝されているがラジウムは入っていないラードという薬を売っていた。ジョン・D・ロックフェラー（ロックフェラー財団の創始者）の父親もこの商売に手を染め、郡品評会で手品師や催眠術師、腹話術師の助けを借りてインチキがん治療薬を売っていた。

初期の米国のがん治療薬は悲痛な証言がつきもので、売り手にとっては金脈だったがまったく価値がない代物だった。

二〇世紀初頭、アルバート・エイブラムスがアメリカのがんへの恐怖と機器好きを結びつけた。[3]

エイブラムスは一八六四年にサンフランシスコで生まれた。ドイツのハイデルベルグ大学に進学した後、彼はカリフォルニアに戻り、神経学者、疫学教授、カリフォルニア州医師会副会長として尊敬を集めた。そして、一九一〇年、アルバート・エイブラムスは二〇世紀医療詐欺師の長老となった。

エイブラムスは、がんは（結核や淋病や梅毒と言った病気も）それぞれラジオ波のような異なった波動を出していると主張した。[4] これを検出するために彼はダイナマイザーを発明した。箱の中にコイルや電池や抵抗器が詰め込まれていて、外には電線が二本出ている。一つを壁のコンセントに差し込み、もう一本を患者の額に吸盤で貼り付ける。正しい診断を出すためにエイブラムスは患者の血を一滴とって箱の中に入れた。患者は上半身裸になって西を向き、薄暗い部屋でエイブラムスが腹部を触診する間立っていた。ダイナマイザーを使うと患者の出生地、民族的な出自、死亡する年、宗教（ユダヤ教徒はキリスト教徒より鈍くて張りのない腹部をしていた）、さらにゴルフのハンディキャップも分かった。エイブラムスは自分の機械を二五〇ドル（現在の価値にして八〇〇〇ドル）で貸し、毎月五ドルの使用料をとった。一九二三年のノーベル物理学賞受賞者ロバート・ミリカンは、ダイナマイザーを「一〇歳の男の子が八歳の子を騙すために作るようなもの」と説明している。[5]

エイブラムスはすぐに診断だけでは足りないことに気がついて、オシロクラストを発明した。病気に対抗する特定の波動を送る機械である。これに誰よりも感心したのはピューリッツァー賞受賞作『ジャングル』の著者アプトン・シンクレアだった。「驚異の家」という記事でシンクレアはエイブラムスの飛躍的な科学技術を褒め称えた。そして、有名人の保証で売り上げは天井破りとなった。一九二〇年代初頭には何千人という「先生」たち（ほとんどがカイロプラクター）がエイブラムスの機械を使うようになっていた。だが『サイエンティフィック・アメリカン』の主席編集者は多くの科学者と同じようにシンクレアの保証に賛同しなかった。(6)「医学研究における彼の名前は四次元を扱う仮説におけるジャック・デンプシー（20世紀前半に活躍したボクシング選手。第九代世界ヘビー級ボクシング王者）あるいは不変を論じる数学の論文におけるベイブ・ルース（二〇世紀にアメリカ大リーグで活躍した野球選手「野球の神様」と称された）と同じ程度の意味しかない」

結局、科学者たちはエイブラムスのダイナマイザーを試してみることになった。彼に動物と死体から採った血液を送ったのだ。エイブラムスは生きている男女の評定をしていると考えて、モルモットはがんで、羊は梅毒、雄鳥は淋病、男性の死体は大腸炎だと診断した。

しかし、一般の人々はこれが詐欺だと理解することはなかった。エイブラムスは一九二四年に死んだが、それまでに二〇〇万ドル以上の財産をため込んでいた。

一九四〇年代にはウィリアム・コッホがグリオキシリドというインチキがん治療薬を発明した。(7) これは二つの一酸化炭素の分子を組み合わせたものだ。残念ながら一酸化炭素分子は長く結合していない。一億分の一秒以下で分解してガスになる。コッホはこの治療薬を何千人もの「先生」たちに売った。彼らは注射一回に三〇〇ドルをとった。化学者が分析してみるとコッホのグリオキシリドには水がふくまれていて、水しか含まれていないことが分かった。

一九五〇年代、ボストン小児病院の研究者たちがアミノプテリンなどの化学療法で特定のがんが治ることを証明した数年後、ハリー・ホクシーが黄色薬、桃色薬、黒色薬を発明した。(8) 黄色薬は皮膚がんの治療用でヒ素入りの練り薬だった。桃色と黒色は「内部」がんの治療用で、桃色薬はペプシン（肉を軟らかくする添加物）とヨウ化カリウム（ヨウ素強化食塩に入っている添加物）が含まれていた。黒色薬はアメリカサンショウの樹皮、クロウメモドキの樹皮、メギの根、甘草の根、ヨウシュヤマゴボウ、ムラサキウマゴヤシ、アカツメクサの花が入っていた（この組み合わせは植物性の下剤）。

二〇世紀の大物がん治療詐欺師の中で、ホクシーは誰よりも成功を収めた。中学二年生で学校から落ちこぼれた後、彼は炭鉱夫、保険のセールスマン、そしてボクサーとなって生計を立てた。だが彼の人生を変えたのは家伝の薬だった。ホクシーの曾祖父はケンタッキーの農夫で、つぶした花と、すりつぶした茎と煮た根で馬の骨がんを治したと言っていた。ハリーの父はこの処方を伝承した。黒色薬の誕生だった。

ホクシーはがん治療薬を売りながらアイオワ、ミシガン、ウエストバージニア、ニュージャージーを転々としたが、無免許医療行為でたびたび有罪となった。結局彼はダラスに移り住み、ナチュロパス（自然療法師）の免許を得て、これを使ってうまく警察の追求を食い止めた。数年のうちにホクシーはデンバー、ロサンゼルスなど一五都市に診療所を開いていた。一九五〇年代初頭には一万人の患者の登録があり、ホクシーは年に一五〇〇万ドルを稼いでいた。自分のデスクの上には「世界は二種類の人間で出来ている。取る方と取られる方だ」と書いた標識を置いていた[9]。ホクシーは取る方だった。彼は、油田、不動産、自動車、飛行機、六〇〇エーカーの牧場を買った。「上の方の人（神様）が俺に好意的な笑顔を向けているのよ」と彼は言った。「俺はこの国で一番の金持ちのＨ・Ｌ・ハントさんの友達だ。だけどもう追いつきそうだからあの人も用心した方がいい」

一九五〇年代中頃にはハリー・ホクシーのテキサスの診療所は米国で一番大きな私立がん診療所になっていた。そこでホクシーは商業的な成功と臨床での成功を勘違いした。実績を評価されることを切望した彼は、最もドラマチックな治療の記録を国立がん研究所の研究者に送ったのだ。研究所ではホクシーの患者はがんではなかったか、ホクシーの元へ来る前にがんが治っていたか、死んでいるかのどれかだったことが判明した。

ホクシーのキャリアは一六歳の骨がんの男の子の両親が子供の命を救ったはずの切断手術ではなく桃色薬と黒色薬を選んだことであっという間に終わってしまった。この家族に詐欺で訴えられて裁判に負けた後、ホクシーはメキシコのティファナに逃亡してまた診療所を開いた。一九七四年ハリー・ホクシーは心臓病で悪化した前立腺がんで死亡した。

一九六〇年代にはアンドリュー・アイビーが次の偉大なるがん治療薬を宣伝した「クレビオゼン」だ。[10] アイビーの栄枯盛衰の激しさには並ぶものがない。

アンドリュー・アイビーは一八九三年にミズーリ州ファーミントンで生まれた。シカゴ大学とラッシュ医科大学に通い、一九一六年に科学で学士号を、一九一七年に科学修士号、一九一八年に博士号、一九二二年に医学博士号を取得した。その後三五年間でアイビーは消化器学、航空医学、生殖医療、血液凝固、人工呼吸、心臓痛、閃光熱傷、腸チフス感染などの分野で一五〇〇の論文を書いた。一九七〇年にはアイビーの論文の引用数は世界のどの科学研究者のものよりも多くなっていた。彼が一九五〇年に書いた教科書、『消化性潰瘍』は現在でも古典である。

業績が評価されてアイビーはノースウエスタン大学医学部の生理学薬学部長となり、イリノイ大学の副学長となった。だがほとんどのアメリカ人にとってのアンドリュー・アイビーは拷問と殺人の罪に問われたナチスの医師たちを起訴するにあたって功績があった人であり、人体実験についての倫理を定めた「ニュルンベルク綱領」の著者としてであろう（この努力によって、アイビーはアメリカ合衆国大統領から表彰状を授与されている）。ジョナサン・モレノは著書、『不当なリスク――国家による秘密人体実験の中』（未訳）で「終戦時（アイビーは）おそらくわが国で一番有名な医者であった」と書いている。[11]

そして一九四九年七月、シュテファン・デュロビックの訪問を受けた後、アンドリュー・アイビーは栄光からの止まることのない転落を開始した。デュロビックは生国ユーゴスラビアからアルゼンチンに逃げてきたのだが自分はがんの治療法を知っていると信じていた。アルゼンチン滞在中にデュロビックは馬にアクチノマイセス・ボビスという細菌を注射してその血清を取り、フリーズドライして、鉱物油で再懸濁した。彼はこの新しい薬をクレビオゼンと呼んだ。[12] デュロビックがアメリカにやってきたとき、彼は自分が会うべき人物がアンドリュー・アイビーであることを知っていた。アイビーは何年も甲状腺のがんがある犬を研究していた。これらの犬が自然の抗がん物質を作っていると信じていたのだが、その物質を見つけることはできなかった。一方、デュロビックは自分がそれを見つけたと信じていたのだ。

アイビーを尋ねる前、デュロビックはクレビオゼンを一二匹のがんのある犬と猫でテストしていて、すべてが良くなったか治ったと主張していた。アイビーは感銘を受け、この薬を自分と同僚と一匹の犬に注射した。安全であると確信したアイビーは一九四九年八月二〇日、最初のがん患者に注射した。その後二二人を治療し、一九五一年三月二七日、アイビーはシカゴのドレークホテルの記者会見に地元の医師たち、資金援助をしてくれる可能性のある人々、シカゴ市長、上院議員二人、シカゴの新聞四紙の科学記者を招き、自分の発見を発表した。アイビーは自分の患者すべてが「劇的に良くなった」と主張したが、実際には二二人中一〇人が死亡していた。死因はすべてがんだった。

アイビーが国際的に高名だったことが、クレビオゼンへの注目に拍車をかけた。その後数年で四千人以上のがんに苦しむ人々が治療を受けた。一九五二年、がん専門家たちが患者記録を検証し、クレビオゼンは効果がないと結論を出した。一九六一年には、国立がん研究所が独自の研究を実施した後、同じ結論に達した。ＦＤＡの化学担当者が最終的にクレビオゼンを分析したとき、鉱物油とクレアチンが含まれていると判明した。クレアチンは筋肉中に含まれる無害な物質だ。クレビオゼンは偽物だったのだ。

一九六四年、アンドリュー・アイビーとシュテファン・デュロビックは四七件の郵便詐欺、不正表示、共謀、虚偽の申し立てをした罪で起訴された。釈放後、デュロビックはスイスに移住した。スイス銀行の口座に二百万ドルの預金を作っていたのだ。アイビーは同僚科学者から付き合いを絶たれて、クレビオゼンはがん治療薬だと確信を抱いたまま一九七八年に死んだ。

一九八〇年代には、マックス・ゲルソンが奇跡のガン食事療法を発明した。[13]

ゲルソンはドイツ生まれの医師で一九三六年にアメリカに移住した。環境ホルモンへの恐怖を利用して二ステップの治療法を提供した。数ガロンの果物、野菜、生の子牛の肝臓を混ぜた自然食を食べ、毎日コーヒー浣腸をして有害な体毒をデトックスするのだ。ゲルソンの治療法には肝臓エッセンスの注射、オゾン浣腸、「ライブセル（生きた細胞）治療」、甲状腺剤、ロイヤルゼリーカプセル、亜麻仁油、ヒマシ油浣腸、泥パック、ビタミンＣの大量投与、殺したブドウ球菌から作ったワクチンなども含まれている。一九八〇年代中頃、ゲルソンが問題解決の手がかりを持っていると信じたかった三人の自然療法師がティファナの彼の診療所を訪問し、一八人の患者を五年にわたって追跡調査した。一七人ががんで死亡し、残り一人もがんに苦しんでいた。国立がん研究所もゲルソンの食事療法で治療した八六人の患者の記録を検証したが、効くという証拠はどこにもなかった。スティーブ・ジョブズが自分を救ったかもしれない手術よりもゲルソン療法を選んだとき、彼がこの結果を心に刻んでいなかったのは明らかだ。

ゲルソンの食事療法には別の問題もある。一九八〇年から一九八六年の間に一三人の患者がゲルソンの肝臓エッセンスの注射が原因の血流感染で体調を悪化させ、地元の病院に担ぎ込まれた。ゲルソン研究所は現在も依然として営業中だ。

一九九〇年代はサメ軟骨だった。[14]

一九九三年二月二八日、CBSの特集番組『60ミニッツ』はサメ軟骨でがんが治ったと主張する番組を放送した。番組の主役に据えられたのはフロリダでサメ水産会社を所有する実業家I・ウィリアム・レーンだった。レーンは『サメはがんにならない』(『鮫の軟骨がガンを治す――副作用のない自然な療法がついに登場!』リンダ・コーマックとの共著、今村光一訳、徳間書店、一九九四年)という本を書いている。番組では特派員のマイク・ウォーレスが体操しているキューバのがん患者数人を紹介した。全員がサメ軟骨でがんが治ったと主張していた。ウォーレスは感銘を受けてベネフィンと上手く名付けられた薬についてまくしたてた。

『60ミニッツ』のこの回の放送後二週間で三〇種類の新しいサメ軟骨製品が売り出された。その後二年間でサメ軟骨は年売り上げ三〇〇〇万ドルの産業になった。一九九六年にレーンは『サメはまだがんにならない』という本を書いた。一九九〇年代末期にはがんに苦しむ人の四人に一人がサメ軟骨を飲んでいた。

番組を準備するにあたって、ウォーレスはいくつかの事実を無視したか、あるいは知らなかった。第一にスミソニアン研究所の下等動物の記録によれば、サメは間違いなくがんになり、軟骨のがんにもなる。第二に番組放映前にレーンは製品の試験をベルギーの研究者グループに依頼していた。薬は効かなかった。第三にもしサメ軟骨がある種のがんを治療できたとしても、それを食べるというのは理にかなっていない。胃の中の酸と酵素が軟骨中のタンパク質を分解してしまう（だから糖尿病患者はインシュリンを飲まずに注射するのだ）。『60ミニッツ』の番組放送後数年間で一三の研究でサメ軟骨は乳がん、大腸がん、肺がん、前立腺がんに効かないことが判明した。二〇〇〇年、I・ウィリアム・レーンと彼の会社はサメ軟骨でがんが治癒するとの確証のない主張をすることを禁じられた。

サメ軟骨は大きな犠牲も出した。アブラツノザメとヨシキリザメの絶滅可能性を高めたのだ。両種ともに現在絶滅の恐れがある。悲しいかな命を救ってくれたかもしれない標準医療に代わって、サメ軟骨を使った人々がいる。わかりやすいのは脳腫瘍が見つかったカナダの九歳の女の子だ。腫瘍切除後に医師たちは高い生存確率に繋がる放射線と化学療法のコースを勧めたが、両親は代わりにサメ軟骨を選んだ。四か月で彼女は死亡した。

サメ軟骨は今でも薬店やインターネットで購入できる。

第九章　病気の子供たちと追い詰められた親たち
――スタニスラフ・ブルジンスキーの尿療法

メリーゴーランドに乗った子供がなぜ回ってくるたびに両親に手を振るのか、そしてなぜ両親がいつも手を振りかえすのかわからない限り、人間の本性は理解出来ない。

――ウイリアム・D・タメウス（『カンザスシティスター』コラムニスト）

数多くの非標準療法があるが、二一世紀初頭の代替がん治療の物語はほぼ一人の男の物語だと言って良い。仕事を始めた頃、ゲイリー・ナル（人気ラジオ番組を持つ自然療法師）がペントハウスマガジンで、サリー・ジェシー・ラファエル（強烈女性キャラのトーク番組ホスト）が自分の毎日やっているトークショーで、ジェラルド・リベラ（弁護士ジャーナリストでFOXニュースレポーター）がABCの番組『20／20』で、ハリー・スミス（人気アンカーマン）がCBSの朝のニュース『ディスモーニング』で売り出した男だ。FDAに目をつけられたとき、何百人という患者と国会議員数人が頼まれもしないのに支援し、二〇一〇年には『ブルジンスキー』とそのもののタイトルがついた長編ドキュメンタリーの題材となった男である。

ビリー・ベインブリッジは二〇〇七年四月二五日にイギリス、エクセターという町に生まれた。[1] 四歳の時、母テリーが異常に気がついた。「あの子が昼寝しているときにベッドの中で抱き寄せたのですが、すごく暑そうだと思ったのです」。テリーは回想する。「目が覚め起きたとき、小さな発作のように頭を振り、それから吐きました」。次の日、ビリーは元気だった。そしてそれから悪化した。「それから数週間にわたって、ビリーは気味の悪い声で話すようになりました。私はただの悪ふざけだと思ったので、あの子にやめるように言い続けました。でもそれから数日後にあの子の目が少し垂れ下がったようになってきて、そしてよだれを垂らすようになってきたのです。私はあの子が脳卒中を起こしているのだと思いました」

二日後、ビリーは王立デボン及びエクセター病院で頭のMRIを撮ることになった。診断は――脳幹部グリオーマ（神経膠腫）。治療法のない形態の脳腫瘍だった。通常、脳幹部グリオーマは放射線治療をする。これで最初は腫瘍が小さくなり、症状も改善する。だがグリオーマは例外なく再発し、そのうち放射線に対する耐性をつけてしまう。化学療法も効かない。病院の医師たちはビリーが良くなる可能性は非常に少ないということを説明した。十中八九、ビリーは一年以内に死んでしまうだろう、と。

だがビリーの両親サムとテリー・ベインブリッジは諦めていなかった。彼らはヒューストンの奇跡の薬について聞いたことがあって、それを入手するためにはどんなことでもするつもりだった。コストは、しかしながら天文学的で、二〇万ポンドか三〇万ポンドとなると推定された。テリー自身にも問題があって、乳がんだと診断されていた。ベインブリッジ夫妻はこの件を友人や近所の人たちに相談した。「ビリーが死ぬなんて信じない」とテリーは言った。「必ずあの子が死なないように私にできることは全部します」

それから数週間しないうちに、ビリーとテリー・ベインブリッジについて英国中の人が知るところとなった。英国のコメディアンで俳優のピーター・ケイはブラックプール・オペラハウスで一連の募金コンサートを開催した。ロックバンドのレイディオヘッドはサイン入りギターを寄付し、これは九〇〇〇ポンドで売れた。バッドリー・ドローン・ボーイ、アイ・アム・クルート、エヴリシング・エヴリシングなどの他のバンドもマンチェスターでのチャリティ公演に出演した。マンチキンズ保育園は当てれば一年間の保育料分の二万ポンドが当たる一〇〇ポンドの福引き券を売った（当選したクリスチャンとアレックスのブルック夫妻はベインブリッジ家に当選金を寄付して、息子の保育料を払い続けた）。地元のラグビーチームエクセターチーフスは二〇〇〇ポンドの寄付金を集めるためにもみあげをのばした。チャリティ試合では一万二〇〇〇ポンドが集まった。自転車乗りが二人でエジンバラからエクスターまで自転車で旅して五〇〇〇ポンド以上を集めた。手作り焼き菓子販売会が何度も開かれ、それぞれ一〇〇〇ポンドを売り上げた。アントニー・コットン（俳優で監督）、シェリル・コール（歌手）、マイケル・ブーブレ（歌手・俳優）などの国際的セレブも協力した。アメリカの匿名の慈善家は二万五〇〇〇ドルを寄付した。最終的にベインブリッジ家は二〇万ポンド（約三〇〇〇万円）を集めたのだった。二〇一一年九月一七日、ビリーの症状が出てわずか三ヶ月後、ベインブリッジ一家はヒューストン行きの飛行機に乗っていた。「テキサスの診療所は我々の最後の希望です」とサムは言った。まもなく彼らは所長に会うはずだった。

スタニスラフ・ブルジンスキーは一九四三年にポーランドで生まれた。一九六七年にルブリン医学アカデミーを卒業するまでに一四本の論文を発表している。目覚ましい業績だ。卒業翌年には「健康な人と慢性腎不全患者の血清中のアミノ酸とペプチド」という論文で博士号を授与された。ブルジンスキーにはある着想があった。彼は長期にわたって腎臓病を患っている人々は正常な腎臓を持っている人よりがんになることが少ないと信じていた。そして彼は尿の中に答えがあると信じていたのだ。ブルジンスキーは腎臓病の患者は正常な腎臓の人と違って、抗がん効果のある救命物質を体外に排出しないからがんにならないのだと結論づけた。彼はこの物質をアンチネオプラストン（抗腫瘍の意）と名付けた。(3) ブルジンスキーは、この抗がんペプチドを健康な人の尿から分離することができたら、がんを治すことができると信じたのである。

ポーランドの内科で研修医を勤め終えたあと、ブルジンスキーはヒューストンのベイラー医科大学にやってきてここで麻酔学科の研究員から准教授になった。一九七四年、彼は研究室で骨がんの成長を阻害する一連のペプチド（タンパク質より小さいアミノ酸の連鎖構造物）を分離した。国立がん研究所は彼の発見に興味を持ち、三年間の研究助成金を出した。この結果六本の論文が発表されたが、最後の一本が彼のその後の生涯の使命を決定することになった。「我々の定義によれば」と彼は書いている。「アンチネオプラストンは生物が新生物（腫瘍）の成長に対して、正常な組織の成長を大きく妨げることなく、自らを守るために作り出す物質である」。これは大きな前進だった。ようやくがん患者は放射線と化学療法の苦痛に苦しめられることがなくなるのだ。彼らは副作用のない自然の産物アンチネオプラストンの治療を受けることができる。国立がん研究所の見解は違ったようで、ブルジンスキーの研究補助金は再交付されなかった。

研究資金が途絶えたとき、ベイラー大学当局はブルジンスキーに選択肢を示した。麻酔学科に残り、学科の目的に合致した（がんの治療ではない）研究をするか、退任するかである。ブルジンスキーは退任した。ヒューストンに二五〇〇平方フィートのガレージを借りた。これが後にブルジンスキー研究所となる。[4]最初の仕事は大量のアンチネオプラストンを分離することだった。そこでヒューストンの夏の暑さの中、スタニスラフ・ブルジンスキーは一〇〇ガロン以上の尿を公衆便所と地元の刑務所から集めた。[5]この尿から彼はAS２・１とA１０と名付けたアンチネオプラストンを分離した。

ブルジンスキーはがん専門医としての訓練を受けていたわけではなかったが、FDAは小さな臨床試験でアンチネオプラストンを試す許可を出した。患者を集めるのには苦労はなかった。進行した脳、大腸、膵臓、乳腺、前立腺、小腸、肺、腎臓、膀胱のがん、末期がんで医療施設がさじを投げ、患者にとって死の宣告が出たようながん。だがスタニスラフ・ブルジンスキーは諦めていなかった。かれはアンチネオプラストンの力を心から信じていた。

一九七九年主流医療批判者として人気が高いゲイリー・ナルが『ペントハウス』に「がん治療の弾圧」と題した記事を書いた。[6] ナルが書いたのは肺がんが脳にまで広がった六三歳の男性の話で、六週間のアンチネオプラストンによる治療後、肺癌は消えたという。さらに数週間後脳への転移も消えた。記事によれば進行がんの患者四一人が治療を受け八六％に「はっきりとした改善」があった。これがブルジンスキーが主流メディアに登場した始まりだった。そしてこれは彼の事業を大きく伸ばした。

二年後、ＡＢＣの『２０／２０』の特派員ジェラルド・リベラが『がん戦争──治療、利権、政治？』と題した番組を放送した。ブレジンスキーは再び知られざるヒーローとして登場した。[7] リベラは視聴者に希望と生存の物語を押しつけた。

・「一九七九年初頭、スティーブ・ヒップは恐ろしいニュースを受け取った」とリベラは語った。「スティーブはがんになっていたのだ。ミシガンで彼を診察した医師は　こういうふうに総括した。『彼はこの世を去るのを待つばかりです』。スティーブの主治医は最近『２０／２０』に対して彼の腫瘍が小さくなったことを確かに認めた」

・「アル・スワジランドはカナダから来た」とリベラは語っている。「一九七八年末、アルは自分が膀胱がんであることを知った。六回の手術を終え、残された道は膀胱摘出のみとなり、そうなれば腹部に生涯尿バッグをつけることを意味する。アルは我々に現時点で大きくなっている腫瘍はないと知らせてくれた。

・「ジョセリン・シャンシーは手術できない乳がんで、がんは骨にまで広がっていた」とさらにリベラは語る「私は一五人ほどの医師と話しましたが、彼女は末期だというのが一致した意見でした」と彼女の夫は言った。だがスティーブ・ヒップやアル・スワジランドと同じようにジョセリン・シャンシーもアンチネオプラストンに奇跡的な反応を見せたのだ。「ジョセリン・シャンシーの骨スキャンをみると彼女は部分寛解しているのがわかる」とリベラは言う。「そしてもっと最近の骨スキャンではさらによくなっているのがわかる」。「夜はよく眠れます」とジョセリンは言っている。

ブルジンスキー研究所を開いてわずか四年後に、彼は治癒の見込みがない患者を治療していた。だがアンチネオプラトンはまだ主流の治療薬にはなっていなかった。リベラはその訳を知っていた。「がん主流派権力集団というものがあるのです」と彼は言っている。「それは大きく二つに分けられます。一つは最も潤沢な予算を持った政府医療機関、国立がん研究所という名前です。もう一つは最も豊かな財源を持った民間非営利団体、米国がん協会です。この二つの統括機能は、批判者を抑圧し、がん研究と情報に関して一種の独占状態を生み出しています」。リベラによれば、がん専門医は心温かい介護者ではなく、情け容赦のない商売人だ。「がんは単なる病気ではないのです」と彼は言う。「政治的経済的現象であり年三〇〇億ドルの業界なのです」。この業界はスタニスラフ・ブルジンスキーのような人間を参加させるつもりはなかった。「誰かが新しいことを考えついてがんとの戦いに革新的な者を持ち込むことができたとして」とブルジンスキーはリベラに語った。「そうなってはじめてアメリカの人々は大研究所に疑問を持つのです『これだけのお金を使って何をしているのですか？　お金はどこへ行ったのです？』そうして彼らはとうとうアメリカ国民に答えなくてはならなくなるのです！」

ブルジンスキーの奇跡の前進は続いた。(8) 七歳のダスティン・クナリは脳腫瘍でアンチネオプラストンの治療を受け、六週間後、腫瘍は消えた。トリー・モレノの進行した脳腫瘍は五か月で消えた。アンチネオプラストンでパメラ・ウィニンガム、クリスティン・シフ、ザカリー・マコーネル、トーマス・ウェルボーンの脳腫瘍も治癒した。さらに、ランディー・ゴスの腎臓がんも治ったのだ。

一九九五年、CBSの朝のニュースショー『ディスモーニング』のハリー・スミスがアンチネオプラストンで治癒した患者数名を番組に出演させた。(9)「まるでがんになったことなどないみたいです」とロサンゼルスのニール・ダブリンスキーが言う。「ヒューストンは私の命が救われた街です」

二〇〇一年、トーマス・エリアスが『ガン治療革命――アンチネオプラストンの衝撃』（津田英照訳、青木書店、年（一九九九）を書いた。

エリアスが語ったのはブルジンスキーが医療権力集団に迫害を受ける物語だ。そしてがん専門医たちが、目前の奇跡を無視しようと必死になっているにも関わらず、アンチネオプラストンによって救われた患者の物語も語っている。

二〇一〇年にはドキュメンタリー『ブルジンスキー』が全国放映された[10]。エリック・メロラ脚本・監督の『ブルジンスキー』はジョディ・フェントンとジェシカ・レッセルの脳腫瘍からの回復とケルシー・ホールの副腎がんからの回復を取り上げた。すべてアンチネオプラストンのおかげで、すべてがん専門医と称する人々による悲惨な見通しを裏切っていた。

映画はＦＤＡ局長のデイビッド・ケスラーがスタニスラフ・ブルジンスキーを妨害しようとする試みも見せた。「私が見た中で最悪の刑事司法機関の乱用だと言えましょう」ノースカロライナ選出の国会議員リチャード・バーが言っている。

ブルジンスキーは渦巻く波のただ中にあって、動揺もひるみもせず、これを静観していた。

彼は現代のセンメルヴェイスだった。「院内感染予防の父」センメルヴェイスはかつて手洗いではい菌が広がるのを防げることを証明して見せたが、仲間に無視されたのだ。「ブルジンスキー博士が、がんに関してこれまでで最も重要な発見をしたのは明らかである」と、ジュリアン・ウィタカー博士が語った。

二〇一一年にはテキサス州スタッフォードにあるブルジンスキー研究所は化学専門家四人、生物専門家四人　薬剤師三人を雇用し、四万六〇〇〇平方フィートあまりのアンチネオプラストン製造設備を持つまでになっていた。[11] ちょっとしたバイテク企業と同じくらいの規模だ。

ではなぜアンチネオプラストンは標準的がん治療の一部にならなかったのだろうか？　もちろん患者が作り話をしたのではないだろう。人は自分が治っていないのに末期がんが治ったとは言わないだろうし、生存していないのにまだ生存しているとは言えない。しかしながら、もっと詳しく見てみると、ブルジンスキーのアンチネオプラストンによる治癒は伝えられているものとは少し違うのだ。

一九八二年一一月、アンチプラストンの治療を受けたカナダ在住の患者数人が保険会社に治療保証を受けたいと希望した。これに応えて、カナダの研究者マーチン・ブラックステインとダニエル・バーグセーゲルがヒューストンにやってきた。これはブルジンスキーの計画の最初の独立審査だった。ブラックステインとバーグセーゲルはブルジンスキーに四種類の情報を提供するように頼んだ。一、患者ががんであったことを証明する生検データ。二、アンチネオプラトン治療以前の治療記録。三、アンチネオプラストンによる治療記録。四、レントゲンやＣＴスキャンのような放射線医学による研究。

ブルジンスキーは一四の最も成功した事例からデータを提供した。

ブラックステインとバーグセーゲルがどのようなデータを求めているかはっきり伝えたにもかかわらず、入手したデータはがっかりするようなものだった。記録は貧弱で不完全だった。二人の患者はアンチネオプラストン治療の前後でCTスキャンを受けていたが、変化はなかった。他の二人の患者はブルジンスキーの治療を受ける「前に」標準的な治療で治癒していた。ブラックステインとバーグセーゲルはアンチネオプラストンが効いたという客観的な証拠を見つけることが出来なかった。「ブルジンスキーがこのような不確かな事例を我々に見せたことに驚いた」と彼らは書いている。[12]「我々は彼がほとんどがんについて知らないのではないか……そうでなければ彼が我々は非常に愚かだと考えて、騙そうとしたのではないかという印象を受けた」

ブラックステインとバーグセーゲルはブルジンスキーが一九七七年の医学論文で解説した他の四人の記録も見せて欲しいと頼んだ。[13]結果はまたしても期待外れだった。患者の三人はそのがんで死亡していて、四人目は膀胱がんを手術で切除して治癒していた。

ブルジンスキーの二つ目の独立審査は一九八五年に行われたが、これもカナダ発だった。[14]このときはカナダ処方薬局の調査員が三六人の患者の記録を審査した。三二人がアンチネオプラストンの恩恵を受けることなく、がんで死亡していた。残り四人のうち一人は腫瘍がわずかに縮小したあと死亡していた。一人は一年間安定した後死亡。二人は調査時点では生存していた。一人は転移性肺がんがあり、もう一人は子宮頸がんで、どちらも治癒していなかった。

一九八八年、人気トークショーホストのサリー・ジェシー・ラファエルがブルジンスキーの治療を受け、彼女が「奇跡」だと説明した四人の患者にインタビューした。[15] その四年後、『インサイド・エディション』が追跡取材をしたところ、四人中二人はがんで死亡し、三人目は再発中だった。四人目は当初から治癒の見込みが非常に高いとされた膀胱がんで治癒していた。

一九九〇年、米国議会技術評価局はブルジンスキーが発表した雑誌論文を検証して「相当数の予備研究があるにも関わらず、この治療ががん患者に利益をもたらすかを判断するには根拠ある情報が不足している」と結論づけている。[16]

患者の証言が増えるに従って、独立研究者がアンチネオプラストンを検証しようと申し出てきた。一人は新しく設立され、後に国立補完代替医療センターとなる代替医療局（ＯＡＭ）の局長ジョセフ・ジェイコブスだった。ブルジンスキーは辞退した。「ＯＡＭは（ブルジンスキーが）良い実施要項を構築できるように、またデータ監査委員会を設置できるように支援を買って出たい」とジェイコブスは言った。[17]「今までも機会は非常に多くあった。そして馬鹿者ども――彼の支持者――がこうした機会をできる限り潰して来てしまった」

一九九一年国立がん研究所の二人の調査官がブルジンスキー研究所を訪れ、七人の患者の病歴、病理学スライド、放射線医学による研究を検討した後、ブルジンスキーは何かを掴んでいる可能性があるとの結論を出した。彼らは脳腫瘍の患者に対する高価な臨床実験への資金提供に合意した。これはブルジンスキーが自分の薬への許可を出すようにＦＤＡを納得させる唯一最良の機会だった。

何年もかけてブルジンスキーとどの患者を治験に含めるかを押し問答したのち、国立がん研究所は研究論文を発表した。[18]世界的に有名な三つのがんセンターであるローチェスターのメイヨークリニック、ニューヨーク市のスローン・ケッターリング記念がんセンター、メリーランド州ベゼスタの国立がん研究所の研究者が共同研究者として参加していた。アンチネオプラストンに関する意味のある論文にスタニスラフ・ブルジンスキーの名がなかったのはこれが初めてだった。結果は期待外れだった。アンチネオプラストンで治療した患者九人は全員死亡した。治療が効いたという証拠がある者は一人もいなかった。そしてブルジンスキーの主張に反してアンチネオプラストンには毒性があった。何人かの患者は吐き気、嘔吐、頭痛、そして筋肉痛に苦しめられた。その他、過剰な眠気、意識障害、けいれんに苦しめられた者もいた。ブルジンスキーは激怒していた。[19]国立がん研究所が意図的に自分の研究を破壊したと確信を抱いた彼はこう述べた。「連中は治験を破壊妨害した。彼らは治療を非常に短い期間だけ実施しようとした、例えば数週間から一月だ。そしてもちろんその後患者は死ぬことになる。これはまったく完全に倫理的ではない。ひどい話だ」

一九九二年、生化学者のサウル・グリーンがアンチネオプラストンＡＳ２・１とＡ１０について分かっていることをまとめ、『米国医師会雑誌』に発表した。[20] 彼の説明によるとAS2・1は、フェネル酢酸（PA）だ。PAは毒性を持ちうる物質で通常の代謝で生産される。通常はフェネル酸は肝臓で解毒され、ここでフェニルアセチルグルタミン（PGA）になり、尿に排出される。A10は主にPAGだ。ブルジンスキーはAS2・1とA10はDNAに入り込みがんの原因となっている遺伝子を変えることで作用すると主張していた。だがPAとPAGはDNAに入り込むには大きすぎる。グリーンは「アンチネオプラストンと呼ばれる物質によるがん治療は、実際は市販されている二つの有機化学物PAとPAG使用にかかわるものである。どちらもペプチドではなく、どちらも腫瘍細胞を「正常化」した実績はなく、実際にDNAに作用した（入り込んだ）証明もなく、実験における腫瘍テストシステムで抗がん作用があったという証明も無い」と結論づけた。

さらなる研究結果はさらにがっかりするものだった。

一九九〇年代、三人の独立検証者がアンチネオプラストン治療を受けた患者九六三人のデータを検証した。[21] 三人は全員ががん専門家だった。ピッツバーグのアレゲニー大学がんセンター所長のハワード・オザー、デューク大学小児科教授で小児がんグループの脳腫瘍委員会委員長のヘンリー・フリードマン、カルフォルニア州マリン郡の開業医で地域のがん専門医であるピーター・アイゼンバーグだ。ブルジンスキーの治療実施要項はお粗末で、データは説明不能で、アンチネオプラストンの毒性は潜在的に危険であるという点で三人の意見は一致している。最も腹立たしいのは治癒可能な脳腫瘍になった四歳の男の子に対するブルジンスキーの治療だ。アンチネオプラストンのみの治療の結果、男の子のがんは悪化した。

一九九五年には、FDAがもう傍観できないとスタニスラフ・ブルジンスキーと彼の診療所を裁判所侮辱罪、郵便詐欺、食品／薬品・化粧品法違反など七五の罪状に問うた。テキサス州選出のジョー・バートン議員は早速ブルジンスキー支援行動として公聴会を開き、ブルジンスキー側の言い分を公表する場を設けた。[22] 患者と患者の親たちは「化学療法反対」のプラカードを掲げ「FDAひっこめ！もう一日生きさせて！」と唱和した。一九九七年、政府は二つの裁判で有罪判決を勝ち取れなかった。一つは評決不能陪審となり、一つは無罪判決だった。

がんに苦しむ多くの人々にとってスタニスラフ・ブルジンスキーは反体制ヒーローになった。だが批判する人々もいなかったわけではない。[23]「これは私たちが活動を通じて戦ってきたものすべてをお笑いにしてしまいます」。全米乳ガン連合の会長フラン・ヴィスコは言う。「この手の研究が続くことが許されるなら、私たちの命を脅かしますし、科学的支援継続への脅威となります。こんなことで逃げ切るつもりかしら？」。全米がん体験者連合の理事長エレン・ストーバルも合意する「今この瞬間から私たちは彼を休みなく追求し続けます。自分の治療法は無毒で代替医療だと言うなんてアメリカの人々の知力を侮辱しています。ブルジンスキー博士のお友達議員さんたちにアメリカ国民に謝って欲しいです」

一九八〇年代から九〇年代、アンチネオプラストンに興味を持った会社が三つあった。イタリアのシグマタウ製薬、日本の中外製薬、アイルランドのエラン製薬だが、一つまた一つと撤退していった。シグマタウの薬品部長は「一九九一年一月三一日付でシグマタウはアンチネオプラストンの開発をこれ以上進めるつもりはないとブルジンスキー博士に通告しました。我々はアンチネオプラストンA10とAS2・1を人間とマウスの腫瘍細胞株を用いて研究し、この結果に基づいて研究プロジェクトは中断することとなりました」と書いている。[24] ブルジンスキーはこうした拒絶は自分たちのキャリアを守ろうとするがん専門医たちによる陰謀だと捉えた。[25]「ほとんどの腫瘍専門医は——名声のある腫瘍専門医の話だが——彼らは製薬会社のために働いている」とブルジンスキーは言っている。「彼らは臨床試験の仕事をする。製薬会社から様々な種類の報償を受け取っている。彼らはウソをつくために何でもする。我々はこうした不誠実で嘘つきで人を騙すいかさま医師の何人かについて多くの証拠を持っている」

実際のところ、新しいがん治療が効くかどうかを証明するのはそれほど難しいことではない。ワシントンDCで発行され、がん研究と新薬開発を網羅している『キャンサー・レター』の編集長ポール・ゴールドバーグはスタニスラフ・ブルジンスキーの奇妙な事例についてコメントしている。[26]「新薬承認は時間がかかりコストもかさむ技術的なプロセスである」と彼は言っている。「にもかかわらず、ブルジンスキー博士が彼の実験を開始して以来の数十年で何千という抗がん化合物に効果があると明らかになったり、あるいは効果がないと退けられたりしている」。ブルジンスキーのデータの独立審査をおこなったデューク大学の腫瘍専門家ヘンリー・フリードマンも賛成する。[26]「アンチネオプラストンによる治療を受けた患者は何千人もいるが、治療が効くと……説得力のある形で提示された患者データは一つもない。これがどんなにとんでもないかを理解する必要がある。なぜなら通常であれば、がん研究は三〇人から四〇人ほどの少数の患者で可能だからだ」

あるがん治療薬についての物語が非常にわかりやすい例となるだろう。二〇〇二年、科学雑誌『ネイチャー』に発表された記事で悪性腫瘍メラノーマの細胞にＢＲＡＦという異常遺伝子が含まれていることが明らかになった。

研究者はこの遺伝子で作られるタンパク質をブロックする薬が効くかも知れないと仮説を立てた。これに対してカリフォルニア州バークレーの小さなバイテク会社プレキシコン（ブルジンスキー研究所とあまり変わらない大きさの会社だ）が興味を示した。この会社はＰＬＸ４０３２という薬を作った。[27]そしてスローン・ケッターリング記念がんセンターの腫瘍専門家ポール・チャップマンの支援を受け、三二人の進行したメラノーマの患者に試してみた。全員で腫瘍の縮小が見られた。当時の標準化学療法薬であったダカルバジンは一五％の患者で腫瘍の成長を二か月遅らせた。ＰＬＸ４０３２はこれに対して八〇％で腫瘍の成長を八か月停止させた。自信を持った会社の研究者たちは正式な治験を行った。ランダムに六八〇人の患者を選びダカルバジンかＰＬＸ４０３２のどちらかを投与したのだ。結果は明白だった。ＰＬＸ４０３２を投与された患者の方が長く生存した。二〇一一年八月一七日、ＦＤＡは悪性メラノーマの治療薬としてＰＬＸ４０３２を認可した。このプロセスはたった数年しかからなかったし、関わった患者数も一〇〇〇人以下だ。

スタニスラフ・ブルジンスキーはアンチネオプラストンを何千人もの患者に何十年も投与しながら、自分の薬を標準的治療と比較した信頼性の高い論文を一本も発表していない。「彼は研究の必要などないと確信していました」とフィラデルフィア小児病院の小児がんグループ委員長でペンシルバニア大学ペレルマン医学大学院小児科及び薬学教授のピーター・アダムソンは言う。(28)「彼は益のないリスクを冒しています。あそこに行く人たちは彼にそうさせるためにお金を払っているのです。ですから彼はまったく何も得るものがなく、すべてを失うようなことをやっているのです」

代替がん療法の世界ではスタニスラフ・ブルジンスキーは奇妙な事例だ。彼は聡明な男であるだけでなく、出身地ポーランドで医学博士と理学博士の両方を最年少で取得した一人だ。患者を気遣う面倒見の良い男として振る舞っている。(29)『ヒューストン・ポスト』のクレイグ・マリソーは「患者は、ほとんどすべての場合『家族のように治療してくれた』という言葉を使っている。病床を訪れるときの彼と彼のスタッフの暖かい対応は患者が主流医療の病院で経験するものと際だって対照的であることが多い」と書いている。そのため、トーマス・エリアスなどのライターやエリック・メロラなどの映像作家、サリー・ジェシー・ラファエルやジェラルド・リベラのようなセレブ、ハリー・スミスのようなレポーターがブルジンスキーを不遇なヒーローとして描くのだ。だがブルジンスキーに関してはつじつまが合わないことが多すぎる。彼は自分はがんの治療薬を持っていると主張するが、代替医療局が検証を申し出ると躊躇する。そして国立がん研究所の研究者たちが彼の考えを主流医療に持ち込むチャンスを与えると、連中はなにをやっているか分かっていなかったと主張する。結果として四〇年が過ぎ、アンチネオプラストンが効くという確たる科学的証拠はまったくないままなのだ。

それでも害などないではないか？　と論じることもできるだろう。ブルジンスキーは治癒可能ながん患者の治療を引き受けることはほとんどない。彼が治療を引き受けるのはビリー・ベインブリッジのような予後が厳しい患者だ。「彼は白血病やウィルムス腫瘍の子供は治療していません」ピーター・アダムソンも認める。(30) だが偽りの希望は与えるべきではないと彼は論じる。「私が治療の見込みがないがん患者の家族と面会するとき、話し合うのは『どれくらいの選択を可能な限り残しておけるか？』です。もし実験的な治療の選択に何らかの希望が見えればそれをリストの上位にあげます。ですが、実験的な治療――ブルジンスキーの治療のようなもの――が、効果がないことがわかれば、リストから外します。それほど多くの子どもを見なくてもそれが効かないことはわかります」

フィラデルフィア小児病院の腫瘍部長ジョン・マリスも賛同する。[31]「もし（ビリー・ベインブリッジのように）脳幹グリオーマだと診断されたら」とマリスは言う。「治癒の可能性は非常に低いです。ですが、生存期を延ばせる治療もあります。生きる価値のある人生です。難治がん医療分野にいる我々がやろうとしているのは、ＡＩＤＳ治療をお手本にすることです。がんを慢性病にして科学が追いついて新しい現実的な治療を提供してくれることを望むのです。ＥＢＭの治験中治療で効果が期待できる患者が退院してヒューストンに（ブルジンスキーに診てもらいに）行くとなると悩みます。科学者として、アンチネオプラストンは完全に役立たずだと言い切れるからです。それから、がんの新しい治療法の探求に相当の時間を費やしてきた人間として、子供たちがこの病気で死ぬのを見るのはもうたくさんだからです」

二〇一一年九月、ビリー・ベインブリッジはアンチネオプラストン治療を開始した。投与量がどんどん増加する最初の五週間でビリーの状態はさらに悪化していった。食欲がなくなり、嘔吐するようになった。とうとうテキサス小児病院に収容されざるを得なくなった。ひどい脱水症状、栄養状態の悪化、体重減少で栄養チューブを胃に入れなくてはならなくなっていた。ブルジンスキー診療所は小児用の施設がなく、またブルジンスキーはテキサス小児病院の提携医ではない。ビリーの治療は彼の手に負えなくなったのだ。

もしかするとスタニスラフ・ブルジンスキーの医療事業について最も良く知っているのはベイラー医科大学の准教授でテキサス小児病院の小児ＩＣＵ医長であるジーニー・グラフかもしれない(32)。グラフはブルジンスキーの患者数人を看取っている。「なぜこんなことをするの？」と疑問をぶつけるグラフは、ブルジンスキーの治療はより大きな悲劇を呼ぶだけだと論じている。「家族を故郷から遠く離して、とてつもないストレスを味あわせるだけです。私は『できることは何もありません。お子さんはＩＣＵに入っています。馴染みのない、誰も知っている人がいない、家族もいない場所でお子さんを死なせたいですか？』と言わざるを得ません。こんな人生の終わり方でいいわけないじゃないですか」

グラフはたびたび両親が破産状態になってしまった重篤な状態の子供を、家族と友人が待つ故郷の家にどうやって帰らせるかという難題に直面している。「私たちはこうした子供たちを故郷に送り返すための費用を持つことになりました。家族はあまりに遠くからやってきていて、完全に資産を使い果たしていたからです」とグラフは言う。「幸いなことに、ここにはとてもしっかりしたチャリティ委員会があります。私はこの家族のために思いやりをもってするべきことだと企画を提案して、それを実行するんです」

二〇一一年一〇月、ビリーはイギリスに戻った。アンチネオプラストンの点滴は続けていて、この薬の作用にも苦しみ続けた。「彼女の体力はどんどん奪われていきました」とテリーは言っている。「それで食べさせるのが難しくなっていきました」一〇月の末には嘔吐が再度とてもひどくなり、治療を中止して脱水症状で地元の病院に収容された。

イギリスではビリー・ベインブリッジは全国からの注目を集め続け、子どもの人権擁護者やブロガーがビリーについてコメントを述べた。一人の科学ブロガーがよくまとめている。[33] ベインブリッジ一家がスタニスラフ・ブルジンスキーへの支払いとして集めた二〇〇万ポンドについて「ピーター・ケイがこの一家のためにお金を集めたのは正しかった。彼に幸あれ。だがこのお金が（一家以外の）誰かの手に渡ってしまったのは大間違いだ。あのお金があれば、一家の人生は変わっていたはずだ。母と娘の両方がローンや仕事の心配をせずに安心して治療を受けることができた。二人で一緒に過ごせただろう。お金で奇跡は起こらなかっただろうし、痛みも消せなかっただろう。だがそうした母子が共に過ごす時間というシンプルな贈り物こそが批判や偽りの希望に対抗できるものなのだ」

二〇一二年六月一日、診断後一年でビリー・ベインブリッジはがんとの戦いに敗れた。[34]「彼女はとても勇敢でした」家族は言っている。「そして文句を言うことも、『なぜなの？』と聞くこともありませんでした」

ブルジンスキーの最近の活動はさらに反道徳的である。彼はアンチネオプラストンはがんばかりかパーキンソン病、ＡＩＤＳ、神経線維腫症までも治せると主張している。ブルジンスキーは地方巡業カーニバルで万能薬を売って回るインチキ薬行商人の仲間になるべくしっかりと一歩を踏み出した。彼はアンチネオプラストンのブランド名で「アンチエイジングの遺伝子的解決策」と銘打ってクリームとカプセル製品を売り出している。[35] 一二〇ドルで「正常な細胞分裂のコントロールを助ける」アミノケアＡ一〇ジェルカプセルが買える。五〇ドルで「自然な細胞分裂を進めて、老化サインを遅らせる」アミノケアスキンクリーム、そして六〇ドルで「正常な脳機能の保持を助ける」アミノケア脳長寿強化剤が買える。

スタニスラフ・ブルジンスキーのアンチネオプラストンと他の代替がん治療薬に最大の舞台を提供したのはスザンヌ・サマーズかも知れない。彼女は自分の本の他、ＣＮＮ、ＭＳＮＢＣ、ＦＯＸでもこれを勧めている。『ノックアウト——がん治療をしているお医者さんとのインタビューとそもそもどうやってがんにならないようにするか』（未訳）の中で、サマーズはアンチネオプラストン、コーヒー浣腸、奇跡の食事法を売り込んでいる。[36] この本は同じ年に出版されたもう一冊の本、シッタルーダ・ムカジーの『病の皇帝「がん」に挑む人類４０００年の苦闘』（田中文訳、早川書房、二〇一三年）と全く対照的だ。[37] 両方ともがんの物語で、両方とも良く売れた。しかし一方だけ、ムカジーの本だけがピューリッツァ賞を受賞した。そして、一方だけ、ムカジーの本だけが科学者の視点からがんの物語を語っている。

ムカジーは手加減していない。古代から現代までがん治療の物語は諸刃の剣だった。手術はがん化した臓器だけではなく正常な臓器も切り取ってしまう。放射線治療と化学療法はがん細胞だけでなく正常な細胞も殺してしまう。だがムカジーの本はがん治療の新しい流れについても説明している。特定性だ。

最近数十年で、科学者たちはがんの原因となる遺伝子、がん遺伝子を突き止めてきている。そして彼らはハーセプチン（日本では中外製薬が製造、販売）やグリベックのようにがん遺伝子の生産物を狙う薬も作り出している。大きな進歩だ。これらの薬はがん細胞特定なので、標準的な化学療法より副作用ははるかに耐えやすい。例えばグリベックはかつては診断されたら死の宣告であった大人の慢性白血病の一種の様相を変えてしまった。今では患者は何十年も生きられる。

サマーズの本のどこを読んでもがん遺伝子とその生産物のことを学ぶことはできない。そしてムカジーの本のどこを読んでもコーヒー浣腸と奇跡の食事法のことは書いていない。まるで平行世界で書かれたようだ。ムカジーの世界では薬は科学的データに基づいていて、徹底的に試験され、ＦＤＡの認可前に効果があると証明されている。サマーズの世界では治療は科学的データに基づいておらず、効くかの証明も無く、ＦＤＡにも認可されていない。むしろ体験談によって勧められ、ウェブサイトで売られている。

たぶんなにより残念なのは、テレビのプロデューサーたちが視聴者に情報を伝えるのにムカジーよりもサマーズを選び続けてきたことだ。シッタルーダ・ムカジーはローズ奨学生でコロンビア大学医療センターの医学准教授で、スタンフォード大学、オックスフォード大学、ハーバード大医学部を卒業している。彼はがん患者の治療に生涯を捧げ、治療法の研究をしている。スザンヌ・サマーズは、ヒットテレビシリーズ『スリーズカンパニー』でクリッシーを演じ、人気商品タイマスターを売り込んでいる。彼女の人生の大半は証明されていない治療法を本の中で褒めそやし、それを自分のウェブサイトで売ることに費やしている。プロデューサーたちにとってムカジーよりサマーズを選ぶ方が安易であるのは明らかだ。

第六部

カリスマ治療師には抵抗しがたい

第一〇章　二一世紀の魔法薬——ラシッド・ブッタールと人格の魅力

俺とシュレックは魔法の薬を飲んだのよ。俺たちセクシーになったぜ！

——ドンキー『シュレック2』

私の父はワイシャツを売る営業チームを率いていた。六か月ごとに全国のセールスマンがバルチモアに集まり、父が販売のノウハウを教えていた。父の教えは明解だった。セールスマンはシャツを売るのではない。自分を売り込むのだ。

私はまだ小さな男の子だったが、父はこうしたミーティングに私を連れて行ってくれた（私はごちそうが目当てだった）。私はほとんどのセールスマンの名前を今でも覚えている。私はこの男たちが大好きだった。面白くて、愛想が良くて、親切だった。彼らの話が大げさだったり作り話だったりするのは知っていたが、そんなことは問題ではなかった。一緒にいるのが楽しかったのだ。

子どもの頃の記憶に残っているもう一人の愛すべき行商人は『トワイライトゾーン』（日本放映時のタイトルは『ミス

テリーゾーン』）の一九五九年一〇月放映の回に出てくる。[1]「死神につかれた男」という題で、二人のベテラン俳優が主演している。エド・ウィンは百面相の喜劇俳優で映画『おもちゃの王国』でおもちゃ博士を、『アンネの日記』でデュッセル氏を演じている。そしてもう一人は一九七五年の映画『ジョーズ』でアミティ市長を演じているマーレイ・ハミルトンだ。

物語はウィンが木製の台の上に蓋を開けたスーツケースを載せてその後ろに立っているところから始まる。「さあ、ここだ。紳士淑女のみなさん」と彼は叫ぶ。「六月の売り尽くし特別セールだよ」。そこへ司会のロッド・サーリングが登場する。「道ばたの男の名はルー・ブックマン。年齢六〇歳、職業、香具師」

ブックマンはゆっくりとスーツケースの蓋を閉める。木製の台をたたみ、戸口に戻ってくると、たちまち数人の子供に取り囲まれる。「今日は何を売ったの？　ルー。おもちゃ？」子供たちのひとりで八歳のマギーが聞く。子供好きのブックマンはゼンマイ仕掛けのロボットを子供たちひとりひとりにやる。

ブックマンは自分の部屋に戻ると、椅子にマーレイ・ハミルトンが座って、小さな手帳を繰っているのを見つける。ハミルトンは死の天使だ。ブックマンの年齢、出生地、職歴、両親の名前を確認したあと、こう言う「逝去は真夜中だ」。「俺が逝去？」恐れおののいたブックマンが聞く。わずかな疑いも残すまいと、死の天使が花に触れると、花はしおれて枯れてしまう。

ブックマンは命乞いをする。「でも人生でやり残したことがあるんだ」。彼は言う。「ここだけの話だが、まだ一世一代の口上をやったことがないんだ。天まで届いて雨が降り出すようなやつだよ。その、つまり、天使に聞かせる口上だ」。天使は同情して、最後に一回だけ口上を演じるのを許す。だがブックマンは約束を守る気などない。天使は騙されたことに気がついて、身代わりを選ぶ。

ブックマンの部屋の前の道路で急ブレーキの音がして、悲鳴が聞こえる。マギーが意識不明で道路に横たわっている。自分の行動の結果を見たブックマンは前言を撤回する。「俺を連れてけ」彼は懇願する。「まだ小さな女の子なんだ。あの子はたった八歳なんだ」だが手遅れだった。死の天使は真夜中に彼女を連れに戻るとブックマンに言う。

真夜中一五分前、死の天使はマギーの部屋の戸口にやってくる。待ち構えていたブックマンがスーツケースを開き、下品な綿のネクタイを取り出す。「それではちょいとこの素敵なネクタイをご覧なさい」彼は言う。「これは何に見えますかな?」。「ネクタイに見える」と天使が無表情に答える。「紳士淑女のみなさん」ブックマンが講釈する。「お目にとまりましたのは、おそらくは原子力をしのぐ心躍る発明でございます。古代中国の絹作りをも惑わすほどのできあがりの人絹、信じられないほど細部まで作り込まれております。小粋さが仲介するクモの糸のような柔らかさ」。魅了された天使はネクタイを買う。

次にブックマンは普通の一巻きの糸を取り出す。「このすばらしい糸はお店では買えません。これは海を渡るように特別に訓練された東洋の鳥が赤い喉の下につけた小さなかばんにわずかな糸を入れて運んで密かに持ち込まれたもの。一巻きの糸となるには八三二回海を渡らねばなりません」。天使は財布を取り出すのも待てない。「あるだけ全部買う」

ブックマンは続ける。「縫い針、信じがたいプラスチック靴紐、純正静電気除去機、日焼けオイル、湿疹用天花粉、カミソリ、水虫根絶薬、人工カシミヤ靴下はどうだい？」。天使は汗を浮かべて我を忘れている「わかったわかった。全部買う！」。時計が真夜中の鐘を打ち、天使はマギーを連れて行くには遅くなってしまった。天使は自分が騙されたことに気付く。「一二時一分過ぎです、ブックマンさん」彼は言う。「あなたのせいで予定通り動けなかった」「はい」ブックマンが答える。「なかなかの口上でした。大当たりだった。一世一代の口上、大舞台だった。天まで届いて大雨が降るかな」サーリングの声が重なる。「ルイス・J・ブックマン、年齢六〇歳、職業、香具師、生前は夏の風物詩、生前は暑い七月のささやかな一部。だが生涯を通じて、子供たちに愛された。それ故に最も重要な人物だった。こんなことはあり得ないと思いますか？　普通はないでしょう。ですがトワイライトゾーンでは起こったことなのです」

ルイス・ブックマンが――マギーを生きのびさせるためには死の天使の気をそらさなければならないと知りつつ――売り口上の最高潮に達したとき、彼は機関銃のような早口で高いピッチの鼻にかかったアヒルのような声で話した。一六世紀のオランダ人はこれを「クヴァクザルバー」と呼んだ。膏薬（サルバー）や軟膏を売るときにアヒルのように鳴くものという意味だ。これが英語のクワックサルバーと言う言葉になり、やがてクワック（quack）と短くなりインチキ治療をする者という意味になった。[2] 時にはこの言葉は故意であるというニュアンスを含む。つまりクワックは金儲けのために故意に詐欺行為をしているということだが、いつもそうだというわけではない。

いろいろな意味でブックマンは古典的なクワックだ。[3] 情熱的なセールスマンで間違いなく子供好きで子供を守ろうとしている。一巻きの糸を作るのに八三二の東洋の鳥が必要だと口上を述べるとき、彼は自分が創作した話であるにもかかわらず、自分の言葉を信じている（その一時だけであっても）。そして彼が売っている湿疹や水虫の治療薬は、外用ステロイドや抗真菌剤クリームが広く入手可能になる前には役に立っていたのだ。ブックマンの偽りの約束は昔は普通のことだった。一八〇〇年代、クワックはインシュリン発見以前にディル糖尿病用調合薬を、抗痙攣薬以前にピーブルてんかん治療薬を、ジフテリア血清以前にシュープ博士ジフテリア治療薬を、抗炎症薬以前にデションリューマチ治療薬を、気管拡張薬以前にアズマサイドを、抗生剤以前にウィリアム・ラダム殺菌薬を、抗がん剤以前にキャンセリンを売っていたのだ。

クワックは頭が良くなる薬（ハーパーズブレインフード）、若返りの薬（若さの恥じらい）、安心薬（クライン博士の偉大なる神経回復薬）、成功する薬（ウェンデル大望錠）、そばかすを少なくする薬

（ベリー博士のそばかす軟膏）、強精剤（とびきり男らしくなるラサイゴ）、多産薬（ベケット上等不妊症回復ドロップ）も売っていた。パテント薬のこうした素晴らしく色とりどりの名前を見ればつい買いたくなってしまう。立派な人生エッセンス、スクワイヤ大万能薬、ハムリン魔法使いオイル、キッカプー・インディアン・サグワ（一九三〇年代から七〇年代まで長期連載された新聞風刺漫画『リル・アブナー』作中でキッカプー・ジョイ・ジュースと風刺されていた）[4]。そしてこうした宣伝文句を信じたのは大衆だけではなかった。セレブも信じていたのだ[5]。アル・ジョルソン（映画『ジャズシンガー』で知られる俳優）は「ラジオXパッド」を使って歌唱力をあげたし、ジャック・デンプシーは、「ヌックステッド」（マチン／ヌックスーフォミカという植物から取った鉄分から作ったという鉄剤）鉄剤を飲んで戦闘力を上げ、タイ・カッブ（アメリカ野球殿堂入りの第一号選手）もこれでヒット力をあげた。少なくとも本人たちはそう言っていた。

現代の我々はこうした行商人や、彼らが売っていたおかしな薬、科学のたゆまぬ進歩によって廃れた不思議な過ぎ去った時代を暖かい気持で振り返る。だがノスタルジーは不用だ。ペテン師と魔法の薬は未だ現役なのだ。その一人がノースキャロライナ州シャーロット郊外で営業中だ。実際、世界中から彼に会うために、彼が発明した二つの薬を買うために、人々がここにやってくる。

ラシッド・ブッタールはワシントン大学セントルイス校で生物学と神学を専攻。卒業後、アイオワ州デモインのオステオパシー及び外科医科大学へ進み救急医療を専門にした（オステオパシーはリンパマッサージなどを含んだ筋骨系の医療体系でアメリカでは手術も投薬も可能な専門職として認められている）。[6] 彼は非常に人気があって三六州と四二か国の患者が彼を訪れている。

ブッタールは本も書いている『医者いらずへの九ステップ』だ。さらに『重金属の毒性――隠された死因』、『自閉症――将来世代への誤診』、『がん――語られざる真実』などの講義ビデオシリーズも出している。著作でも講演でも彼は情熱的にはっきりと圧倒的にメッセージを伝える。彼は『ウォールストリートジャーナル』、『USニューズ&ワールドレポート』、『ニューヨーク・タイムズ』で取り上げられたことがあり、ABCのニュースショー『20／20』、PBSの『フロントライン』、CBSの『ワールドニュースラウンドアップ』にも登場した。二〇〇四年、ブッタールは自閉症の新療法を検討する議会委員会で証言もした。

ブッタールのメッセージは単純だ。水銀や鉛のような環境毒が慢性病の原因であり、キレーション薬で治療されねばならない（キレーションはギリシャ語でカニの爪を意味するキレが語源で重金属と結びついて体外に排出する）。ラシッド・ブッタールは人々が何に脅えるかを知っている。一九六二年のレイチェル・カールソン著『沈黙の春』から今日の環境毒への憂慮まで、人間は自らの出した毒を摂取しているという考えをアピールするのは容易いことだ。そして身体を清浄に保つ必要があるというのは何世紀も昔からの考えで主な宗教の教義に反映されている。『九ステップ』の中でブッタールは「神が生み出した形であればそれは良いものなのだ。もし神が作られたのでなければ触れない方がいい。神様が下さった＝良い。人工＝狂気の産物」と書いている。[7] 見えない毒をデトックスするために何千何百というアメリカ人が毎年キレーション薬を点滴している。

人工毒が慢性病を生み出しているという恐怖は一般受けしているにもかかわらず、ほとんど実証例がない。(8) ダイオキシン、ラドン、ビスフェノールA、六価クロム（映画『エリン・ブロコビッチ』の悪役）、トリクロロエチレン（書籍『シビル・アクション——ある水道汚染訴訟』と映画『シビルアクション』の元になっている物質）など、そしてDDTでさえも、こうした特定の環境汚染が病気の原因になっていると心配する主張の裏付けとなっている研究はないのだ。キレーション療法は実効性はあるが万能薬ではない。古い家の鉛入りペンキや水銀に汚染された魚など大量の重金属に晒された人々だけが必要とするものなのだ。(9)

ラシッド・ブッタールはそうとは考えない。がんの患者がやってくると、よく彼はキレーションをする。関節炎でも自閉症でも、糖尿病、心臓病、パーキンソン病、ルー・ゲーリック病（ALS）、ホルモンの問題でも同じだ。二〇〇八年四月の免許に関する公聴会で、シャーロットの麻酔専門医アート・マククロック医師はブッタールの開業看護師（ナース・プラクティショナー、一定レベルの診断や治療を行うことができる看護師）ジェイン・ガルシアに彼らの患者の誰もが重金属で毒されているのをおかしいと思わないのか？　と質問した。(10)

マククロック：診療所にやってくる患者が一〇〇％同じである状態なのは異常といえませんか？

ガルシア　：人間が環境に対してやってることを見れば、毒性のある廃棄物をどう扱っているか、汚染物質をどうしているか、どこにいってますか？　私たちが使う水に流れ込んでます。食べるものに入り込んでます。私たちはそれをどうしてます？　摂取しているわけです。

マククロック：つまりおかしくないと。

ガルシア　：おかしくありません。

診療を始めた当初、ラシッド・ブッタールはそこまでたくさんの子供の治療はしていなかった。その後、ある出来事があった。「一九九九年一月、我が息子アビーが生まれました」ブッタールは涙を抑えながら語った。[11]「息子は一〇か月で言葉を話し始めました。一〇語から一二語の語彙でした」だが一四か月で彼は後退し、話すことができなくなった。最初に話せなくなったのは、最初に習得した言葉「アブ」だった。アラビア語で父という意味だ。

ブッタールは息子が自閉症であること、神が彼に自閉症に関して何かをなせと告げていることを悟った。「振り返ってみると神が私のために計画されていたことがわかります。ですが私は正しい道から遠ざかりつつあったのです」とブッタールは回想する。[12]「私の名前はアラビア語で『人生の正しい道にとどまるもの』という意味です。私はここで体験していることは神様が私への出資を増やしていることに他ならないと悟りました。神の送られているメッセージは明らかでした。自らがなすべきをなせ。そのために生をうけたのだ！」

ブッタールは自らの宿命を見いだした。自閉症の治療法を発見するのだ。「私はその後、勉強して、調べて、学んで、泣いて、息子が私の元に帰ってくるようにと祈って、夜遅くまで、時には夜を徹して何千という時間を費やしました」とブッタールは書いている。[13]「神に願って、請うて、時には脅しました。息子を帰してくれるなら手も足も差しだそうと創造主と交渉しました」

数年とたたずブッタールは素晴らしいキレーション治療を開発した。ＦＤＡ認可の本物の重金属中毒の薬がすべてそうであるような注射も内服も必要ない。ブッタールのＴＤ－ＤＭＰ（経皮ジメルカプトプロパンスルホン酸）と名付けられたキレーションはただ皮膚にすり込むだけだ。結果はブッタールによれば驚くべきものだった。「デトックスを始めて五か月後」とブッタールは書いている。[14]「アビーは言葉がない状態から五〇〇語以上の語彙を持つようになった。（現在）彼は非凡な状態だ。学校のすべての科目でクラスメイトより優秀で、数学と英語は二、三学年上級のレベル。どのスポーツでも驚くべき運動能力を見せている」

二〇〇六年四月までにブッタールは二五〇人の自閉症の子供を彼の不思議な抗自閉症クリームで治療した。この薬が効いているかどうかを見るために彼は子供たちの尿を検査して大量の水銀と鉛を検出した。毒が流れ出ると自閉症の子どもたちは回復した。中には飛躍的に良くなった子もいた。多くの親たちにとって、ラシッド・ブッタールは英雄で、彼の薬は奇跡だった。残念なことにラシッド・

ブッタール、彼の療法、診断テストは宣伝通りというわけではない。彼の矛盾は国中の話題をさらいユーチューブで大流行したあるニュースで明るみに出た。大変な問題を抱えたＮＦＬのチアリーダーをめぐる話だ。

二〇〇九年八月二三日、デジリー・ジェニングスはインフルエンザの予防注射を受けた[15]。彼女はワシントン・レッドスキンズ（プロフットボールチーム）のチアリーダーだった。二週間後、彼女は奇妙な症状を起こすようになった。手足をゆらさないと歩けなくなってしまったのだ。話し方もたどたどしくロボットのようになった。デジリーは歩けないにもかかわらず走ることはできて、八キロのレースに出場していた。横歩きも後ろ歩きもできた。前に歩くことだけが出来ないのだ。デジリーによれば電話のベルなどにびっくりしたり、ヒップホップやテクノ音楽を聞くと症状が悪化したりするという。だがイギリスのオルタナティブロックバンドのコールドプレイを聞くと症状は良くなった[16]。またオハイオで生まれ育ったにも関わらず、イギリス訛りになった[17]。

デジリーはバージニア州リーズバーグとフェアファックスの病院に行き、最終的にはバルチモアのジョンズ・ホプキンズ病院で診察を受けた。ここで内科医、理学療法士、言語療法士、神経科医、神経精神科医、精神科医の検査を受けた。一連の血液検査、スキャン、代謝スクリーニングで目眩がするようだった。徹底した検査にも関わらず誰も彼女の悪いところを見つけ出すことはできなかった[18]。

最後にデジリーは理学療法士が無造作に言った病名を受け入れた。ジストニア、運動の障害だ。[19]

二〇〇九年一〇月、ワシントンDCのフォックス系列の放送局WTTG—5がこの話を取り上げた。三日後、ニュース系メディア『インサイド・エディション』が飛びついた。[20]「美しいチアリーダーの痛ましい話に全米がショック！」と見出しを掲げ、この動画はユーチューブに投稿された。まもなく大勢の人々はインフルエンザワクチンが恐ろしい運動障害の病気を引き起こしたことを知ることになる。

反ワクチン運動家がデジリーの支援に駆けつけた。ジェニー・マッカーシーとその頃のボーイフレンドだったジム・キャリーは水銀を含んだ防腐剤入りのワクチンが自閉症の原因だとするグループ、ジェネレーション・レスキューと一緒に、デジリーに病気を治してくれるはずだからとノースカロライナの人気医師のところに行くように勧めた。[21]二〇〇九年一一月、ブッタールはデジリーを自分の診療所で診察した。彼の診断は予想通りだった。インフルエンザ予防接種を原因とする水銀中毒。[22]ブッタールは点滴によるキレーションを開始した。「身体システムから毒を取り除きました」とブッタールは宣言し、デジリーはこれですっかり回復すると自信を持って予言した。数時間もたたないうちにデジリーは元気が出てきた。驚くべきことだ。驚くべき事態にABCの『20／20』の取材班が何が起こったかを記録すべくノースカロライナまで出向いた。[23]残念ながらカメラの前ではデジリーは逆行してしまった。歩くこともできなくなり、ブッタールの診療所から出てくるのに車椅子を使わなくてはならなかった。

ゆっくりとデジリーの話の矛盾点が見えてきた。まず、ジョンズ・ホプキンズ病院の神経医がデジリーの問題が精神的なものだとの診断を下していて、他の医師たちものちにこれに賛同していたのが判明した。[24] イェール大学のスティーブン・ノベラはこう評価する。[25]「ジェニングスの動きと進行する言語のパターンは既知のどの神経障害のものとも一致しない。むしろ、すべてが心因性症状の特徴を持っている。人々が最も簡単に理解出来るのは彼女の漠然としたイギリス訛りだろう……言語が神経学的に異常になる原因は非常に多いのだが、イギリス風になる言語障害というのは一つもない」。メリーランド大学医学部の神経科医たちはデジリーのユーチューブビデオを使って、心因性運動障害とはどんなものかを見せるようになった。[26]

『インサイド・エディション』のプロデューサーたちは自分たちが嵌められたことに気がついて、追跡取材をした。[27] 二〇一〇年二月五日、彼らはデジリーをショッピングモールの外で見つけた。「ジェニングスは店から歩いて出てショッピングセンターの駐車場に向かう間」レポーターが言った、「彼女は普通に歩いているように見えました。ですが彼女が車に乗ろうと左を向いて（私たちのカメラを見ると）彼女は横歩きを始めたのです」

デジリー・ジェニングスを助けるという名目で、ラシッド・ブッタールは彼女の問題の本当の原因を無視した。デジリーはキレーションではなく、心理的な支援を必要としていたのだ。「私はジェニングスに同情したままだ」。ノベラは書いている。「彼女はメディアと反ワクチン運動に利用された不運な女性なのだ。彼女が必要としているのは、こうしたケースをどう扱うかを知っている科学的治療者によるデリケートな管理なのである」。その以後デジリーは「もしも中国に行って実験的な処置を受けなくてはならないとしたら、私は（自分の人生を）取り戻す方法が分かると思うわ。時間はかかるかもしれないけど、全部取り戻すわ。方法を見つけるの」と言っている。[29]

ブッタールは自分のキレーション薬がデジリー・ジェニングスのような人々に効くと信じている。治療後、尿の中から重金属を検知するからだ。残念ながらブッタールの検査と結論はいくつかの理由で誤解を招いている。[30]

第一に、水銀や鉛のような金属は地球の地殻中に存在するので誰の血流中にも少量存在する。これらのわずかな量は害にはならない。

第二に、誰の血流中にもわずかな量の重金属があるので事実上キレート剤を摂取すれば誰もが尿中に重金属を排出する。

第三に、キレーション後に尿中に存在する重金属の基準値はない。従ってブッタールが患者の身体には重金属が多すぎると言っても、彼は闇を手探りしているだけなのだ。実際、一般的な検査会社の細かい字で書かれた解説文を見ると「基準値はストレスや刺激を受けていない状態にある健康な人々の代表値である」と表記してある。ブッタールが彼の奇跡的キレーション療法について議会の委員会で説明したとき、ブッタールが自閉症の子供の尿の中の水銀を見せるたびに、議員たちは肯定するように頷いていた。[31] しかし、ブッタールが議員当人たちにキレーションを施したとしても彼らは同じ結果を見ることになっただろう。実は研究者たちが自閉症とそうではない子供たちの水銀の排出量を比較したところ、自閉症児と健常児の身体には同じ値の水銀があることが判明した。[32]

第四に、ブッタールのキレーション療法は効いていないだけでなく、そもそも効く道理がないのだ。細胞が水銀のような重金属で損傷を受けた場合、損傷は永久的なものとなる。医師が本物の水銀中毒の患者をキレーションで治療するのは、結合していない水銀を捕まえて、それが身体にさらに損傷を与える前に体外に除去するためなのだ。つまり、ラシッド・ブッタールがデジリー・ジェニングスを点滴キレーションで治療したとき、すぐに症状が和らいだと主張したが、これはキレーションの結果であるはずがない。最初にデジリーの目覚ましい回復が報告されたあと、スティーブン・ノベラはこう述べた。[32]「脳の損傷は原因が取り除かれたからといって、すぐに元に戻るものではない。……さて、ジェニングスさんとブッタール博士は、ジェニングスさんが椅子に座ってキレーション治療を受けている最中に症状が改善しはじめ、三六時間以内に症状は完全に消えたと報告している。ジェニングスさんの症状が消えたことを私は大変喜んでいる。うまくいけばこれで彼女は普通の暮らしに戻れるだろう。だが私にとってこのあり得ないほどの素早い回復は彼女の症状がそもそも心理的なものであったことの劇的な確証なのである」

二〇〇九年、ラシッド・ブッタールは彼の抗自閉症クリームが効くと証明するための試験をしたかと聞かれ、「いいえ、やっていません。本来的に効くとわかっているものをわざわざ効くと証明するために時間を費やす意味などないでしょう？」と答えた[34]。

自分の奇跡的な自閉症治療薬の試験をしない選択をしたラシッド・ブッタールは数世紀にわたる薬売り香具師の偉大なる伝統を継承実行していることになる。言い分はいつも同じだ。私は効くと知っているのでこれは効くのだ。私の患者は効いたと言っているからこれは効くのだ。「この子供たちを決定的に良くしてみせたのはこの小さな薬瓶だけなのです」とブッタールは言う[35]。これをちょっと考えてみよう。あなたは今、八八人に一人のアメリカの子供に見られる障害である自閉症を治療できる唯一の薬だとあなたが信じる薬を発明した。これが効くと証明する最初の一人になろうとは思わないだろうか？　この障害を持つ子が誰でも常備するべき薬なのだと証明しようとはしないだろうか？エドワード・ジェンナーが牛痘の接種で天然痘を予防できる可能性があると考えたとき、彼はそれを試験したくてたまらなかった。一七九六年ジェンナーは彼のワクチンが効くことを証明した。すぐにそれは全世界で使われるようになった。フレデリック・バンティンとチャールズ・ベストが一九二一年にインシュリンを分離したとき、彼らは子供たちの臨床に駆けつけてそれが効くことを証明しようとした。現在、インシュリンは糖尿病の人々の標準治療となっていて、この病気の人の寿命を延ばしている。またハワード・フローリーとアーネスト・チェインが一九四〇年代初めにペニシリンを分離、純化、大量生産したとき、彼らは即座にそれをボストンのナイトクラブ火災の犠牲者で試験した。とすれば、ラシッド・ブッタールはなぜ彼が自閉症の唯一の効果的な治療薬だと「知っている」薬を試験することをためらうのか？　おそらくこれが研究されてしまうと、彼の主張が架空のものだという
ことを認めなくてはならないからだろう。

デジリー・ジェニングスは最終的にはラシッド・ブッタールの元を去った。彼の請求書の額にうんざりしたのだ。当然と言えば当然だ。ブッタールの自閉症治療を見さえすれば、彼の営業法が分かる。最初の一二か月、子どもたちは彼のキレーションクリームを一日おきに使わなくてはならない。小さな瓶が一瓶一五〇ドルする。ブッタールは親が自分の製品のみを使うように念を押す。代替品はなしだ。[36]「すでに多くの調剤師がＴＤ－ＤＭＰＳを複製しようと独自に局所適用型のＤＭＰＳを作っている」と彼は書いている。「これらの劣化調合された代用品は我々の研究を資本利用してＴＤ－ＤＭＰＳをまねしている。自己責任で使うべきだ」
ブッタールの抗自閉症クリームの売り上げは堅調だが、ブッタールの最大の売り物に較べれば色を失う。彼のもう一つの発明品であるトランスＤトロピンだ。自閉症治療と同じく、この経皮薬がうた

う効能は目覚ましいものだ。そして自閉症治療と同じように、こうした効能は一度も試験されたことがなく、これがＦＤＡが認可を与えない原因の一つとなっている。「最初の数日から二週間の間トランスＤを使うと」とブッタールは書いている。[37]「ほとんどの患者は睡眠時間が減り、よりよい質の睡眠を経験する……時間が経つと他の様々な変化を経験する……しわが減り、皮膚が丈夫になり、筋肉が強く耐久性が付き、回復が早くなり、精力がつき、髪が増え、感情が安定し、エネルギーレベルが高くなり、身体の輪郭が変化し、慢性的な痛みが軽くなる。多くの場合何十年と続いた昔からの痛みや古傷が消えていくのだ！トランスＤを摂取する必要はない。だが長生きに興味があるなら、機能を改善して健康になることに興味があるならまずはトランスＤを経験してみるべきだろう」。つまりブッタールによればトランスＤで見目も良くなり、長生きし、よく眠れるようになり、よりよいセックスができるようになるというわけだ。ハムリン魔法使いオイル、スクワイヤ大万能薬、キッカプー・インディアン・サグワやその他の一八〇〇年代に人を騙した万能薬の昔ながらの売り口上だ。[38]トランスＤは一瓶二〇〇ドル程度だ。一九九八年以来だいたい二二〇〇万瓶が売れている。[39]抗自閉症クリームとともに、トランスＤはブッタールを非常に金持ちにした。

最後の皮肉はブッタールが効き目も証明されていない無認可医薬製品を売って儲けているにもかかわらず、彼が大製薬会社を罵っていることだ。「ほとんどの製薬会社は自分たちが独占体制を築ける研究に資金を提供したいと考えている」と彼は書いている。[40]「そうやって大きな儲けを出すのだ」。『ニューヨーカー』のスタッフライター、マイケル・スペクターは矛盾にコメントをつけたことがある。「我々は大製薬会社を嫌うが」と彼は言う。[41]「我々は大プラセボ（偽薬）の腕に飛び込んでいる」

ラシッド・ブッタールは彼の事務所のスタッフに宣誓させる。[42]「私は世界が待っている変化を起こすために自分の与えられた役割以上のことをやると誓います」彼は自分の子供たちにも同じ誓いを言わせる。ブッタールは世界をキレートしてもっと健康的にできると信じている。これは単なる人生哲学ではない。これは使命なのだ。医者は悪者で主流医学は信用できないという認識に基づく使命だ。「医者は患者が言われたことを何でも信じるだろうと思っていることがよくある」と彼は書いている。[43]「ここに最初の教訓が潜んでいる。もし医者がもっと詳しい情報が欲しいと尋ねただけで機嫌が悪くなったり、彼らが言ったことを鵜呑みにしなかったというだけでいらだったりしたら、別の医者を探すべきだ。急げ。のんびりしている場合じゃない。医者はただの人間で、『標準医療』の枠内で許されている方法を使っている限り、生か死の間違いをしても良い免許を持っているだけなのだということを覚えておこう」

ブッタールはこれに対して自分は絶対的に信頼されるべきだと信じている。[44]「私は私のところへやってきて『私は真実とは何かを知っています。私が気にしてるのはそれだけです』と言う人物を求めている。最初より前から私を信じていて欲しい。それが私の理想的な患者だ。だが私のところへやってきて『これが何だか知りません。これの副作用は何ですか?』と言う者は別の道を行けば良い。私はすでに知っている人々のためにここにいるのだ」。ブッタールは自分の哲学に厳しく従うことを求める——「考えてはいけない。私は彼らに私が指揮官だと言う。もしレースに勝ちたければ私が手綱を握っていなければならない。そして私が言うとおりのことをすべてしなさい。もし四時間頭で逆立ちをして真言を唱えろと言ったらあなたはそうしなさい」

アピールを強固にするために、ブッタールは信奉者に「医者があなたに言わないこと」というキャッチフレーズを使って陰謀論を届ける。[45] 医者は良い治療を自分たちと仲良しのために取っておいていて、患者は救われないと暗示するのだ。ブッタールはがんになった医者は一〇人に一人ほどしか自分たちが患者に勧める放射線治療や抗がん剤治療を受けないと主張する。医者は自分たちが患者に勧めているものがどんなものか良く知っているからだ。そしてこれはより大きなさらに非道な筋書きの一部なのだという。「私はこの一〇月初頭に疾病対策予防センター（CDC）の会合に出席していました」とブッタールが言う。[46]「そして秘密裏にとても上の方の役職の人と、科学者と会いました。そして…私はCDCが現在最も心配していることは何ですかと聞きました。すると彼は私を見て非常にさりげなく言いました。『ラシッド、我々は公的にはこれを否定しているんだ、君にはわかるだろう。これを認めるわけにはいかない。だが一番心配なのは水銀だよ』」

ブッタールのメッセージははっきりしている。私を信じろ、他の人間はあなたを傷付けるからだ。私を信じろ、私はあなたと同じようにひどい扱いを受けてきたからだ。私を全面的に信じろ、そして疑問を持つな。私を信じろ、真実はあなたを自由にするからだ。ブッタールはジム・ジョーンズ（人民寺院の教祖。１９７８年にガイアナで集団自殺事件を起こした）からデイビッド・コレシュ（ブランチ・ダビディアンの教祖。１９９３年警察の強制捜査に対して籠城事件を起こし多くの死者を出した）に至るカリスマ的人物の仲間だ。彼らは、最後には誰のためにもならない事実無根の非論理的認識に基づいて信奉者を集めている。

とはいえ、害はないだろうという主張もできるかもしれない。もし親がブッタールの証明されていない検査や魔法の薬や彼の話を信じたければ、もし彼の抗自閉症クリームやトランスＤのような重要な治療法を否定しようとする政府の陰謀があると信じたければ、汗水垂らして稼いだ金の多くをそれに使いたければ、それは彼らの判断ではないか。しかし残念ながらブッタールの助言はとても危険な可能性を持っているのだ。

ブッタールの中心的な前提は「医療の権威」は不自然で危険な治療をするというものだ。彼はそれに対して自分の治療法は自然で害がないと主張する。だがキレーション治療は、害がある以外の何者でもない。本当に重金属中毒で苦しんでいる子どもたちは心拍と血液中化学が常時モニターされている病院でキレーション治療を受ける。病院での監視が必要なのは、キレート薬は水銀と鉛とだけ結合するわけではなく、カルシウムのような心臓の電気伝導に必要な元素とも結合してしまうからだ。二〇〇六年三月、CDCはキレーションで死亡した子供二人と大人一人についての記事を発表した。報告の最後にCDCの研究者たちはキレーションの未承認使用についての考えを明記している。[47]「開業医療者の中には水銀や他の重金属が症状を引き起こしていると信じて自閉症にキレーションを使った例がある。こうしたキレーションの認可外使用には一般に認められた科学的根拠の裏付けはない」

ラシッド・ブッタールの標準的医療の拒否にはもう一つの危険な側面がある。これはブッタールが自分の息子が自閉症になった理由だと信じているものと関連している。[48]「私が気がつかないうちに」とブッタールは書いている。「私の今は離婚した妻がアビーに定期スケジュールに従ってワクチンを打っていた。彼女は出産した病院で小児科医や医者から恐怖をかき立てるようなプロパガンダを聞かされてそれに従ってしまったのです」。ブッタールは彼の息子がワクチンに入っている水銀入りの防腐剤であるチメロサールの中毒になったと信じていた。彼によれば「チメロサールはお金のために人類に対して実行された最大の残虐行為」だという。[49]その結果、ブッタールは（その時点では子ども向けのどのワクチンにも、もうチメロサールは入ってなかったにも関わらず）三人目の子にワクチンを打つのを拒否し、ジェニー・マッカーシーのように人々に子どもへのワクチンを避けるように奨める運動をしている。「誰であろうと私の子供にワクチンは打たせない」とブッタールは言う。[50]「天然痘でもポリオでもB型肝炎でも賭に出る。子供が一〇歳の時に将来医者になる心配とか売春をする心配などするものだろうか？」

重金属がすべての慢性病の原因に見えるという論議と同じように、ブッタールのワクチン反対論も正当性を欠いている。第一に研究調査の結果はチメロサールが自閉症を起こしていないことばかりか、それが水銀中毒のわずかな兆候でさえ起こしていないことを示している。[51] 次にブッタールは天然痘で賭に出ると言っている。けっこう。天然痘ワクチンは一九七二年以降子どもに接種されたことはない。この病気にかかる可能性は地球上から消し去られたのだ。[52] これに対してポリオはまだ存在している。[53] パキスタン、アフガニスタン、ナイジェリアなどの国では消え去ったことがない。今までこの三国からの旅行者が他の二〇か国に病気を持ってきている（二〇一四年五月現在、アフガニスタン、ナイジェリア、パキスタン、赤道ギニア、エチオピア、イラク、イスラエル、ソマリア、カメルーン、シリアの一〇か国からポリオの発生が報告されている）。海外旅行の頻度を考えればウイルスがさらに広がる可能性は否定できない。特に予防接種を打つ人が少なくなってしまった場合はそうだ。最後にブッタールは子供へのB型肝炎の影響を過小評価している。[54] 一九九一年にCDCがB型肝炎ワクチンの乳幼児への定期接種を推奨するまでは、毎年だいたい一〇歳以下の子供一万六〇〇〇人が感染していた。約半数が出産時の母親からの感染で残り半数は生まれてから、自分が感染していると知らない人たちと不用心に触れあうことで感染していた。だいたい一〇〇万人のアメリカ人がB型肝炎ウイルスに感染しているが、彼らは医者や売春婦じゃなくても感染すると証言してくれるだろう。

二〇〇九年に米国が危機に直面したときにラシッド・ブッタールは率先して死人を出す恐れのあるアドバイスをしたひとりだった。[55]「事実は事実です」と彼は言った。「現在のところ、豚インフルエンザワクチンで死んだ人の方が豚インフルエンザで死んだ人より多いのです。おそらくこれから豚インフルエンザで死ぬ人よりも、もっと多くの人が豚インフルエンザワクチンで死ぬでしょう。ユカタン半島からメキシコを通って合衆国に入ってくるまでにウイルス株は発病力を失ってしまっています。つまり彼らが作り上げた誇大広告は実は巧妙なトリックなのです。人々を脅かすための幻術です」豚インフルエンザウイルスがメキシコから北上して二〇〇九年四月に合衆国に入ってきたという話に関してはブッタールは正しい。だがウイルスが発病性を失ったという点については間違っていた。[56] 彼の発言後、数か月で推定四七〇〇万人のアメリカ人が豚インフルエンザにかかり、二五万人が入院し、一万二〇〇〇人が死亡した。このうち推定で一一〇〇人が子供だった。これは通常のインフルエンザ流行期の一〇倍以上だった。ブッタールのアドバイスは間違っていただけではない。劇的に間違っていたのだ。そしてこれに耳を傾けた人は不必要なリスクに直面することになったのだ。[57]

ブッタールの患者全員が彼の治療に満足しているわけではない。二〇〇八年四月にノースカロライナ医療委員会はこうした苦情を聞くことになった。委員会の弁護士マーカス・ジムソンが自分の事件を紹介した。「証拠を見ればブッタール博士は絶望した人々、最も必死になっている人々を餌食にしていることがわかります。彼は治療の効果なく死にかけている患者に治療を提供して、一般的に効果がないとわかっているものに一日あたり数千ドルを請求しています。彼はこれを壁に掲げたノースカロライナ州医療免許の元でやっているのです」。ジムソンはブッタールへの申し立てをまとめた[58]。

・ブッタールは子宮頸ガン患者を過酸化水素の静脈注射で治療した。効果が立証されていない危険である可能性がある療法だ。初診でブッタールは一万二〇〇〇ドルを請求した。その次の月、患者はさらに一九回注射を受け、費用は一本あたり一〇〇〇ドルで合計は三万一〇〇〇ドルになった。患者が死亡したとき、ブッタールの事務局は遺族に二五〇〇ドルを返却してきた。

・ブッタールは子宮ガンの患者をビタミン注射、キレーション、フィルバート、インフラ呼吸反射処置、オンダメド・バイオフィードバックで治療した。二か月の治療で三万ドルが請求された。死亡前に患者はブッタールに一万ドルを支払った。遺族が残りの二万ドルを支払えなかったので、ブッタールはこの件について債権取立業者を雇った。

・ブッタールは副腎がんの患者への効果のない治療で三万二〇〇〇ドルを請求した。患者の妻は最初にブッタールに会ったときのことを覚えていた。「彼は誰がどんな種類のガンだろうと問題ではないと言いました」彼女は回想した。「自分は治せるのだと。成功率は一〇〇%だと長々と繰り返し続けました」。彼女の夫が死亡したあと、妻はブッタールへの支払いの小切手六万七〇〇〇ドルをキャンセルした。ブッタールは債権取立て業者を雇い、未払い分と利子、取立手数料二五%を取り立てようとした。

・二〇〇七年一〇月、ブッタールは結腸がんの患者に「普通の医者がやれと言うことをやるのであればあなたは馬鹿者ということだ」と言った。ブッタールは一週間につき五〇〇〇ドルの費用でキレーションとオゾンセラピーをするように助言した。二か月後患者は死亡していた。

公聴会の後半でジムソンはブッタールに彼の治療法は標準治療以下だったか否かと質問した。「標準治療など問題ではありません」彼は言った。「標準治療を凌駕しているのです」

ジムソンは医療委員会に正しいことをするように――人に危害を与えている、少なくとも患者の役に立つ可能性のある治療から遠ざけている男の免許を停止するように強く勧告して発言を終わった。「どこかにブッタール博士の診療所にいこうとしている人がいます。家族や友人から愛されている人です」彼は言っている。「彼らは死を迎えようとしていて、たとえわずか一条であってもすがるべき希望の光がないかと探しています。そしてブッタール博士は、それはもう喜んでその希望の光を与えようとしています。今こそ科学に基づいた、証拠に基づいた医療のために立ち上がるべきときです……委員会にとって最良の時となるでしょう」

そうはならなかった。委員会はブッタールに彼の治療は効くと証明されておらずＦＤＡの認可を受けていないと忠告する同意書を患者に出すように求めただけだった。[59] ブッタールはガンや自閉症の患者の治療を続けることができる。医療データは彼の主張を否定しているにも関わらず、患者たちが重金属中毒であるかのように治療するのを続けることができる。魔法の抗自閉症クリームとアンチエイジング薬を効くという証明なしに売り続けることができる。ブッタールは未だに自分のウェブサイトで治療法は「非常に効果がある」と謳い、二〇万例のキレーションを副作用なしで施療したと（そんなことは全くないのだが）自慢している。新しい同意書が切実な患者と家族がブッタールの戸を叩くのを思いとどまらせるとしたらむしろ驚きだ。

第七部

代替医療に実際に効くものがあるのはなぜか？

第一一章　驚くほど強力でひどく過小評価されているプラセボ反応

われわれが表向き装っているものこそ、われわれの実体にほかならない。……
――カート・ヴォネガット『母なる夜』（飛田茂雄訳）

もしエキナセアとビタミンCが風邪を治すのでなければ、コンドロイチンとグルコサミンが関節炎に効かないのであれば、そしてセントジョンズ・ワートがうつ病に効果がないのであれば、イチョウ葉が記憶力を良くせず、ノコギリヤシが前立腺を小さくしないのであれば、なぜこれほど多くの人々が効くと信じているのだろう？　そして、人間の神経系が中国の川と関係なく、すべての病気の原因が背骨のゆがみにあるのではなく、高度に希釈された薬が有用な成分を何も含んでいないとしたら、なぜ針治療師やカイロプラクターやホメオパスにあのように献身的な信奉者がいるのだろう？　答えはメフメット・オズとスティーブン・ノベラの辛辣なやりとりの中にあるかもしれない。

二〇一一年四月、オズは『ドクター・オズ・ショー』で鍼治療を取り上げた。研究者たちは針治療が効くと主張する人々についての研究に多額のお金と時間を費やしてきた。最初に鍼が正しくあるいは間違ってツボに入ったときの効果を比較した。[1] 違いはなかった。次に彼らは普通の鍼と引っ込むタイプの鍼を使った。患者は鍼が刺さった感覚はあるが皮膚下に入ったかどうかはわからない。これもまた違いはなかった。こうした研究があるにも関わらずメフメット・オズは鍼を勧め続けている。しかし、鍼を取り上げた日にスティーブン・ノベラを番組に招いたのは褒めて良い。これ以上懐疑的な立場のゲストは選べなかっただろう。

イェール大学の神経学者であることに加えて、スティーブン・ノベラはニューイングランド懐疑主義協会の設立者で会長であり、ジェイムズ・ランディ教育財団の科学に基づいた医療プロジェクトの責任者でもある。[2] そして人気のある科学ポッドキャスト『宇宙スケプティックスガイド』のホストだ。ノベラは、鍼治療はツボ以外の場所を刺しても全く刺さなくても効くと説明した。オズはひどく腹を立てた「世界中の何億という人々が健康の基礎として鍼治療を使っています」と彼は反論した。[3]「あなたは大変思い上がった態度で否定していると思います。私たちが異なった思考体系の考え方を受け入れられず、西洋流の考え方にはめ込むことができないからといって、それが効くはずがないとおっしゃるのですから」

ノベラは、鍼は定義するとすればぺてんであり、トリックであり、まやかしであると知っていたが、一度たりとも「鍼は効かない」とは言っていない。[4] むしろなぜ効くのかと問うていたのだ。「ポジティブな治療的相互作用を取りまく儀式なのです。心の安らぐ、優しい（施術者）がいて」と彼は言った。

「あなたは半時間から一時間リラックスします。そこが効果のあるところです。実際に皮膚に鍼を刺し通すことには効果はありません」別の言い方をすれば、プラセボ効果だ。

プラセボ効果など些細なものだと片付ける人もいるが、それは違う。プラセボ効果がどれほど強力かを最初に実演することになった場所は、第二次世界大戦の戦場だった。看護師がモルヒネを切らしたとき[5]、傷ついた兵士に痛みを和らげるものが何もないと告げることが出来ず、彼女はウソをついた。使用した生理食塩水が実はモルヒネだと言ったのだ。驚いたことに痛みは消えた。そうなると重大な問題は「プラセボ効果は効くのか」ではなく、「どうして効くのか？」である。針治療のようなプラセボ治療は本当に痛みを減らしているのか、それとも人々は同じ痛みを許容しているのか？ プラセボ効果は身体的なものかそれとも心理的なものなのか？

当初、医師たちはプラセボ効果を不当にも頭から否定していた。それは全面的に知覚に関わる問題であって現実には何の関わりもないというのだ。例えば費用の高い治療は何の効果もなくてもそれがより高ければより効果があったと知覚される。

このカテゴリーに当てはまる治療法と言えばユニコーンの角だ[6]。てんかん、インポテンツ、寄生虫、コレラ、天然痘、ハンセン病の治療薬として喧伝され、若さを保つ、記憶力を高める、魂を防護すると称した一角獣の角の粉は八世紀以上に渡って使われてきた。一角獣は現実には存在しない一角の獣だ。この事実は売り上げを損ねることはなかった。クジラの牙を粉にして作る「ユニコーンの角」は同じ重さの金の価格で売られた。九ポンドの角は五万五〇〇〇ドルだった。ユニコーンの角を買えない人々はユニコーン飲料を買った。

もっと最近の例ではビタミンOがある。(7) 一九九八年、『USAトゥデイ』紙に奇跡のような新製品の広告が掲載された。ビタミンOだ。緊張したほほえみを浮かべる美男美女の写真の下に広告の文頭には「目に入れても大丈夫なくらい安全、地球上で最も豊富な元素を含んでいてとても自然、劇的効果を体験された利用者様の証言が読み切れないほど寄せられている効き目」と書かれていた。信奉者のひとりは「数か月ビタミンOを飲んだらエネルギーとスタミナがついて、風邪をひかなくなりました」と言っている。ビタミンOとは何か? 広告はウソは言っていない。ビタミンOは「蒸留水と塩化ナトリウムの溶液中に安定化させた酸素分子を入れたもの」つまり塩水だ。だがビタミンOの販売者は早々に「ただ」の塩水ではないと指摘している。これは酸素で強化された塩水で購入者に必要な生命エネルギーを与えるのだ。残念ながらビタミンO購入者は水から酸素を取り出すために必要なもの、つまり魚のようなエラがなかった。広告掲載後、製品製造者はひと月で一瓶二〇ドルで六万瓶を売った。

心理学者たちは、プラセボ効果は単純に葛藤解決体験なのだとも論じた。鍼を利用する人々は二つの相反する事実に直面する。一、鍼は非正規治療だ。二、鍼は一回六五ドルから一二〇ドルと高いし、何回もかかる必要があり、現金払いのことも多い。この相反は鍼が効くと信じることで一番上手く解消できる。レオン・フェスティンガーは著書の『予言が外れるとき』（水野博介訳、勁草書房、一九九五年）の中でそれを認知不協和説と呼んでいる。この最も良い例はイソップ寓話の『狐と葡萄』だ。木から下がっている葡萄の房を見つけた狐が二つの相反する考えに直面する。一、彼は葡萄が大好きだ。二、葡萄に届かない。狐はこの相反を葡萄は酸っぱいと信じることで解決する。

プラセボ効果のもう一つの説明は「平均値への回帰」と呼ばれるもので、『スポーツイラストレイテッド』誌の表紙のジンクスが一番良い例になる現象だ。スポーツファンは何年も『スポーツイラストレイテッド』誌の表紙に登場するとプロ選手の選手生命が尽きると言っている。どの話も同じで、ある選手が今シーズン素晴らしい成績を上げ、表紙に登場すると、次に期待外れや低迷するシーズンが来る。だがこれは実はジンクスではない。運動選手があるシーズンに素晴らしい成績を出したとして、次のシーズンに同じくらい素晴らしい成績を出せなかったとしても驚くようなことはない。選手には良い年と悪い年があるからだ。強くなったり弱くなったりを繰り返す痛みについても同じことが言える。人々は痛みが一番強いときに鍼に行くものだ。だから運動選手の成績のように上下することがあって、痛みで最悪の状態になったあと良くなったと感じるのかも知れない。

メフメット・オズとの対談中、ノベラ博士はプラセボ効果についてさらにもう一つの説明をしている。治療者のプレゼンテーションだ。複数の研究で、治療者の衣服、物腰、態度、言葉づかいによって治療の結果が違うという結果が出ている。[8]「その症状はわからないなあ」、「この薬で楽になるかはわかりません」という治療者より「すぐに良くなりますよ」あるいは「このお薬で楽になりますよ」と言う治療者の方が患者の状態は良くなる。そして治療者が患者にかける時間が長いほど患者は良くなる。マサチューセッツ州ケンブリッジの代替治療師テッド・カプチャックは人間的魅力が治癒力となることを認識している。[9]「私は超優秀な治療師です」と彼は言う。「これはやっかいな真実です。助けが必要で私のところに来ると、良くなるんです。何千人もやってきて良くなりました。最終的にはそれは実のところ鍼のおかげじゃなくて、人のおかげなんです」。「自分の患者にプラセボ効果をもたらすことができない医者は」とJ・N・ブラウは書いている。[10]「病理医になるべきだ」

おそらく、治療者の及ぼす影響の最も良い例はオズの魔法使いに見出すことができる。魔法使いはかかしに脳みそをやることができないので、次善の策をとる。賢くなったように感じさせるのだ。「私がここにくる前に居た場所には大学がある」と魔法使いは言う。「人々が偉い考えができる人になれるように行く偉大なる学びの中心地じゃ。そしてそこから出てくると人は深く考えるようになっている。お前さんと同じくらいの脳みそでだ。だが！　連中はお前さんがまだ持っていないものを一つ手に入れている。卒業証書じゃ！」。卒業証書を手に入れるとかかしは賢くなり、ピタゴラスの定理を引用する。「おー嬉しい、有頂天だ」と彼は言う「脳みそを手に入れたぞ」

ある意味、誰もがプラセボを使うが、親ほどこれを使う者はいないだろう。「私には四歳の息子がいる」と『インチキ薬とその他の迷信』（未訳）の著者ジョン・ダイアモンドが書いている。[11]「普通の四歳の息子がするように、何かに登っては落ちて、その最中にすりむいて血が出たりする。そしてこれが起こるたびに（平均して週に四回は）新しい傷を指さしながら泣きながら私のところへ駆けてくる。私はまったく代替治療でしかない手当をする。強い痛み止めや止血剤は与えないが、小さな傷をきれいにしてやって、『何が起こったの？』と聞き、重力の気まぐれや煉瓦の手強さを一緒に嘆いてやって、膝の上に抱き上げて水を一杯与えて、キスして痛いところが良くなるようにとなでてやる。これはいつでも効き目抜群だ」。ダイアモンドは誰でもやっているこの治療に名前をつけようとする。「この手法をなんと呼んだら良いと思われるだろうか？」と彼は書いている。「パパ療法？　ダイナミック両親学？　なぜなら、小さな問題について、落ち着いた語りかけ、静かに腰を下ろして良くなるようにとなでてやることで対応するのは、ほとんどの代替治療がやっていることだからだ」

一九七〇年代ごろまでには、心理学者がプラセボを正当に評価していなかったことがはっきりしてきた。そして代替治療師が「マインドボディコネクション」と呼んできたものが心理学的な根拠があることもはっきりしてきた。この時点でプラセボ効果はプラセボ反応になった。人々は痛みが減ったと信じていたのではなかった。本当に痛みが薄らいでいたのだ。痛みからの解放は「頭の中だけで起こっている」という見下した考えは痛みの仕組みについての、そしてなぜプラセボ反応は無視できないか、してはならないのかについてのより深い理解に取って代わられた。

一九九〇年の映画『ハリウッドにくちづけ』では二人の女性（エヴリンとスザンヌ）が同じ男性と逢瀬を重ねてきたことに気づく。スザンヌは悔しくきまり悪く感じるが、エヴリンは違う。(12)

スザンヌ：ジャックに最後にあったのはいつ？
エヴリン：んー、土曜日。土曜日の夜。
スザンヌ：私は土曜日の午後に彼と会ってたのよ。一日に女の子二人だわ。
エヴリン：私たちがわかってるだけでね。ほら、人工衛星とかを使ったら何がわかるか考えてみて。
スザンヌ：どうして笑えるの？ 絶対にひどい話。現代にあるまじきことよ。
エヴリン：あなた自立した女よね。コンドーム買いましょ。気分を悪くするのはやめましょう。彼はたぶん本当にあなたのことが好きよ。彼があなたと会うのを楽しんでるように、彼と会ってる自分を……楽しめるようにさえなれば。私はそうしてるの。エンドルフィンを浴びるためにやってるのよ。
スザンヌ：エンドルフィン。
エヴリン：何かそんなもの。

エヴリンがプラセボ反応の心理学的根拠についてのヒントをくれる。最も強力な鎮痛剤はモルヒネだ。ケシ（ケシ科ケシ属）から分離されるもので、他のすべての薬品に勝る鎮痛剤だ。一九七〇年代はじめ、ラバイ・シマントフとソロモン・スナイダーがモルヒネと結びつく受容体を脳内で発見した。驚くべきはそのことではなかった。驚くべきは彼らがまるでモルヒネであるかのように振る舞い、モルヒネ受容体に結びつく化学物質も見つけたことだった。これらの化学物質は植物から抽出されたのでも医薬品会社が合成したのでもない。人間の脳下垂体と視床下部で作られていた。シマントフとスナイダーはこの物質をエンドルフィンと名付けた。体内という意味のエンドゲノウスとモルヒネと言う言葉から作った言葉だ。後にエンドルフィンは痛み、辛い食物、運動、興奮、オルガズム（エヴリンの「エンドルフィンを浴びる」）に反応して、放出されることが示された。

エンドルフィンを掌中にして、科学者は鍼のような手当が効く仕組みをよりよく明らかにすることができるようになった。一九七八年、ジョン・レビン、ニュートン・ゴードン、ハワード・フィールズが歯科手術を受けた人々を二つのグループに分けた[13]。どちらのグループもジアゼパム（抗不安剤）、酸化ニトロ（「笑気ガス」）、局所神経ブロック（メピバカイン）を処方された。これらの痛み止めの効果が消えたあと、一つのグループは「痛みを和らげる」プラセボ薬を処方され、もう一つのグループには何も出なかった。プラセボグループでは多数が痛みが和らぐ体験をした。さらに重要なのはプラセボ反応がエンドルフィンをブロックするナロキソンの投与で消えたことだ。「プラセボ鎮痛の機序」と題した論文で著者らは「これらのデータはエンドルフィンの放出が歯科手術後の痛みのプラセボ鎮痛を成立させているという仮説と一致する」と結論づけた。そして、この発見は他の研究グループによって再現されている。[14]

結果は予想どおり。プラセボ鎮痛は身体的なもので現実だったのだ。人々が鍼治療のあと痛みが薄らいだというのは、「頭の中だけで起こっている」のではなく、身体が自ら作り出す麻薬によって身体の中で起こっていたのだ（研究者は鍼治療による痛みの軽減はナロキソンで消えることも実証している）。[15] 代替治療師たちはこれを知ると長期に渡る鎮痛剤の使用——中には大きな副作用があるものもある——に鍼が取って代わることができるなら悪いことはないと主張した。薬に頼るより自然にエンドルフィンを引き出す方が良いではないか？

鍼に批判的な人々は三つの反論をする。

第一に、鍼は欺瞞だ。もし、本物とニセ鍼を比較する研究について鍼治療師が正直であれば、彼らは患者にこう言うだろう。「施療前にこの二千年の古代からの知恵がどうこうというのは置いておきましょう。真実を言えば、昔の中国人は解剖をしなかったので神経系統の解剖学には全く無知でした。そこで中国の川と太陰暦に基づいていると間違った推測をして、皮膚下に当てずっぽうで鍼を差し込んだのです。気とか、陰陽とか、経脈とかは忘れましょう。もし私が針が引っ込んでしまう鍼を使っても鍼は同じようによく効きます。効く理由はあなたが効くと思うからです。たぶんエンドルフィンを放出するには考えるだけで十分かもしれません」鍼治療師は、プラセボ反応を消してしまうかもしれないという当たり前の理由からこうしたことは言わない。気と陰陽の脳内イメージが治療プロセスにとって重要なので、効果を消してしまうのかもしれない。あるいは患者が現代科学の警告よりも古の知恵があると保証される方に良く反応するからかもしれない。理由が何であれ、欺瞞は治療の重要な一部といえる。

ニューヨーク大学ランゴンメディカルセンターの生命倫理学教授アート・カプランはプラセボ薬の倫理を指摘している。[16]「ローリスク、ローコスト、低負担であれば患者に欺瞞を行っても倫理的であるといえる」と彼は言っている。「医療はカイロプラクターや鍼治療師から学べるかもしれない。だが彼らは医療専門論文で自分たちが何をしているのかを報告する義務がある。彼らはプラセボ効果が強力であること、特定の行為で誘発できること、それゆえに医療はそれがどうすれば一番良く引き出せるかを研究するべきだと報告すべきである」。公平に見れば、すべての治療者は――主流医学だろうとそうではなかろうと――ある種の欺瞞をするものなのだ。肯定的な態度、確信を持たせるふるまい、有能な雰囲気が重要なことはみんな知っている。「私たちはいつもプラセボ効果を使っている」とカプランは言う。[17]「私は蝶ネクタイを持っている。白衣を着ている。人は大変印象的な見栄えの大きなビルにやってくる。いつの日か街の掲示板に『我々は本当に大きな機械を作りました。大変な騒音を出しますが、我々には実は仕組みが分かりません。ただ売っているのは我々だけなので、買いに来て下さい』と広告が出るんじゃないかと期待している」

実際のところ、主流医療の医者たちが患者の病室に行って「いいかね、今から百年もしたら君をどう治療したら良いのかはもっとよく分かるはずだ。正直、未来の医者たちは私たちが今やっていることを振り返って笑うだろうよ。いくつかの病気についてはとてもよく分かっているが、多くについては立ち泳ぎをしているようなもので、前には進んでいない。その他については全くお手上げだ」とは言わないだろうと私は思う。（常識がある）医師ならこんなことを言う者はいない。シャーマンと呪術医のころから現代の医者に至るまで、誰にでも各自の支えとなるものと各自の欺瞞を保持しているのだ。

鍼治療に対する第二の反論は費用が高いということだ。だが認知的不協和説によれば高ければ高いほどいい。この概念は最初に一九六〇年代の競馬場で検証された。[18] 調査者は賭けている人たちに馬券売り場に向かう時と去るときに馬の評価を聞いた。賭けた人たちは二つの相反する事実に直面する。一、どの馬も勝利する可能性がある。二、私はただ一頭の馬に賭けた。この不協和を解消するために、賭ける人々は馬券を買ったあと、自分が選んだ馬を他の馬より遙かに高く評価した。この研究は「出走予定時刻における決断後の不協和」と題されていた。また別の研究では、ＭＩＴの研究者が二種類の砂糖玉の鎮痛効果を調べた[19]。一つのグループは錠剤が一〇セントだと教えられ、もう一つのグループは二ドル五〇セントだと告げられた。実験参加者は高い錠剤の時、より少ない痛みを経験した。「いいかい、最終的にこれを効かせるためには五〇ドル取って、この儀式をするふりをしなくてはならない、痛みをとるにはそれしかないというなら――それはそれでいい」とカプランは言う[20]。「だが、まだその前に出来ることがあると私は思うんだ。他の方法でプラセボ効果を誘導できるか全部試して見たわけではないからね」

最後の鍼治療に対する反論は一番魅力的だ。鍼治療の鍼にはリスクがある。心臓、肺、肝臓に刺さったり、ＨＩＶやＢ型、Ｃ型肝炎などのウイルスを感染させたりした事例がある。おそらく最も有名なのは韓国の元大統領盧泰愚（ノテウ）が二〇一一年に肺から鍼治療の鍼を摘出した例だろう[21]。手術をしたソン・ミョンフン医師は「どうして鍼がそこに入ったのか分かりません」と言っている。「私にとっても謎です」。これまで少なくとも八六人が鍼治療で死亡している[22]。

もしニセ鍼が本物の鍼と同じように効き、そして皮膚下に鍼を刺すと肺を貫通することがあるなら、針が引っ込むタイプの鍼を使ったらどうだろう？　鍼治療師はこのタイプの鍼を使うのは欺瞞になると主張するかもしれないが、ツボが神経系と何も関連していない時点でもう欺瞞にすっぽり嵌まっているのだ。もう一つ増えても構わないじゃないか。ゴールは最も安全な方法でエンドルフィンを誘導することだ。

エンドルフィンの発見がすべてを変えた。神経系の解剖学に基づいていない治療が効く可能性があることについて、明確で論理的で生理学的なメカニズムがあることが分かったのだ。だが代替療法治療者は慢性的な痛みだけを扱おうとしているのではない。彼らは免疫、精神神経、そして代謝系の病気からの解放を約束する。その治療法もまた、こうした病の生理学的な根拠とは無関係だ。エンドルフィンの同定と同じように一九七〇年代の発見がこうした療法がなぜ効くのかに光を投げかけた。発見はあまりにも意外で、その後他の二つの研究所が再現するまで誰も信じなかった。

一九七五年ローチェスター大学医学部のロバート・アダーとニコラス・コーエンが「行動によって条件付けられた免疫抑制」と題する論文を発表した。実験計画は単純なものだった。アダーとコーエンは一群のラットに羊の赤血球を注射した。[23] 予想どおりラットは赤血球に対する抗体を作り出した。第二群は赤血球の注射時にサッカリンで甘みをつけた水が与えられた。第一群と同じように免疫反応が起こった。第三群のラットは数回シクロホスアミド(免疫抑制剤)を含みサッカリンで味付けをした水と混ぜた細胞を与えた。これも当然のことながら免疫反応が抑制された。次にアダーとコーエンはこの第三群にシクロホスアミドを含まないサッカリンと細胞を入れた水を与えた。そこで彼らは驚くべき発見をした。サッカリンで味付けをした水だけで免疫が抑制されたのだ。免疫抑制剤と特定の味を組み合わせることで第三群のラットは自分の免疫系を抑制することを学習したのだ。これは驚くべきことだ。

しかしある意味では、アダー＝コーエン実験はそれほど驚くべきことではなかったかもしれない。一八九六年Ｊ・Ｎ・マッケンジーは花粉に晒されるとかゆみやくしゃみ、涙目に悩まされる人々数人を研究した。[24]このアレルギー反応はヒスタミンで起こる。『アメリカン・ジャーナル・オブ・メディカルサイエンス』に発表された論文によるとマッケンジーは造花でも同じ症状を引き起こすことを報告している。花粉がないにも関わらずだ。人々はアレルギー反応を起こすことを、つまりヒスタミンを放出することを学習していたのである。

一九五七年、ジョンズ・ホプキンス医科大学の研究者ジョン・イムボーデン、アーサー・キャンター、レイトン・クラフがもう一つの歴史的な実験をした。[25]彼らはメリーランド州フレデリックのフォート・デトリックで働く軍人に対して一連の心理テストを実施した。テストが完了して数か月後、基地でインフルエンザが大流行した。イムボーデンと同僚らは抑鬱状態にあった新兵はそうではないものと比較して、インフルエンザの症状がより長く続き、より重かったことを発見した。精神状態が病気を決定したのだ。この研究結果は人は病気になりたいときに病気になるという格言の信頼性を増すことになった。ミルトンは『失楽園』でこう書いている。「精神は天国を地獄に地獄を天国にすることができる」

次なる問題はこうした発見を実際に利用できるかだ。研究者は人々に自分の免疫反応を強化したり抑制したりするように教えられるのだろうか？　ロバート・アダーは最初に一歩を踏み出したひとりだ。[26]アダーは自己免疫疾患である全身性エリテマトーデスの一〇代の患者に対してシクロホスアミドと特定の味（タラの肝油）と匂い（バラ香水）を組み合わせた。ラットと同じように少年は免疫反応を抑制することを学習して、病気を抑えるのに必要な投薬回数が減った。他の研究者もアダーの発見を追試した。マルチオ・サビオーニは健康な男性が副腎で作る天然ステロイドであるコルチゾルを放出することを学習できることを発見した。[27]しかもそれは両方向に効いた。つまり人は免疫反応を抑制することを学習できるだけでなく、強化することも学習できたのだ。[28]

もし人々が自分の免疫反応を促進したり抑制したりすることを学習できるなら、プラセボが様々な病気に対して影響を与えることができると信じても飛躍ではないだろう。ほとんどの代替医療はプラセボよりよく効くことはないが、一部のプラセボは効くのだ。[29]それなら使わない手はないだろう。

例えば、雑草ナベナで慢性ライム病の治療ができるというウルフ・ストロールの主張にもいくらかの価値があるかもしれない。慢性ライム病は存在しないが慢性の痛みと疲労感は存在する。一部の人にとっては、ナベナが病原菌を殺す心的イメージがあることで体験する痛みと疲労感が減る可能性もある。陰陽のバランスをとって、気を放つイメージについても同じことが言える。こうした心的構造物が痛みを軽減する役にたつなら、悪いとは言えないのではないか？　ナベナは安いし、長期にわたって鎮痛剤を取るより、あるいはさらに良くない長期の抗生物質服用より良いだろう。同じようにブライアン・ロズナーが売り込んでいるライフ・マシンも無害だ。ライム菌を殺すという主張は非現実的だが、少なくとも他のものも殺さない（機械が作り出す電流はおそらく皮膚を通過しないだろう）。患者の抱える問題が通常の治療では治らないことを考えれば、慢性の症状を磁石、水晶、サウナ、アロマセラピー、エミューオイル、あるいはお祈りで治療することについても同様に考えることができる。

さらに多くの代替治療師は慢性の関節痛にコンドロイチンとグルコサミンを勧める。この処方はプラセボ剤と同じ程度にしか効かないが、無害ではある。これによって時には深刻な副作用が起こることもある鎮痛剤を使わずにすむなら、試して見てもいいだろう。コンドロイチンとグルコサミンがプラセボと同じ程度にしか効かないといってもプラセボとして効かないということではない。

プラセボとして使える可能性を持った別の例はホメオパシーのレメディだ。

二〇一一年三月、メフメット・オズはラス・グリーンフィールドという名のホメオパスを自分の番組に招いた。[30] オズは自分の妻がいつも子供たちにホメオパシー薬を与えていると話し始めた。「それが効かないときだけ、私を呼ぶのです」と彼は言った。ホメオパシーはある薬を一分子も残らないまで薄めると水は薬がそこにあったことを記憶するという考え方に基づいている（地球上の水の量が有限であることを考えると、水がどこにあったかを本当は覚えていないことを知っていると安心出来るだろう）。グリーンフィールドは「水の精気がそこにあったのだ」と説明した。ウィン―ウィン状態だ。

人々は副作用に悩まされることなく、薬の効果を享受できる（薬はそこにはないのだから）。

オズはホメオパシーを薬が「とても少ない薄められた量」存在すると説明した――非常に薄められているので「一分子を見つけるのも難しい」彼は視聴者に液体の入った二つの水差しを見せた。一つは毒々しい赤い色で「通常の薬」とラベルがついている。もう一つはただの水で「ホメオパシー薬」とラベルがついている。オズはスポイトに「通常の薬」水差しの赤い液体をとって、「ホメオパシー」の水差しに加えた。水はわずかにピンク色になった。これがホメオパシーの基本だと彼は宣言した。常識的な視聴者ならホメオパシー薬とは通常の薬の弱い調剤だと考えるだろう。だがそれは違う。もしオズがスポイトを空気で満たして、ホメオパシーの水差しに加えてホメオパシー薬はどんな薬も全く含んでいないと言えばずっと正確だったろう。当然のことながらホメオパシー薬は砂糖玉や水と同じくらいしか効かないことがわかっている（どのみち、砂糖玉や水なのだ）。五つの非常に良い研究でホメオパシーレメディではがん、注意欠陥多動障害、ぜんそく、認知症、風邪の症状は治らないことが示されている。[31] だが再び、ある薬がプラセボ以上の効果がないからといって、それが効かないということではない。それは単にプラセボ反応より有効ではないという意味なのだ。

例えばよく使われて人気があるホメオパシーレメディにインフルエンザ治療に勧められるオシロコシナムというものがある。ホメオパスはクリーム状に均一化したバーバリー鴨の肝臓と心臓を一〇〇倍の水で薄め、さらにこの百倍に薄めるのを二〇〇回繰り返してオシロコシナムを作る。これだけ希釈された溶液はバーバリー鴨を一分子たりとも含んでいない。実際、この調剤はあまりにも希釈されていて、もし全体量が宇宙サイズだとしても鴨は一分子も含まれていない。鴨は消えている。科学者の立場から言えば、オシロコシナムは一グラムの砂糖だ。

オシロコナムは不活性だがよく使われていて実害がある処方よりかなり良い。二〇〇七年、FDAは子供に咳止め風邪薬を与えないように警告を出した。[32] この警告は期限切れになって久しい。二〇〇四年～二〇〇五年の間、CDCによって一五〇〇人以上の子供がプソイドエンドルフィンなどの興奮剤を含んだ風邪薬で幻覚、痙攣、心臓障害などの被害を被っていたことが判明した。この結果三人の子供が死亡した。しかも咳止め風邪薬では症状は大して軽減しないのだ。一方オシロコナムはこのような問題を起こさずにプラセボ反応で良い結果が出る可能性がある。たぶん良い結果が出るだろう。最も重要なのはこれであまりに手軽に手に入る市販薬によって起こる害を避けることができるということだ。

こうした治療法は「ニューエイジ」薬と呼ばれるが何も新しいことはない。治療師はプラセボ反応を五〇〇〇年にわたって売ってきた。紀元前一五〇〇年のエーベルス・パピルスには七〇〇種類以上の鉱物、野菜、動物から作った薬が載っている。[33] この中には壁から掻き落とした土とハエのフンのシミ、トカゲと猫の血、ガチョウ、雄牛、ヘビ、ネズミ、カバ、それに宦官の油を使った治療法、豚、犬、羊、ガゼル、ペリカン、ハエのフン（これは難しかっただろう）、雄羊の毛、カメの甲羅、豚の歯、ロバの蹄、人の頭蓋骨の粉から作った薬などがある。再度、ペリカンの糞が薬効成分を含んでいないからといって、三五〇〇年前にこれで痛み、疲労、胸焼けが治らなかったというわけではない。プラセボ反応は強力なのだ。そして、この時代はこれしかなかったのだ。現代の私たちはプラセボより効く薬を持っているので、私たちはプラセボ効果を無視することが多い。代替治療者がそうではなかったのは評価する。だが彼らが錠剤や鍼や電気機器や呪術的思考をアピールせずにそれができる方法を学んだら本当に価値のあることになっていただろう。

代替医療の偉大なる提唱者のひとりは『サタデーレビュー』の編集長ノーマン・カズンスだ[34]。カズンスは関節痛と筋肉痛に悩まされたが、これへの治療法は自分の生きることへの不屈の意志とマルクス兄弟の映画で笑うことだと信じていた（アメリカのユーモア作家ジョシュ・ビリングスは「薬には楽しさが入っていない、だが楽しさにはものすごくたくさんの薬が入っている」と言っている）。アート・カプランのように、カズンスはプラセボ反応がプラセボなしでも誘導できると考えた。彼は一九七〇年代後期の全米ベストセラー『笑いと治癒力――生への意欲』（松田銑訳、岩波書店）で自分の体験を書いている。「不確かなものばかりで居心地悪く感じる時代、すべての内的効果は外的要因があると考えることが好まれる時代において、プラセボは必須となった唯一確かなものである。プラセボには大きさと形があって手に持つことができるので、現代の目に見えるメカニズムと目に見える答えへの切望を満足させる。だがプラセボは詳細に検討すると溶解してしまう。それは私たちが自分たちについて深く考える必要からは解放してくれないということだ。つまり、プラセボは生きる意志と身体を取り持つ使者だ。そして使者は消費してしまっていいのだ」

第一二章　代替医療がインチキ医療になるとき

だから、われわれはなにのふりをするかあらかじめ慎重に考えなくてはならない。

――カート・ヴォネガット『母なる夜』（飛田茂雄訳）

代替医療は有益になる可能性はあるが、プラセボ医療をするものとインチキ医療をする者の間にははっきりとした境界線がある。線を踏み越えてしまうのは四つの場合だ。

第一に、役にたつ通常医療を勧めないこと。

例えばメフメット・オズがイッサム・ネメー博士の信仰療法でガンが治るという主張を広めたのはとんでもなく無責任だ。親が（抗生物質ではなく）祈りで細菌性髄膜炎が治った、（インシュリンではなく）祈りで糖尿病性昏睡が治った、（放射線治療や抗がん剤ではなく）祈りで肺の腫瘍が治ったと信じたために何人もの子供が死亡している。(1)

アンドルー・ワイルも度々人々を効果のある治療から遠ざける方向に導いている。一九九五年、ワイルは「西洋医学がウイルス感染に無力であることは、エイズに対して有効な手が打てないでいることから明白だ。HIV感染者に対する漢方治療の方がずっと有望だ」と書いている。[2] ワイルの推奨は不運な結果を生んだ。その八年前、抗ウイルス剤がHIVの増殖を減らし、血液中のHIV量を減らし、エイズ患者の寿命を延ばすことが判明していたのだ。[3] これに対して漢方がこうしたことをもたらすとの証明は一つもない。抗ウイルス剤ではなく漢方を選んだ患者は自分の命を縮める選択をしたことになる。

喘息患者もまた苦しめられている。二〇一一年七月、ハーバード大学医学部の研究者グループが三九人の喘息患者にアルブテロール（気管支拡張剤）、プラセボ、ニセ鍼を施すか、あるいは無治療とした。[4] アルブテロールはプラセボよりもずっと良く気管を拡張した。重症の喘息患者に気管拡張剤ではなくプラセボを奨める代替治療師は患者を不用のリスクに晒している。二〇〇六年重症の喘息の六歳の男の子がホメオパシーレメディで治療を受けた。[5] 気管拡張剤を使っていれば命は助かっただろう。ホメオパスはがんやマラリア、コレラ、エイズのような治療可能な病気に自分たちの製品を使うように勧めている。

カイロプラクターも医療が治療すべき病を治療しようとするとき患者を無用のリスクに晒している。例えばマービン・フィリップスという名のカイロプラクターは目に腫瘍ができた小さな女の子リンダ・エッピングスの両親に手術は不要だと信じさせた。[6] ビタミンとサプリと下剤で身体の「化学的バランスを整える」だけでいいのだと言ったのだ。三週間のうちに、腫瘍はテニスボール大になり、大きすぎて手術は不可能になった。それから三か月でリンダ・エッピングスは死亡した。

だが現代医学から人々を遠ざけることといえば、メフメット・オズのスーパースターの中でもこの男ほど無責任な者はいないだろう。シカゴ郊外のオステオパス、ジョー・マーコラだ。マーコラは牛乳の栄養を減らすと主張して低温殺菌（六三度で三〇分殺菌）に反対している。実際のところ、低温殺菌は牛乳の重要な栄養を破壊しない。破壊するのはサルモネラ、大腸菌、カンピロバクター、リステリアなどの深刻で時には致命的な感染症を起こす病原菌だ。米国では毎年二〇〇人程度が生の牛乳や無殺菌チーズを食べて病気になっている。[7]

また、マーコラはワクチンは危険で拒否するか、あるいは遅らせるべきだと信じている。二〇一一年四月、彼はタイムズスクエアのＣＢＳジャンボトロンで反ワクチングループと自分のウェブサイトの広告を流すための費用を支払った。[8] そして彼はエイズの原因がＨＩＶであるかどうかわからないと疑問を表明している。[9]「ステロイドと環境中の化学物質、エイズ治療に使われる薬、ストレス、栄養不足が本当の原因だろう」と彼は論じている。

さらにマーコラはがんが重曹とコーヒー浣腸で治療できると言い、[10] マンモグラフィーに対して危険だと警告し、かわりに自分の特別な機械でガン、炎症、神経系の問題、血管機能不全を検出しようと勧めている（彼はこの機械に関してＦＤＡから警告を受けている）。[11]『ドクター・オズ・ショー』で彼は「私たちのやり方では誰も死なない」と言っている。[12] たしかにそれは本当かもしれない。ただし、ワクチンで予防できる病気や、殺菌していない食物や、エイズの原因はＨＩＶではないと考えることや、ガンを実際に効く薬ではなく重曹やコーヒー浣腸で治療することで死亡する人を除けばだが。

代替療法師がインチキ医療との境界線を踏み越える二つ目の道は、適切な警告なしで危険な可能性がある治療法を勧めることだ。

アンドルー・ワイルはカヴァ（コショウ科カヴァ）について筋肉をリラックスさせ、気分を鎮め、依存性がない」と書いた。[13] その七年後カヴァが深刻な肝臓障害を起こすことが報告され、ＦＤＡはカヴァの使用に警告を出した。[14] 実際のところ店で簡単に買えるサプリの多くの副作用について気づいている消費者はほとんどいない。

カイロプラクティックの手業もリスクフリーではない。一九八〇年代にＪ・リチャード・ストバーという名のカイロプラクターが両側性鼻スペシフィック（ＢＮＳ）療法という手法を広めた。頭蓋骨を正しく整えるためにストバーは鼻にバルーンを突っ込んだ。一九八三年、ＢＮＳによる窒息で赤ちゃんがひとり死亡した。[15] 一九八八年、カリフォルニア州デルノルト郡の学校職員がてんかん、ダウン症、脳性マヒ、識字障害その他の学習障害がある子供たちに対して頭蓋骨を両方の手で万力のように締め付ける手法を使った。これはカール・フェレーリという名のニューヨーク市のカイロプラクターが開発したものである。また、カイロプラクターらは親指で口蓋と目を強く押す治療を行った。

主に治療をしたカイロプラクターは「神経系から静電気を除去した」のだと言った。子供たちは泣き叫んで自由になろうともがく間、無理矢理押さえつけられた。ひとりは目を「調整」されている間に痙攣を起こした。[16] 二〇一〇年、イギリス、エクスター大学の補完医療教授エッァート・エルンストは医学文書を再調査して、カイロプラクティックの手業で26の死亡例を発見した。ほとんどが首の頸動脈裂傷によるものだった。[17]

代替療法師が境界線を越える三つ目の道は患者の蓄えを空にすることだ。最も良い証拠はスタニスラフ・ブルジンスキーがビリー・ベインブリッジの両親にアンティネオプラストンの偽りの希望に二〇万ポンド払うように求めたことだろう。

だが代替医療の金儲けに関しては、メフメット・オズのスーパースターたちが筆頭だろう。彼らは非常にうまくやってのけている。アンドルー・ワイルはワイル博士のセレクトというブランド名で自分のブランドのサプリを持っている。[18] ワイルのウェブサイトを訪れた人は彼のイチョウ葉入り記憶力サポートサプリを五六ドル一〇セントで、グルコサミン入り関節サポートサプリを七二ドルで、大容量ビタミン入りエネルギーサポートサプリを七二ドル六〇セントで買うことができる。二〇〇三年、ワイルはドラッグストアコムと提携したがここは彼の会社に三九〇万ドルを支払っている。

ディーパック・チョプラはまた異なったビジネスモデルを使っている。[19]彼はチョプラセンターといううブランド名でアーユルヴェーダのサプリ、オイル、マッサージ、ハーブを売り込んでいる。彼は本、ビデオ、衣服、アロマテラピー、宝飾品、贈答品、音楽も売っている。お客はチョプラ博士が運営する「ヒーリングジュエリー」「自由に愛し、自由に癒やす」、「聖なるものを召喚する」と題するコースを一つ一〇〇〇ドルから五〇〇〇ドルで受講できる。もしお客がヴェーダの神々を称える聖なる儀式に参加したければ、費用は三〇〇〇ドルから一万二〇〇〇ドルだ。一年分のアンチエイジング薬品は一万ドルする。もし経営者が会社イベントでチョプラに講演を依頼したければ二万五〇〇〇ドルかかる（アトランティック・リッチフィールド・カンパニーは一〇年以上チョプラを呼んでいる）。チョプラセンターの年間総売り上げは一年二〇〇〇万ドルほどだ。

チョプラは自分の薬やセミナーを高額にしているので、これで良くなった顧客にアピールする必要がある。この点について彼は達人だ。チョプラは裕福な実業家、セレブ、政治家を手助けしている。例えばマイケル・ジャクソン、エリザベス・テーラー、ウィノナ・ライダー、デブラ・ウィンガー、マドンナ、ミハイル・ゴルバチョフ、マイケル・ミルケン、ヒラリー・クリントンなどは金持ちであることに罪悪感を感じることなく、自分のインナースペースを発見した。チョプラは、自分は「努力せずに楽に際限ない富を築く能力を授ける」[20]また「お金は本当に生命力のシンボルなのだ」[21]と書いている。彼は『覚醒のためのゴルフ』という題の本も書いている。チョプラの古代インドヒーリングと抑えの効かない資本主義との珍しい結合は簡単にパロディーにされうる。一九九八年、チョプラが

『富と成功をもたらす七つの法則』（渡邊愛子訳、大和出版、二〇〇七年）を出版すると、これに応えてクリストファー・バックリー、ジョン・ティエルニー、ブラザー・タイがパロディーである『神は私のブローカー――坊主大君があかす霊的財的成長の七．五の法則』（未訳）を書いた。これには「神は貧しいものを愛するがあなたがエコノミー席を使うことを望んでいられるわけではない」、「神が真実を知っておられる限り、あなたがお客に何を言おうとかまわない」、「お金は神が感謝を述べる方法」などのアドバイスジョークが書かれている。また「トラブルのない富のための祈り」も載っている。

ジョー・マーコラも驚くべきセールスマンだ。[22]『ビジネス・ウィーク』はマーコラの攻撃的マーケティング行動について「総合補完医療の治療者は患者の治療に没頭してしまう傾向があるので有能な実業家ではない」という常識はウソだとと解説している。マーコラは「健康医療の地にある欲から生まれたウソ広告とは」（無縁であると主張して）いるが、彼は売り込みの達人で自分の事業を成長させるために伝統的なものからインターネットダイレクトマーケティングに至るあらゆるトリックを駆使している。一八〇〇年代の古風なインチキ万能薬売りが有名にした残念な伝統だ。

マーコラが売っているのは次のようなものである。[23]

・オーガニックシー・クロウメモドキ・アンチエイジング美容液八オンス瓶二二ドル。
・「安心」オーガニック・コットンタンポン一六個入り七ドル九九セント。マーコラはあなたのタンポンは「時限爆弾かもしれない」と論じている。

・マーコラ・バイタリティ・ホーム日焼けベッド（「激安！」）二九九七ドル。紫外線照射が皮膚ガンの原因であることを知っているのは重要だ。

・緑茶入りナチュラル日焼け止め八オンス瓶一五ドル九七セント。

・その他、オキアミ油、プロバイティック、コエンザイムQ10、総合ビタミン、アスタキサンチン、「関節薬」、プロテインパウダー、「パープルディフェンス」、ビタミンK、クロレラ、ビタミンB12スプレー、ビタミンDスプレー、メラトニン睡眠スプレー、「アイサポート」、「免疫サポート」、「前立腺膀胱サポート」、オーガニックスキンケア、入浴剤、オーガニックボディバター、オーガニック・ココア・キャッサバ・バー、ホエイ・プロテイン・バー、ホーリーバジル茶、セラミック調理具、シャンプーとコンディショナー、「心臓血管サポート」、アサイーベリー、バイオスリム、CLAサプリメント、消化酵素、ウール寝具、「デンタルケア」、もっとグリーンなクリーナー、浄水フィルター、ソフトスプレービデ、ペット用品、フィットネス用品、夏対策キット、日焼けシステム、オオバコ入りファイバーハーモニー、ハーブサプリ、チャワンプラシュ・ハーブジャム、「ニュースタート」純ゴールド生ハチミツ、ロイヤル抹茶グリーンティー、ココナッツオイル、ビタミンE、ヒマラヤソルトランプ、料理用入浴用ヒマラヤソルト、フィッシュオイル、Dマンノース、ヘルシーシェフナイフ一六点セットとターボオーブン、電球、空気清浄機、ジューサー（彼がフルーツジュースは良くないと言っているにも関わらず）、果物野菜用洗剤、ケフィアと野菜スターター、磁石ネックレス、ココナッツ粉、安眠マスク、太陽光目覚まし時計、マッサージ機。これらのほとんどに彼のブランドネームがついている。

マーコラの製品の売り上げは年間約七〇〇万ドルに及ぶ。皮肉なことに、主流の医療者からの批判やＦＤＡの警告について聞かれると彼は「とても単純な話です。政府と企業の間には大きな癒着があるのです」と答えてきた[24]。彼自身が企業となった男がこう言うのだ。メフメット・オズが『ドクター・オズ・ショー』でマーコラに販売戦略を聞いたとき、マーコラは「ナチュラルな製品だけを売っています」と言った[25]。これで根拠がない危険な可能性もある製品を売って巨額の利益を上げていることが正当化できると考えているのだろう。

悲しいことに主流医療の医師も代替医療マニアから金を得ている。多くの学術的な研究所が代替、統合、総合医療部門を設けており、医療関係の市場はまるでアラビアのバザーのようになってきている。「より多くの医療が証拠に基づいていない代替医療製品にすり寄るほど」と言うのはアート・カプランだ[26]。「長期的に医療にさらに多くのダメージをもたらします。多くの医師が患者は王様だという誤った前提を信じています。これは私が時折、医療のレストランモデルと呼んでいるものです。いいですか。医療はレストランではありませんし、患者はお客ではありません。そして医者はウェイターではありません。医療はビジネスだとわかっていますし、代替医療はビジネスです。だが医療が単なるビジネスと異なっている部分は我々は専門家としての達成すべき基準、専門的価値、専門家としての関与を期待されていることです。もし人々にこれは単なる市場で、患者はお客であり、患者の自主性に従うことで彼らは幸せで満足したお客になれると説き続けるなら、専門性がお客の要求の前に崩壊することになるでしょう。私たちは患者は弱者ではないとのイメージを持っていますが、患者は弱者なのです。専門性に導かれ患者を助けようとする支援者がいなければ良い患者になるのは難しいのです。そうでなければ身ぐるみ剥ごうとする治療師はいくらでもいるのですから」

代替治療師が一線を越えてしまう第四の道は呪術的思考を広めることだ。これは悲しいかなどこを見ても溢れている。例えばアメリカ人が大好きな娯楽を見てみよう。

野球選手はユニフォーム、グラブ、ハイソックス、スパイクの他にみんな何かを身につけている。チタンのネックレスだ[27]。京都の会社ファイテンが作るチタンネックレスは「エネルギーを長持ちさせ、疲れにくく、回復を早める」とされている。その仕組みは？「誰でも身体には電流が流れています」シアトルの営業担当スコット・マクドナルドは説明する。「この製品はあなたがストレスを受けたり疲れたりしたときに電気の流れを安定させます。ピッチャーは以前より痛みが減ったのを体験していますす。故障した選手はワークアウト後の回復が早いのを体験しています。人はいつでも懐疑的ですが、試してみると信じるようになります」。バルチモアオリオーズの外野手エンディー・チャベスは「つけていると少しエネルギーがあるように思うんだ」と言っている。

電流は電子の流れだ。一方向に流れるのが直流、双方向に代わる代わる流れるのが交流だ。電子が流れとなるためには原子から剥ぎ取られる必要がある。金、銀、銅などの金属は電子を簡単に手放す（それゆえに電流の優秀な伝導体となる）。チタンのような他の金属は電子をもう少ししっかり捕まえている。金属に関わりなく、電流について一つはっきりしていることがある。力を加えないと電子は変位されないと言うことだ。力とは通常化学的な力（電池など）か機械的な力（発電機）などだ。チタンは他の金属と同じようにある程度の電流を伝導するが、力がなければ電流を発生させることはない。この力がないのでチタンネックレスは不活性で木やニンニクのネックレスをつけているのと変わらない。最も驚くべきなのはこうした運動選手が定期的にＭＲＩ（磁力共鳴画像）装置に入っていることだ。こうした装置の一つは地磁気の六万倍の磁力を発生させている。もしチタンネックレスが選手たちが信じるようなエネルギーを発生させているなら、ＭＲＩでは頭が爆発してしまうだろう。

チタンネックレスはインターネットで四〇ドルほどで購入できる。

残念なことに、呪術的思想は無害なものではない。支払うべき代償がある。

「患者に私が彼らの前で黒猫を振りかざしたから黒猫には治癒能力があるなどと言いふらしてもらいたくないのです」とカプランは言う。[28] 懐疑主義団体ＣＦＩに寄稿するロバート・スラックも賛同する。[29]「私たちが恐れている医療知識のギャップはエネルギーフィールドや経脈や星占いで埋められるものではなく、私たちが科学と呼ぶ一組の基準の元に、はっきりと目的を持って追い求めた知識によって満たされるべきものだ。たとえそれによって我々の最もロマンチックな迷妄を置き去りにすることを意味しているとしても、注意深く目的を持って科学的真実を追い求めることで前進すべきものである」。銀河ヒッチハイクガイドの著者ダグラス・アダムスは「庭園は美しいとみるだけで十分じゃないか」と書いた。「庭園の奥深くに妖精がいると信じていなくてもね」

科学的な無知——あるいはそれどころではない科学否定主義——は患者の病気の受容を蝕んで、最悪のインチキ医療に影響されるままにしてしまうのだ。

エピローグ　アルベルト・シュバイツァーと呪術医——ある寓話

アルベルト・シュバイツァーは音楽家、哲学者、神学者で医師だった。一九二一年彼は私財を投じて西アフリカ、ガボンのランバレネに診療所を開いた。ひと月とたたないうちに二〇〇人以上の現地人が彼に診てもらいにやってきた。シュバイツァーはマラリアにキニーネを、心臓病にジギタリスを、梅毒に最初の抗生物質であるサルバルサンを与えた。絞扼性ヘルニアや腹部のガンの患者がやってくるとクロロホルムで麻酔をかけて、痛みをモルヒネで治療した。アルベルト・シュバイツァーはアフリカの小さな一部に近代医療をもたらしたのだ。

『笑いの治癒力』の著者ノーマン・カズンスは老年になってから同じく年老いたアルベルト・シュバイツァーと会った。[1]「ランバレネのシュバイツアー病院での夕食のテーブルで」とカズンスは書いている。「私は超自然主義の呪術医ではなく、シュバイツァー診療所に来ることができる現地の人々は幸運だとの考えを思い切って口にしてみた。シュバイツァー博士は私にどのくらい呪術医のことを知っているのかと尋ねた。私は自分の無学を思い知らされた。次の日、偉大なる医師は私を近くのジャングルの空き地に連れて行って、ひとりの年老いた呪術医に紹介してくれた」

「それから二時間、私たちは傍らに立って見ていた」カズンスは回想する。「何人かの患者には呪術医はただ薬草を茶色い紙袋に入れて、病気の人に使い方を教えるだけだった。別の数人にはハーブは渡さずに、大声でまじないを唱えた。三つ目のカテゴリーの患者には静かな声で言葉少なく話してシュバイツァー博士の方を指さした」帰りの道でシュバイツアーは自分たちが見たことを解説した。最初の患者グループは自然に治るか近代医療ではあまり効果がない軽い病気だった。二つ目のグループは重いへ心理的な問題を抱えていて、「アフリカ流心理療法」で対処されたのだ。三つ目のグループは重いヘルニアや子宮外妊娠や肩の脱臼やガンで、呪術医が治せない病気なので、彼はシュバイツァー博士のところに行けと言ったのだ。

シュバイツアーは呪術医の価値を説明した。「呪術医は私たちの誰もがうまくいくのと同じ理由でうまくいくのです」と彼は言った。「患者は自分用の医者を自分の中に持っています。彼らはそのことを知らずに私たちのところに来るのです。医者が一番良い仕事をするのは患者の中の医者をうまく働かせることができたときです」

ガボンではアルベルト・シュバイツァーの近代医療と呪術医の昔ながらの医療が共に領域を分け合っていた。シュバイツァーは治療可能な病気に特効薬と治療を提供し、呪術医はそれで十分な患者にプラセボ医療を提供していた。両方ともお互いの価値を認識していた。今日の主流医療と代替療法の治療師もこれと同じだ。両方に領域がある。問題が起こるのは、主流医療の治療者がプラセボ反応を取るに足らないと頭から否定したときや、代替治療師が生命を救う医薬の代わりにプラセボを投与したり、彼らの処方に非常識な価格をつけたり、無害ではない治療を無害だと勧めたり、そうすべきではないときに呪術的思考や科学否定主義を勧めるときなのだ。

私たちには消費者として一定の責任がある。もし私たちが自分の健康について判断して決めていくなら、自分たちが間違ったものに影響されていないか十分に気を配る必要がある。特に自分たちが標準医療にうんざりしているからといって代替医療を野放しにしないことだ。あるいはナチュラル、オーガニック、抗酸化作用というような売り込み言葉に魅惑されて製品を買わないことだ。あるいはセレブに不相応な信頼を置かないことだ。あるいは自分を子どもを救うために何かをせずにいられないかと慌てて十分に考えないで決断をしないことだ。あるいはその治療が実はインチキであることから目をくらまされてしまうようなカリスマ性を持つ治療師の餌食にならないことだ。それよりも科学的な研究の質に目を向けるべきなのだ。科学的な研究がないものについては、科学的研究をするように求めるべきだ。もしそうしなければ、私たちは空想的な主張をする治療法に騙され続けてしまうだろう。

自分たちの健康に関する判断は最高の責任を伴う。それをするなら、真剣にすべきだ。そうしないと「何よりもまず害をなすなかれ」という医療の一番大切な原則を破ってしまうことになる。

謝辞

木ではなく森を見る助力をしてくれたゲイル・ロス、ゲイル・ウインストンの知恵とユーモア、医学的展望そして編集の手際に、調査に助力してくれたたエリカ・デワルド、注意深く原稿を読んでくれたピーター・アダムソン、ジェフ・バーゲルソン、サラ・エラッシュ、メリッサ・カツヌーティ、グレイス・リー、ダン・リー、エド・マイルダー、ジュリエット・マイルダー、シャーロット・モザー、ボニー・オフィット、エミリー・オフィット、ドン・ミッチェル、アン・レイリー、ジェイソン・シュワルツ、クリステン・システル・トリン・ツォウデルス、専門知識を提供してくれたピーター・アダムソン、キャロル・ベーカー、スティーブン・バレット、アート・カプラン、アン・ガーション、ジーニー・グラフ、ピーター・バートン・ハット、ジョン・マリス、エミリー・ローザ、リンダ・ローザ、ラリー・サーナー、ジーン・シャピロ、アリソン・シンガーに感謝したい。

訳者あとがき

本書の著者、ポール・オフィットはバルティモア出身で一九五一年生まれ、タフト大学からメリーランド大学バルティモア校に進み、小児科医となった。専門は感染症とワクチン。米国屈指の小児科専門病院フィラデルフィア小児病院でワクチン教育センター長を務める傍ら、ペンシルバニア大学医学大学院でも教鞭をとる。医療専門家の間ではロタウイルスワクチンの開発者の一人として知られている。

一九九九年に親向けのワクチンの解説書を出版したオフィットはその後本書を含めて一〇冊の一般向け書籍を書いている。最も有名なのは自閉症とMMR三種混合ワクチンを巡る英国の医師ウエイクフィールドの論文ねつ造事件を扱った『自閉症のニセ予言者たち（Autism's False Prophets）』（二〇〇八年　未訳）だろう。

日本ではたまたまこの時期国産MMR三種混合ワクチンのおたふく風邪ワクチンに不具合があって接種中止となったため、このねつ造事件の直接の影響を受けることはなかったが、ウエイクフィールド事件は、名門医療論文誌ランセットを巻き込むなど、科学に信頼を寄せる人々にとっては言語道断

のスキャンダルだった。ワクチンが自閉症を引き起こすというウェイクフィールドの主張については
その後の検証によって、ほぼあり得ないとの結論が出ている。

　ウェイクフィールドは医師免許を取り消されて、研究者としても医師としても社会的な生命が絶たれた。とはいえ、我が子の障害に悩む親と、その親たちの支持が欲しいグループにとっては、自閉症ワクチン原因説は非常に魅力的な仮説だった。そのため、その後も製薬会社と結託した医学研究者がワクチンの危険性を指摘する人々に圧力をかけていて、ウェイクフィールドはその犠牲になったのだという話が繰り返しＰＲされている。ワクチンは子供にとって危険で不要なものであるという反ワクチン運動の主張は世界中で広く共感を集めていて、日本でも静かに広がりつつある。

　この事件以降、オフィットは反ワクチン運動の主張の過ちを指摘し、ワクチンの有用性を訴え続けている。実際問題、アメリカでもヨーロッパでも予防接種をためらう親が増えたため、過去のものとなりかけていた感染症が子どもたちを脅かしている。アメリカでは以前から宗教的な理由で予防接種を含む現代医療を拒否する小さなコミュニティーがあり、感染症の局地的な流行を引き起こして問題となってきたのだが、反ワクチン運動のキャンペーンで予防摂取率が大幅に低下して、ごく普通の人々も巻き込んで古典的な感染症が流行するようになってきている。ワクチンで防げる感染症の多くはワクチンで予防する以外に有用な治療法がないものが多い。

　小児科医であるオフィットは予防できる病気で子供たちが苦しむのは許せないし、親であっても子

どもを苦しめる結果になる行動はとるべきではないと考えている。こうした熱心さが目立つためだろう。マスコミは「ワクチン・グル」という少しからかうような異名を進呈している。ワクチン反対派は、当然ながらオフィットに猛烈に反発し、啓蒙活動の妨害行動まで起こしている。雑誌ニューヨーカーの記者マイケル・スケプターがＴＥＤのスピーチで「テロリスト」と銘打たれたポスターを示し、「この男（オフィット）はロタウイルスのワクチンを開発して大勢の途上国の子どもたちを救ったのに、ワクチンの話をするというだけで講演会にはボディーガードが必要になっています」と述べているような状況である。

だが本書でもわかるように、オフィットは頭ごなしに反対派を否定してはいない。彼は、なんであれ、まず納得するまで相手と背景を調べるのだ。二〇一〇年に出版された反ワクチン運動の歴史を追った『死にいたる選択（Deadly Choices）』（未訳）もその調査と探求の成果だと言って良い。その次に書かれたのが本書で、最新刊は信仰に基づく医療ネグレクトを扱った『良くない信仰（Bad Faith）』（未訳）である。

さて、中高年になり、周囲の人々からサプリや鍼をすすめられたオフィットは、健康ショップへと出かけ、サプリを買うが、飲む前に本当に効くのかと気になって、論文を調べ始める。「現代の医学ではわからない、医学界は我々を無視している」は代替医療の常套句だが、実は多数の研究があって、論文にまとめられている。論文を読み進めるうちにオフィットは身近な代替医療の愛用者の話と研究結果がだいぶ違っていることに気がつき、さらに探求を続けていく。代替医療についての批判的検証と言えば、サイモン・シンとエッツァート・エルンストの『代替医療のトリック』が広く知られているが、本書は私たちが日常生活の中で出会う療法やより身近で誰もが使うだろう健康食品、ビタミン、サプリを取り上げ、それを売り込む業界についても読みやすい語り口で詳しく述べていて、博識で熱心なお医者さんに詳しく話を聞いた気分にさせてくれる。

さらに代替療法に魅入られた医師、施療家、患者とその家族、ビジネスマンと政治家、そして代替療法の周辺で苦闘する医師、官僚と専門家も多数登場する。自分は人々を救う大発見をしたと信じる医師、インチキ療法士に騙される天才科学者、急成長する業界で辣腕を振るう事業家、美と健康を売るセレブ女優、子供のために思い詰める親。アメリカの話ではあるが、多彩な登場人物のエピソードには思わず引き込まれてしまう。

アメリカで代替医療が流行る理由として、よく指摘されるのは医療費の高さだが、オフィットは魅力的な口上で薬を売って回っていた薬売りの伝統に注目する。医師も病院も少なかった時代の民間薬の効能書きはまさしく魔法の万能薬だ。患者の側にはすがる気持ちがあって、薬を売る側にとっては口上次第で面白いように売れて大金が転がり込んでくる。オフィットが「アメリカの奇跡と魔法のお薬ショー」と呼ぶこの伝統の上に展開しているのが、現代のビタミン・サプリ健康グッズ業界なのだ。ビジネスの成長とともに政治家を巻き込んで、怪しげな体質を残したまま巨大な業界へと変化していく様はちょっとした社会ホラーだともいえる。
伝統的な背景は若干異なっているものの、日本もアメリカの奇跡と魔法のお薬ショーとは無縁ではない。一九九〇年代に貿易摩擦解消のための市場開放がスタートして以来、アメリカで自由に売られているものは日本でも自由に売られてしかるべきと求め続けられている。この結果、日本でもアメリカに倣ってサプリは食品であるという前提で薬事法の規制を受けていない。また、最近は政府が本書で取り上げられている栄養補助食品健康教育法を参考にさらに規制緩和をすすめようとしている。二〇一五年に開始された「機能性表示食品」もその流れの一つといえる。

アメリカのビタミンサプリ業界にとって日本の市場は魅力的だろうし、国内の業界もアメリカのように厳しい規制なしでもっとサプリを売りたい要求があっても当然である。資本主義社会で、商品を売る業界が利益を追求すること自体は悪いことだとは言わない。だが健康が大好きな日本の私たちも先行するアメリカのサプリの規制緩和でだれがどのように得をして、何が起こったのかは知っておいて損はないだろう。

訳者の私はニセ科学やデマに興味を持つうちに代替医療の問題に遭遇した。数年前に欧米で代替医療が大きな問題になっていると聞いたときには、健康保険システムによって主流医療が安く手軽に受けられて、加えて医師が漢方を処方し、国家試験を受けた鍼灸師の治療も医療の一部として使える日本では大きな問題とならないだろう考えたのだが、その後、代替医療の問題に注目してニュースを追うようになって、この見込みが全く甘かったことを思い知った。

本書が解き明かすように、ビタミンもサプリもとりあえず飲んでおけば健康に役立つというような気軽さで使うべきものではない。どんなものにも副作用はあるし、瓶入りの錠剤は食品扱いであっても食品ではない。悪質な代替医療は慢性疾患を抱えた「標準医療では治らない患者」を標的にする。被害を被った人々はあえて代替医療を選んだ自分を責めることはあっても告発の声を上げることは少ない。

膨らむ医療費に悩む政府が代替療法の活用で国民の健康が維持できるとの主張に耳を傾け、現代医療に不満を持つ人々が医療を否定する本を手に取り、こうした主張がメディアに登場しているその中で本書が出版される意義は大きいはずである。

本書の出版にあたっては日頃から医療問題についてご指導いただいている石橋涼子（石橋こどもクリニック）、宮原篤（かるがもクリニック）両先生に原稿のチェックをお願いした。ご多忙な中、お時間を割いていただき、丁寧なコメントまでいただいたことに文末ながら記して御礼申し上げたい。

ナカイサヤカ

Wanjek, Christopher. *Bad Medicine: Misconceptions and Misuses Revealed, from Distance Healing to Vitamin O*. Hoboken, N. J.: John Wiley & Sons, 2003.

Weil, Andrew. *Health and Healing*. Boston: Houghton Mifflin, 1983. (『人はなぜ治るのか』上野圭一訳、日本教文社、1984 訳)

—— *Natural Health, Natural Medicine: The Complete Guide to Wellness and SelfCare for Optimum Health*. Boston: Houghton Mifflin, 1995. (『ワイル博士のナチュラル・メディスン』上野圭一訳、春秋社、1990 年)

—— *Spontaneous Healing: How to Discover and Enhance Your Body's Natural Ability to Maintain and Heal Itself*. New York: Balantine Books, 1995. (『癒す心、治る力』上野圭一訳、角川書店、1998 年)

—— *8 Weeks to Optimum Health: A Proven Program for Taking Full Advantage of Your Body's Natural Healing Power*. New York: Alfred A. Knopf, 1997. (『心身自在』上野圭一訳、角川書店、1999 年)

—— *Healthy Aging: A Lifelong Guide to Your Well-Being*. New York: Anchor Books, 2005. (『ヘルシーエイジング』上野圭一訳、角川書店、2006 年)

—— *You Can't Afford to Get Sick: Your Guide to Optimum Health And Health Care*. New York: Plume, 2009.

Wheen, Francis. *How Mumbo Jumbo Conquered the World: A Short History of Modern Delusions*. New York: Public Affairs, 2004.

White, Florence Meiman. *Linus Pauling: Scientist and Crusader*. New York: Walker and Company, 1980. (『ライナス・ポーリング：二度のノーベル賞に輝いた科学者・平和運動家』多田舜保訳、1986 年)

Wright, Jonathan V., and Lane Lenard. *Stay Young and Sexy with Bioidentical Hormone Replacement: The Science Explained*. Petaluma, Calif.: Smart Publications, 2010.

Young, John Harvey. *The Medical Messiahs: A Social History of Health Quackery in Twentieth-Century America*. Princeton, N. J.: Princeton University Press, 1967.

—— *The Toadstool Millionaires: A Social History of Patent Medicines in America Before Federal Regulation*. Princeton, N. J.: Princeton University Press, 1972.

—— *American Health Quackery*. Princeton, N. J.: Princeton University Press, 1992.

Singleton, Kenneth B. *The Lyme Disease Solution*. Charleston, S. C.: BookSurge Publishing, 2008.

Siri, Ken, and Tony Lyons. *Cutting-Edge Therapies for Autism: 2010-2011*. New York: Skyhorse Publishing, 2010.

Smith, Ralph Lee. *The Health Hucksters*. New York: Thomas Y. Crowell Co., 1960.

Somers, Suzanne. *The Sexy Years: Discover the Hormone Connection: The Secret to Fabulous Sex, Great Health, and Vitality, for Women and Men*. New York: Three Rivers Press, 2004.

—— *Slim & Sexy Forever: The Hormone Solution for Permanent Weight Loss and Optimal Living*. New York: Three Rivers Press, 2005.

—— *Ageless: The Naked Truth About Bioidentical Hormones*. New York: Three Rivers Press, 2006.

—— *Breakthrough: Eight Steps to Wellness: Life-Altering Secrets from Today's Cutting-Edge Doctors*. New York: Three Rivers Press, 2008.

—— *Knockout: Interviews with Doctors Who Are Curing Cancer and How to Prevent Getting It in the First Place*. New York: Crown Publishing Group, 2009.

—— *Sexy Forever: How to Fight Fat After Forty: Shed the Toxins, Shed the Fat*. New York: Crown Archetype, 2010.

Specter, Michael. *Denialism: How Irrational Thinking Hinders Scientific Progress, Harms the Planet, and Threatens Our Lives*. New York: Penguin Press, 2009.

Starr, Paul. *The Social Transformation of American Medicine*. New York: Basic Books, 1982.

Stoddard, George D. *"Krebiozen": The Great Cancer Mystery*. Boston: Beacon Press, 1955.

Stone, Irwin. *The Healing Factor: Vitamin C Against Disease*. New York: Grosset & Dunlap, 1972.

Storl, Wolf D. *Healing Lyme Disease Naturally: History, Analysis, and Treatment*. Berkeley, Calif.: North Atlantic Books, 2010.

Strasheim, Connie. *Insights into Lyme Disease Treatment: 13 Lyme Literate Health Care Practitioners Share Their Healing Strategies*. South Lake Tahoe, Calif.: BioMed Publishing Group, 2009.

Tallis, Raymond. *Hippocratic Oaths: Medicine and Its Discontents*. London: Atlantic Books, 2005.

Thompson, W. Grant. *The Placebo Effect and Health: Combining Science and Compassionate Care*. Amherst, N. Y.: Prometheus Books, 2005.

—— *You Having a Baby: The Owner's Manual to a Happy and Healthy Pregnancy*. New York: Free Press, 2009.

—— *You Raising Your Child: The Owner's Manual from First Breath to First Grade*. New York: Free Press, 2010.

Rosner, Bryan. *The Top 10 Lyme Disease Treatments: Defeat Lyme Disease with the Best of Conventional and Alternative Medicine*. South Lake Tahoe, Calif.: BioMed Publishing Group, 2007.

—— *Lyme Disease and Rife Machines*. South Lake Tahoe, Calif.: BioMed Publishing Group, 2005.

Schwarcz, Joe. *Radar, Hula Hoops, and Playful Pigs: 67 Digestible Commentaries on the Fascinating Chemistry of Everyday Food & Life*. Toronto: ECW Press, 1999. (『シュワルツ博士の「化学はこんなに面白い」』栗木さつき訳、主婦の友社、2002 年)

—— *The Fly in the Ointment: 70 Fascinating Commentaries on the Science of Everyday Food & Life*. Toronto: ECW Press, 2004.

—— *Let Them Eat Flax: 70 All-New Commentaries on the Science of Everyday Food & Life*. Toronto: ECW Press, 2005.

—— *Brain Fuel: 199 Mind-Expanding Inquiries into the Science of Everyday Life*. Scarborough, Ontario: Doubleday Canada, 2008.

—— *Science, Sense and Nonsense: 61 Nourishing, Healthy, Bunk-Free Commentaries on the Chemistry That Affects Us All*. Scarborough, Ontario: Doubleday Canada, 2009.

Serafini, Anthony, *Linus Pauling: A Man and His Science*. Lincoln, Neb.: ToExcel Press. 1989. (『ライナスポーリング：その実像と業績』加藤郁之進監訳、宝酒造、1994 年)

Shapiro, Arthur, and Elaine Shapiro. *The Powerful Placebo: From Ancient Priest to Modern Physician*. Baltimore: Johns Hopkins University Press, 1997. (『パワフル・プラセボ』赤居正美、滝川一興、藤谷順子訳、協同医書出版社、2003 年)

Shapiro, Rose. *Suckers: How Alternative Medicine Makes Fools of Us All*. London: Harvill Secker, 2008.

Sherrow, Victoria. *Linus Pauling: Investigating the Magic Within*. Austin: Raintree Steck-Vaughn Publishers, 1997.

Silver, Lee M. *Challenging Nature: The Clash Between Biotechnology and Spirituality*. New York: Ecco, 2006.

Singh, Simon, and Edzard Ernst. *Trick or Treatment: The Undeniable Facts About Alternative Medicine*. New York: W. W. Norton, 2008. (『代替医療のトリック』青木薫、新潮社、2010 年)

か』栗木さつき訳、主婦の友社、2007 年)
—— *Superstition: Belief in the Age of Science*. Princeton, N. J.: Princeton University Press, 2008.
Pauling, Linus. *Vitamin C and the Common Cold*. San Francisco: W. H. Freeman and Company, 1970. (『さらば風邪薬！』青井寛訳、講談社、1971 年)
—— *Vitamin C, the Common Cold, and the Flu*. San Francisco: W. H. Freeman and Company, 1976. (『ライナス・ポーリングのビタミン C とかぜ , インフルエンザ』村田晃訳、共立出版、1977 年)
—— *How to Live Longer and Feel Better*. Corvallis: Oregon State University Press. 1986. (『ポーリング博士の快適長寿学』村田晃訳、平凡社、1987 年)
Pauling, Linus, and Ewan Cameron, eds. *Cancer and Vitamin C: A Discussion of the Nature, Causes, Prevention, and Treatment of Cancer with Special Reference to the Value of Vitamin C*. Philadelphia: Camino Books, 1979 (updated 1993). (『がんとビタミン C』村田晃他訳、共立出版、1981 年)
Perper, Joshua, and Stephen Cina. *When Doctors Kill: Who, Why, and How*. New York: Copernicus Books, 2010.
Piazza, Gail, and Laura Piazza. *Recipes for Repair: A Lyme Disease Cookbook*. Sunapee, N. H.: Peconic Publishing, 2010.
Pierce, Charles. *Idiot America: How Stupidity Became a Virtue in the Land of the Free*. New York: Anchor Books, 2009.
Plotkin, Stanley A., Walter A. Orenstein, and Paul A. Offit, eds. Vaccines, 6th ed. Philadelphia: Saunders, 2012.
Porter, Roy. *Quacks: Fakers & Charlatans in Medicine*. Gloucestershire, England: Tempus, 2003.
Randi, James. *Flim-Flam: Psychics, ESP, Unicorns and Other Delusions*. Amherst, N. Y.: Prometheus Books, 1982.
—— *The Faith Healers*, Amherst, N. Y.: Prometheus Books, 1989.
—— *An Encyclopedia of Claims, Frauds, and Hoaxes of the Occult and Supernatural*. New York: St. Martin's Griffin, 1995.
Roizen, Michael F., and Mehmet C. Oz. *You, the Owner's Manual: An Insider's Guide to the Body That Will Make You Healthier and Younger*. New York: Collins, 2005. (『若さを保つ〈からだ〉のバイブル』阿保義久監修、入江真佐子訳、ソフトバンククリエイティブ、2006 年)
—— *You Staying Young: The Owner's Manual for Extending Your Warranty*. New York: Free Press, 2007. (『2 週間ですぐできる 若さのスイッチを入れる方法』加藤忠明監修、富永和子訳、東京書籍、2008 年)
—— *You Being Beautiful: The Owner's Manual to Inner and Outer Beauty*. New York: Free Press, 2008.

University Press of Kentucky, 2002.
Lefkowitz, L. J., Attorney General, State of New York, by D. K. McGivney, Esq., Appendix on Appeal, *In the Matter of Joseph Hofbauer*, State of New York Supreme Court, Appellate Division, Third Judicial Department, Index No. N-46-1164-77, May 17, 1978, A1-A1610.
Lerner, Barron, *When Illness Goes Public: Celebrity Patients and How We Look at Medicine*. Baltimore: Johns Hopkins University Press, 2006.
Marinacci, Barbara, ed. *Linus Pauling in His Own Words: Selections from His Writings, Speeches, and Interviews*. New York: Simon & Schuster, 1995.
McCarthy, Jenny. *Mother Warriors: A Nation of Parents Healing Autism Against All Odds*. New York: Plume, 2008.
McCarthy, Jenny, and Jerry Kartzinel. *Healing and Preventing Autism: A Complete Guide*. New York: Plume, 2010.
McCoy, Bob. *Quack! Tales of Medical Fraud from the Museum of Questionable Medical Devices*. Santa Monica, Calif.: Santa Monica Press, 2000.
McFadzean, Nicola. *The Lyme Diet: Nutritional Strategies for Healing Lyme Disease*. San Diego: Legacy Line Publishing, 2010.
McNamara, Brooks, *Step Right Up*. Jackson: University of Mississippi Press, 1995.
Mead, Clifford, and Thomas Hager, eds. *Linus Pauling: Scientist and Peacemaker*. Corvallis: Oregon State University Press. 2001.
Modde, Peter J. *Chiropractic Malpractice*. Columbia, Md.: Henrow Press, 1985.
Mooney, Chris, and Sheril Kirshenbaum. *Unscientific America: How Scientific Illiteracy Threatens Our Future*. New York: Basic Books, 2009.
Newton, David E. *Linus Pauling: Scientist and Advocate*. New York: Facts on File, 1994.
Northrup, Christiane. *The Wisdom of Menopause: Creating Physical and Emotional Health During the Change*. New York: Bantam Dell, 2006. (『更年期完全ガイド』坂本忍、工藤秀機監修、片山陽子訳、創元社、2004 年)
—— *Women's Bodies, Women's Wisdom: Creating Physical and Emotional Health and Healing*. New York: Bantam Books, 2010.
Offit, Paul. *Autism's False Prophets: Bad Science, Risky Medicine, and the Search for a Cure*. New York: Columbia University Press, 2008.
—— *Deadly Choices: How the Anti-Vaccine Movement Threatens Us All*. New York: Basic Books, 2011.
Park, Robert. *Voodoo Science: The Road from Foolishness to Fraud*. Oxford: Oxford University Press, 2000. (『わたしたちはなぜ「科学」にだまされるの

Helfand, William H. *Quack, Quack, Quack: The Sellers of Nostrums in Prints, Posters, Ephemera & Books*. New York: Grolier Club, 2002.

Herbert, Victor. *Nutrition Cultism: Facts and Fictions*. Philadelphia: George F. Stickley Company, 1980.

Herbert, Victor, and Stephen Barrett. *Vitamins and"Health"Foods: The Great American Hustle*. Philadelphia: George F. Stickley Company, 1981.

Hoffer, Abram, and Linus Pauling. *Healing Cancer: Complementary Vitamin and Drug Treatments*. Toronto: CCNM Press, 2004.

Hood, Bruce. *The Science of Superstition: How the Developing Brain Creates Supernatural Beliefs*. New York: HarperCollins, 2009.

Hurley, Dan. *Natural Causes: Death, Lies, and Politics in America's Vitamin and Herbal Supplement Industry*. New York: Broadway Books, 2006.

Jacoby, Susan. *Never Say Die: The Myth and Marketing of the New Old Age*. New York: Pantheon Books, 2011.

Jameson, Eric. *The Natural History of Quackery*. Springfield, Ill.: Charles C. Thomas, 1961.

Jepson, Bryan. *Changing the Course of Autism: A Scientific Approach for Parents and Physicians*. Boulder, Colo.: Sentient Publishing, 2007.

Jesson, Lucinda, and Stacey Tovino. *Complementary and Alternative Medicine and the Law*. Durham, N. C.: Carolina Academic Press, 2010.

Johnston, Robert, ed. *The Politics of Healing: Histories of Alternative Medicine in Twentieth-Century North America*. New York: Routledge, 2004.

Juhne, Eric S. *Quacks and Crusaders: The Fabulous Careers of John Brinkley, Norman Baker, & Harry Hoxsey*. Lawrence: University Press of Kansas, 2002.

Kabat, Geoffrey C. *Hyping Health Risks: Environmental Hazards in Daily Life and the Science of Epidemiology*. New York: Columbia University Press, 2011.

Kalichman, Seth, *Denying AIDS: Conspiracy Theories, Pseudoscience, and Human Tragedy*. New York: Copernicus Books, 2009. (『エイズを弄ぶ人々』野中香方子訳、化学同人、2011 年)

Kennedy, Dan S., and Chip Kessler. *Making Them Believe: How One of America's Legendary Rogues Marketed*"The Goat Testicles Solution"and Made Millions. Garden City, N. Y.: Glazer-Kennedy Publishing, 2010.

Kradin, Richard. *The Placebo Response and the Power of Unconscious Healing*. New York: Routledge, 2008.

Lee, R. Alton. *The Bizarre Careers of John R. Brinkley*. Lexington: The

Spirit. New York: Penguin Books, 1989.
Cramp, Arthur, ed. *Nostrums and Quackery: Articles on the Nostrum Evil, Quackery and Allied Matters Affecting the Public Health: Reprinted, With or Without Modifications, from the Journal of the American Medical Association*, vol. II. Chicago: American Medical Association Press, 1921.
Diamond, John. *Snake Oil and Other Preoccupations*. London: Vintage, 2001.
Elias, Thomas D. *The Burzynski Breakthrough*. Nevada City, Calif.: Lexikos, 2001. (『ガン治療革命』津田英照訳、青木書店、1999)
Ernst, Edzard, ed. *Healing, Hype, or Harm? A Critical Analysis of Complementary or Alternative Medicine*. Charlottesville, Va.: Societas, 2008.
Evans, R. L., and I. M. Berent. *Drug Legalization: For and Against*. La Salle, Ill.: Open Court, 1992.
Fishbein, Morris. *The Medical Follies*. New York: Boni and Liveright, 1925.
—— *The New Medical Follies*. New York: Boni and Liveright, 1927.
—— *Fads and Quackery in Healing: An Analysis of the Foibles of the Healing Cults, with Essays on Various Other Peculiar Notions in the Health Field*. New York: Blue Ribbon Books, 1932.
Fonorow, Owen. *Practicing Medicine Without a License? The Story of the Linus Pauling Therapy for Heart Disease*. Lulu.com, 2008.
Food Protection Committee, Food and Nutrition Board, National Academy of Sciences, National Research Council. *Toxicants Occurring Naturally in Foods*. Washington, D. C.: National Academy of Sciences Press, 1966.
Frazier, Kendrick, ed. *Science Under Siege: Defending Science, Exposing Pseudoscience*. Amherst, N. Y.: Prometheus Books, 2009.
Goertzel, Ted, and Ben Goertzel. *Linus Pauling: A Life in Science and Politics*. New York: Basic Books, 1995. (『ポーリングの生涯』石館康平訳、朝日新聞社、1999年)
Goldacre, Ben. *Bad Science*. London: HarperCollins, 2008. (『デタラメ健康科学』梶山あゆみ訳、河出書房新社、2011年)
Hager, Thomas. *Force of Nature*: The Life of Linus Pauling. New York: Simon & Schuster, 1995.
—— *Linus Pauling and the Chemistry of Life*. Oxford: Oxford University Press, 1998.
Harrington, Anne, ed. *The Placebo Effect: An Interdisciplinary Exploration*. Cambridge, Mass.: Harvard University Press. 1997.
Hawkins, David, and Linus Pauling. *Orthomolecular Psychiatry: Treatment of Schizophrenia*. San Francisco: W. H. Freeman and Company, 1973.

Treatments. Amherst, N. Y.: Prometheus Books, 1992.
Buttar, Rashid A. *The 9 Steps to Keep the Doctor Away: Simple Actions to Shift the Body and Mind to Optimal Health for Greater Longevity*. Lake Tahoe, Nev: GMEC Publishing, 2010.
Carroll, Robert Todd. *The Skeptic's Dictionary: A Collection of Strange Beliefs, Amusing Deceptions & Dangerous Delusions*. Hoboken, N. J.: John Wiley & Sons, 2003. (『懐疑論者の事典』小久保温他訳、楽工社、2008 年)
Chopra, Deepak. *Quantum Healing: Exploring the Frontiers of Mind/Body Medicine*. New York: Bantam Books, 1989. (『クォンタム・ヒーリング』秘田涼子訳、春秋社、1990 年)
—— *Perfect Weight: The Complete Mind/Body Program for Achieving and Maintaining Your Ideal Weight*, New York: Three Rivers Press, 1991.
—— *Ageless Body, Timeless Mind: The Quantum Alternative to Growing Old*. New York: Three Rivers Press, 1993. (『エイジレス革命』沢田博、伊藤和子訳、講談社、1997 年)
—— *Creating Affluence: The A-to-Z Steps to a Richer Life*. San Rafael, Calif.: Amber-Allen Publishing, 1993. (『富と宇宙と心の法則』住友進訳、サンマーク出版、2007 年)
—— *The Seven Spiritual Laws of Success: A Practical Guide to the Fulfillment of Your Dreams*. San Rafael, Calif.: Amber-Allen Publishing, 1994. (『人生に奇跡をもたらす７つの法則』岡野守也訳、PHP 研究所、2000 年)
—— *The Path to Love: Spiritual Strategies for Healing*. New York: Three Rivers Press, 1997.
—— *The Book of Secrets: Unlocking the Hidden Dimensions of Your Life*. New York: Three Rivers Press, 2004.
—— *Reinventing the Body, Resurrecting the Soul: How to Create a New You*. New York: Three Rivers Press, 2009.
Chopra, Deepak, and David Simon. *Grow Younger, Live Longer: 10 Steps to Reverse Aging*. New York: Three Rivers Press, 2001.
Clark, Hulda Regehr. *The Cure for All Cancers*. Chula Vista, Calif.: New Century Press, 1993. (『ハーブでガンの完全治癒』大原和夫訳、フォレスト出版、1996 年)
—— *The Cure for HIV and AIDS*. Chula Vista, Calif.: New Century Press, 1993.
—— *The Cure for All Diseases*. Chula Vista, Calif.: New Century Press, 1995.
Cousins, Norman. Anatomy of an Illness. New York: W. W. Norton & Company, 1979. (『笑いと治癒力』松田銑訳、岩波書店、1996 年)
—— *Head First: The Biology of Hope and the Healing Power of the Human*

参考文献

Alcabes, Philip. *Dread: How Fear and Fantasy Have Fueled Epidemics from the Black Death to Avian Flu*. New York: Public Affairs, 2009.

Anderson, Ann. *Snake Oil, Hustlers and Hambones: The American Medicine Show*. Jefferson, N. C.: McFarland & Company, 2000.

Anonymous. *Nostrums and Quackery: Articles on the Nostrum Evil and Quackery Reprinted, with Additions and Modifications, from the Journal of the American Medical Association*. Chicago: American Medical Association Press, 1912.

Barrett, Stephen. *Health Schemes, Scams, and Frauds*. Mount Vernon, N. Y.: Consumer Reports Books, 1990.

Barrett, Stephen, and William T. Jarvis, eds. *The Health Robbers: A Close Look at Quackery in America*. Buffalo: Prometheus Books, 1993.

Barrett, Stephen, and Victor Herbert. *The Vitamin Pushers: How the "Health Food"Industry Is Selling America a Bill of Goods*. Amherst, N. Y.: Prometheus Books, 1994.

Barrett, Stephen, William London, Robert Bartz, and Manfred Kroger, eds. *Consumer Health: A Guide to Intelligent Decisions*. New York: McGraw-Hill, 2007.

Bausell, R. Barker. *Snake Oil Science: The Truth About Complementary and Alternative Medicine*. Oxford: Oxford University Press, 2007.

Bean, Constance A., and Lesley A. Fein. *Beating Lyme: Understanding and Treating This Complex and Often Misdiagnosed Disease*. New York: AMACOM, 2008.

Benedetti, Fabrizio. *Placebo Effects: Understanding the Mechanisms in Health and Disease*. Oxford: Oxford University Press, 2009.

Benedetti, Paul, and Wayne MacPhail. *Spin Doctors: The Chiropractic Industry Under Examination*. Toronto: Dundurn Press, 2002.

Brock, Pope. *Charlatan: America's Most Dangerous Huckster, the Man Who Pursued Him, and the Age of Flimflam*. New York: Three Rivers Press, 2008.

Buhner, Steven H. Healing *Lyme: Natural Healing and Prevention of Lyme Borreliosis and Its Coinfections*. Silver City, N. M.: Raven Press, 2005.

Butler, Kurt. *A Consumer's Guide to"Alternative Medicine": A Close Look at Homeopathy, Acupuncture, Faith-Healing, and Other Unconventional*

Healing, 321.
(14) カヴァに対するFDAの警告：Food and Drug Administration,“Consumer Advisory: Kava-Containing Dietary Supplements May Be Associated with Severe Liver Injury,”March 25, 2002.
(15) 窒息で死亡した赤ん坊：Butler, *Consumer's Guide*, 82-83.
(16) 神経調整法：前掲., 171-72.
(17) カイロプラクティックの危険性についてのアーネストの研究：E. Ernst, “Deaths After Chiropractic: A Review of Published Cases,”*International Journal of Clinical Practice* 64 (2010): 1162-65.
(18) ウェイルとDrugstore.com：Hurley, *Natural Causes*, 240.
(19) チョプラのビジネスモデル：Barrett and Jarvis, *Health Robbers*, 243-45; Butler, *Consumer's Guide*, 118; Johnston, *Politics of Healing*, 223; F. Wheen, *How Mumbo Jumbo Conquered the World: A Short History of Modern Delusions* (New York: Public Affairs, 2004), 44-48.
(20) チョプラの永遠の富についてのコメント：Chopra, *Spiritual Laws*, 1.
(21) チョプラのエネルギーとしての富のコメント：前掲., 28.
(22) マーコラのビジネスモデル：D. Gumpert,“Old Time Sales Tricks on the Net,”*BusinessWeek*, May 23, 2006.
(23) マーコラの商品：Smith,“Dr. Mercola: Visionary or Quack?”
(24) マーコラと政府の陰謀：前掲.
(25) マーコラのナチュラルな製品についてのコメント：“The Alternative Health Controversy,”*The Dr. Oz Show*.
(26) カプランの医療のプロフェッショナリズムについてのコメント：Art Caplan, 著者によるインタビュー , September 20, 2011.
(27) チタンネックレス：L. Jenkins,“Is Your Bat Speed a Bit Off? Try a Titanium Necklace,”*New York Times*, June 22, 2005.
(28) カプランの魔術的思考についてのコメント：Art Caplan, 著者によるインタビュー , September 20, 2011.
(29) スラックの呪術的な思考についてのコメント：R. Slack,“Acupuncture: A Science-Based Assessment,”*Center for Inquiry*, 2010.

第13章 エピローグ

(1) カズンズとシュバイツァー：Cousins, *Anatomy of an Illness*, 76-78.

第12章 代替医療がインチキ医療になるとき

(1) 祈りと子供の死：C. Fraser, God's Perfect Child: Living and Dying in the Christian Science Church (New York: Henry Holt and Company, 1999).

(2) ウェイルのHIV治療についてのコメント：A. Weil, *Spontaneous Healing: How to Discover and Enhance Your Body's Natural Ability to Maintain and Heal Itself* (New York: Balantine Books, 1995), 4.

(3) エイズ治療薬の効果：M. A. Fischl, D. D. Richman, M. H. Grieco, et al., "The Efficacy of Azidothymidine (AZT) in the Treatment of Patients with AIDS and AIDS-Related Complex,"*New England Journal of Medicine* 317 (1987): 185-91.

(4) 喘息についてのハーバード大学の研究：M. E. Wechsler, J. M. Kelley, I. O. E. Boyd, et al.,"Active Albuterol or Placebo, Sham Acupuncture, or No Intervention in Asthma,"*New England Journal of Medicine* 365 (2011): 119-26.

(5) ホメオパシーと喘息患者の死：Dr. Robert Baratz, personal communication.

(6) リンダ・エッピングス：Barrett and Jarvis, *Health Robbers*, 83-84.

(7) 低温殺菌されていない製品の危険性：Food and Drug Administration,"The Dangers of Raw Milk: Unpasteurized Milk Can Pose Serious Health Risk,"www.fda.gov/Food/ResourcesForYou/Consumers/ucm079516.htm.

(8) マーコラのジャンボトロンでの広告：B. Smith,"Dr. Mercola; Visionary or Quack?"*Chicago*, February 2012.

(9) マーコラはエイズの原因をHIVではないと信じている：前掲.

(10) マーコラとコーヒー浣腸と重曹："The Cancer Treatment So Successful—Traditional Doctors Shut It Down,"April 23, 2001, http://articles.mercola.com/sites/articles/archive/2011/04/23/dr-nicholas-gonzalez-on-alternative-cancer-treatments.aspx; D. Gorski,"For Shame, Dr. Oz, for Promoting Joseph Mercola on Your Show,"*Science-Based Medicine blog*, www.sciencebasedmedicine.org/index.php/for-shame-dr-oz; Orac,"Dr. Oz: America's Doctor and the Abdication of Professional Responsibility," *ScienceBlogs*, April 13, 2010, http://scienceblogs,com/insolence/2010/04/dr_oz_americas_doctor_and_the_abdication.php; T. Tsouderos, "Questioning Dr. Oz,"*Chicago Tribune*, April 9, 2010.

(11) マーコラとFDA：T. Tsouderos,"FDA Warns Doctor: Stop Touting Camera As Disease Screening Tool," *Chicago Tribune*, April 25, 2011.

(12) マーコラの医学的モデル："The Alternative Health Controversy,"*The Dr. Oz Show*, www.doctoroz.com/videos/alternative-health-controversy-pt.1.

(13) カヴァについてのアンドリュー・ウェイルのコメント：Weil, *Spontaneous*

Review,"*International Journal of Risk and Safety in Medicine* 22 (2010): 131-36;"Acupuncture Can Spread Serious Diseases: Experts,"Reuters, March 18. 2010, www.reuters.com/article/2010/03/19/us-acupuncture-infection-idUSTRE62I00220100319; I. Sample,"Dozens Killed by Incorrectly Placed Acupuncture Needles,"The Guardian, October 18, 2010.

(23) アダーとコーヘンの研究：R. Ader and N. Cohen,"Behaviorally Conditioned Immunosuppression,"*Psychosomatic Medicine* 37 (1975): 333-40.

(24) マッケンジーの研究：J. N. Mackenzie,"The Production of the So-Called 'Rose-Cold'by Means of an Artificial Rose,"*American Journal of the Medical Sciences* 91 (1886): 45-57.

(25) イムボーデンの研究：J. B. Imboden, A. Canter and L. E. Cluff, "Convalescence from Influenza: A Study of the Psychological and Clinical Determinants,"*Archives of Internal Medicine* 108 (1961):393-99.

(26) アダーによる全身性エリテマトーデスの研究：K. Olness and R. Ader, "Conditioning as an Adjunct in the Pharmacotherapy of Lupus Erythematosis,"*Journal of Developmental and Behavioral Pediatrics* 13 (1992): 124-25.

(27) サビオーニの研究：M. E. E. Sabbioni, D. H. Bovbjerg, S. Mathew, et al., "Classically Conditioned Changes in Plasma Cortisol Levels Induced by Dexamethasone in Healthy Men,"*FASEB Journal* 11 (1997): 1291-96.

(28) 免疫反応の強化についての研究：D. L. Longo, P. L. Duffy, W. C. Koop, et al.,"Conditioned Immune Response to Interferon-Gamma in Humans," *Clinical Immunology* 90 (1999): 173-81.

(29) 様々な病気に対するプラセボの効果：Benedetti, Placebo Effects; S. S. Wang, "Why Placebos Work Wonders,"*Wall Street Journal*, January 3, 2012.

(30) オズショーでのホメオパシーの紹介："Alternative Pain Treatments, Part 1," *The Dr. Oz Show*, www.doctoroz.com/videos/Alternative-Pain-Treatments-Pt-1.

(31) ホメオパシーレメディの研究：E. Ernst,"Homeopathy: What Does the'Best' Evidence Tell Us?"*Medical Journal of Australia* 192 (2010): 458-60.

(32) 市販の風邪薬による薬害：D. Childs,"Docs Support FDA Cough Medicine Warning,"ABC News, August 16, 2007, http://abcnews.go.com/Health/Drugs/story?id=3488351&page=1.

(33) エーベルス・パピルス：Shapiro and Shapiro, *Powerful Placebo*, 4.

(34) ノーマン・カズンズのコメント：N. Cousins, *Anatomy of an Illness* (New York: W. W. Norton & Company, 1979), 76-78.

Ancient Priest to Modern Physician (Baltimore: Johns Hopkins University Press, 1997), 14,

(7) ビタミンO：R. Park, *Voodoo Science: The Road from Foolishness to Fraud* (Oxford: Oxford University Press, 2000), 46-49.

(8) 治療者の立ち振る舞いとプラセボ効果：W. G. Thompson, *The Placebo Effect and Health: Combining Science and Compassionate Care* (Amherst, N. Y.: Prometheus Books, 2005), 182.

(9) カプチャックの人間的魅力についてのコメント：M. Specter,"The Power of Nothing,"*The New Yorker*, December 12, 2011.

(10) ブラウの病理医についてのコメント：Park, *Voodoo Science*, 49.

(11) ジョン・ダイアモンドの代替医療についてのコメント：Diamond, *Snake Oil*, 34.

(12)『ハリウッドに口づけ』からの引用：*Postcards from the Edge*, directed by Mike Nichols (1990; Culver City, Calif.: Sony Pictures Home Entertainment, 2001).

(13) ラバイの研究：J. D. Levine, N. C. Gordon, and H. L. Fields,"The Mechanism of Placebo Analgesia,"*Lancet* 312 (1978): 654-57.

(14) エンドルフィンの発見についての再現：F. Benedetti, *Placebo Effects: Understanding the Mechanisms in Health and Disease* (Oxford: Oxford University Press, 2009), 63-98.

(15) 鍼治療とエンドルフィン：V. Clement-Jones, L. McLoughlin, S. Tomlin, et al.,"Increased Beta-Endorphin But Not Met-Enkephalin Levels in Human Cerebrospinal Fluid After Acupuncture for Recurrent Pain,"*Lancet* 2 (1980): 946-49.

(16) カプランの投薬における欺瞞の倫理的側面についてのコメント：Art Caplan, 著者によるインタビュー , September 20, 2011.

(17) カプランの通常の医療における欺瞞についてのコメント：前掲 .

(18) 競馬場での実験：R. E. Knox and J. A. Inkster,"Postdecision Dessonance at Post Time,"*Journal of Personality and Social Psychology* 8 (1968): 319-23.

(19) JAMAの痛みについての研究：R. L. Waber, B. Shiv, Z. Carmon, and D. Ariely,"Commercial Features of Placebo and Therapeutic Efficacy," *Journal of the American Medical Association* 299 (2008): 1016-17.

(20) カプランのプラセボ効果と金額についてのコメント：Art Caplan, 著者によるインタビュー , September 20, 2011.

(21) 韓国大統領のエピソード："Acupuncture Needle Removed from Lung of Former South Korean President,"*The Telegtaph*, May 3. 2011.

(22) 鍼治療の危険性：E. Ernst,"Deaths After Acupuncture: A Systematic

January 2009-September 2010,"*Morbidity and Mortality Weekly Report* 59 (2010): 1393-99.
(54) B型肝炎ウイルスの疫学：G. L. Armstrong, E. F. Mast, M. Wojczynski and H. S. Margolis,"Childhood Hepatitis B Virus Infections in the United States Before Hepatitis B Immunization,"*Pediatrics* 108 (2001): 1123-28.
(55) ブッタールのインフルエンザワクチン接種に対する警告："Dr. Rashid A. Buttar Speaks on the N1H1 [sic] Swine Flu Vaccine,"www.youtube.com/watch?v=qcc1PdWmzmk, October 5, 2009.
(56) 豚インフルエンザの疫学："2009 H1N1 Flu: Situation Update,"May 28, 2010, CDC. gov, http://cdc.gov/h1n1flu/update.htm.
(57) 豚インフルエンザワクチンの安全性："Safety of Influenza A (H1N1) 2009 Monovalent Vaccines—United States, October 1-November 24, 2009," Morbidity and Mortality Weekly Report 58 (2009): 1-6.
(58) ノースカロライナ医療委員会でのブッタールへの申し立て：*In the Matter of Rashid Ali Buttar, D. O., Before the North Carolina Medical Board*, April 24, 2008 (testimony by Rashid Buttar).
(59) ブッタールに対する同意書の変更の要求：S. Barrett,"Rashid Buttar Reprimanded,"*Casewatch*, www.casewatch.org/board/med/buttar/consent_2010.shtml.

第 11 章 驚くほど強力でひどく過小評価されているプラセボ反応

(1) 鍼の研究：Singh and Ernst, *Trick or Treatment*, 77-88; P. White, F. L. Bishop, P. Prescott, et al.,"Practice, Practitioner, or Placebo? A Multifactorial, Mixed-Methods Randomized Controlled Trial of Acupuncture,"*Pain: Journal of the International Association for the Study of Pain*, December 12, 2011, doi: 10. 1016/jpain 2011. 11. 007.
(2) ノベラのバックグラウンド：D. Gorski,"The Trouble with Dr. Oz,"*Science-Based Medicine blog*, www.sciencebasedmedicine. org/?p=12208.
(3) ノベラの鍼に対する見解へのオズのコメント："Controversial Medicine: Alternative Health,"*The Dr. Oz* Show, www.dictoroz.com/videos/alternative-medicine-controversy-pt-1.
(4) ノベラの鍼についてのコメント：前掲.
(5) 看護師とモルヒネのエピソード：D. A. Lessing, K. Madden, S. Marlan, eds., *Encyclopedia of Psychology and Religion* (New York: Springer Publishing Co., 2009).
(6) ユニコーンの角：A. Shapiro and E. Shapiro, *The Powerful Placebo: From*

204-7 (italics mine).

(48) ブッタールによる自分の子供がいかに自閉症になったかの説明：Buttar, *9 Steps*, 263.

(49) ブッタールのチメロサールについてのコメント：Rashid A. Buttar, D. O., *Know Your Options: Heavy Metal Toxicity*.

(50) ブッタールによる自分の子供へのワクチン接種の拒否：前掲.

(51) ワクチンに含まれるチメロサールが自閉症や水銀障害を引き起こさないことを示す研究：Institute of Medicine, *Immunization Safety Review: Thimerosal-Containing Vaccines and Neurodevelopmental Disorders* (Washington, D.C.: National Academies Press, 2001); K. M. Madsen, M. B. Lauritsen, C. B. Pedersen, et al.,"Thimerosal and the Occurrence of Autism: Negative Ecological Evidence from Danish Population-Based Date,"*Pediatrics* 112 (2003): 604-6; A. Hviid, M. Stellfeld, J. Wohlfahrt and M. Melbye,"Association Between Thimerosal-Containing Vaccine and Autism,"*Journal of the American Medical Association* 290 (2003): 1763-66; J. Heron and J. Golding,"Thimerosal Exposure in Infants and Developmental Disorders: A Prospective Cohort Study in the United Kingdom Does Not Support a Causal Association,"*Pediatrics* 114 (2004): 577-83; N. Andrews, E. Miller, A. Grant, et al.,"Thimerosal Exposure in Infants and Developmental Disorders: A Retrospective Cohort Study in the United Kingdom Does Not Support a Causal Association,"*Pediatrics* 114 (2004): 584-91; P. Stehr-Green, P. Tull, M. Stellfeld, et al.,"Autism and Thimerosal-Containing Vaccines: Lack of Consistent Evidence for an Association,"*American Journal of Preventive Medicine* 25 (2005): 101-6; E. Fombonne, R. Zakarian, A. Bennett, et.al.,"Pervasive Developmental Disorders in Montreal, Quebec, Canada: Prevalence and Links with Immunization,"*Pediatrics* 118 (2006): 139-50; W. W. Thompson, C. Price, B. Goodson, et al.,"Early Thimerosal Exposure and Neuropsychological Outcomes at 7 to 10 Years,"*New England Journal of Medicine* 357 (2007): 1281-92; R. Schechter and J. Grether,"Continuing Increases in Autism Reported to California's Development Services System,"*Archives of General Psychiatry* 65 (2008): 19-24; E. Fombonne, "Thimerosal Disappears but Autism Remains,"*Archives of General Psychiatry* 65 (2008): 15-16.

(52) 天然痘の疫学：S. Plotkin, W. Orenstein, and P. Offit, eds., *Vaccines*, 6th ed. (Philadelphia: Saunders, 2012), 719-22.

(53) ポリオの疫学：Centers for Disease Control and Prevention:"Outbreaks Following Wild Poliovirus Importations—Europe, Africa, and Asia,

(Testimony by Rashid A. Buttar).

(32) 自閉症児と健常児に対する重金属検査：S. E. Soden et al.,"24-Hour Provoked Urine Excretion Test for Heavy Metals in Children with Autism and Typically Developing Children: A Pilot Study,"*Clinical Toxicology* 45 (2007): 476-81.

(33) ノベラによるジェニングスについてのコメント：S. Novella,"Well That Didn't Take Long—Another Dystonia Case Follow Up,"*Neurologica blog*, www.theness.com/neurologicablog/?p=1195.

(34) ブッタールによる TD-DMPS のテストについてのコメント：Estherar,"The Allure of Biomedical Treaments [sic] for Autism,"*Mainstream Parenting Resources*, http://mainstreamparenting.wordpress.com/2009/05/21/the-allure-of-biomedical-treaments-for-autism.

(35) ブッタールの TD–DMPS の価値についてのコメント：前掲.

(36) ブッタールの他の経皮キュレーション治療の使用についての警告：Rashid A. Buttar,"Buttar Autism Treatment Protocol: Advanced Concepts in Medicine/Center for Advanced Medicine,"*Center for Advanced Medicine* (August 2004).

(37) ブッタールのトランンス D についてのコメント：Buttar, *9 Steps*, 254.

(38) 万能薬の売り向上：Anonymous, *Nostrums*, 436-53.

(39) トランス D のセールス：Buttar, *9 Steps*, 238.

(40) ブッタールの製薬会社に対するコメント：Rashid A. Buttar, D. O., *Know Your Options: Sudden Cardiac Death, ♯1 Symptom of Heart Disease*, DVD (Coral Gables, Fla.: Dolphin Entertainment, 2007).

(41) スペクターの「大プラセボ」のコメント："Michael Specter: The Danger of Science Denial," YouTube, www.youtube.com/watch?v=7OMLSs8t1ng.

(42) ブッタールの宣誓：Buttar, *9 Steps*, xvii.

(43) ブッタールの医師についての警告：前掲., 10.

(44) ブッタールの絶対的な信頼の要求：Rashid A. Buttar, D. O., *Know Your Options: Cancer, The Untold Truth*, DVD (Coral Gables, Fal.: Dolphin Entertainment, 2007).

(45) ブッタールの「医師は自分が患者にしているアドバイスには自分では従わない」という主張：前掲 .

(46) ブッタールと CDC の陰謀：Rashid A. Buttar, D. O., *Know Your Options: Heavy Metal Toxicity: The Hidden Killer*, DVD (Coral Gables, Fla.: Dolphin Entertainment, 2007).

(47) CDC によるキュレーション治療についての警告："Deaths Associated with Hypocalcemia from Chelation Therapy—Texas, Pennsylvania, and Oregon, 2003-2005,"*Morbidity and Mortality Weekly Report* 55 (2006):

times.com/index.php/archive/article/Column_The_flu_a_shot_to_the_system.

(19) ジェニングスとジストニア：前掲.

(20)『インサイドエディション』での紹介："Woman Says Flu Shot Triggered Rare Neurological Disorder,"www.wusa9.com/news/local/story.aspx?storyid=92345&catid=158.

(21) ジェニー・マッカーシーによるジェニングスのブッタールへの紹介："Desiree Jennings Update: Road to Recovery,"*Planet Thrive*, http://planetthrive.com/2009/11/desiree-jennings-update-road-to-recovery.

(22) ブッタールによるジェニングスへの水銀中毒との診断：C. Coffery,"Woman Disabled by Flu Shot Reaction,"www.myfoxdc.com/dpp/health/101309_woman_disabled_by_flu_shot_reaction_dystonia.

(23) ジェニングスの『20/20』への出演：Avila and Cohen,"Medical Mystery or Hoax."

(24) ホプキンス大の神経科医による診断：S. Novella,"Desiree Jennings: The Plot Thickens,"*Neurologica blog*, http://theness.com/neurologicablog/?p=1558; Orac,"Has Desiree Jennings VAERS Report Been Found?" *ScienceBlogs*, http://scienceblogs.com/insolence/2009/11/05/has-desiree-jennings-vaers-report-been-f.

(25) ノベラによるジェニングスについてのコメント：S. Novella,"Desiree Jennings on 20/20,"*Neurologica blog*, http://theness.com/neurologicablog/?p=2150.

(26) メリーランド大学での生徒への教材としてのジェニングスのビデオの利用："Desiree Jennings,"*RationalWiki*; http://www.foxnews.com/search-results/m/26952743/flu-shot-fears.htm.

(27)『インサイドエディション』のフォローアップ："Flu Shot Woman,"*Inside Edition*.

(28) ノベラによるジェニングスについてのコメント：www.theness.com/neurologicablog/?p=1195.

(29) ジェニングスの中国行き：Avila and Cohen,"Medical Mystery or Hoax."

(30) 尿検査での金属の検出についての問題点：S. Barrett,"How the'Urine Toxic Metals'Test Is Used to Defraud Patients,"*QuackWatch*, www.quackwatch.org/01QuackeryRelatedTopics/Tests/urine_toxic.html.(italics mine).

(31) ブッタールによる公聴会での証言：*Autism Spectrum Disorders: An Update of Federal Government Initiatives and Revolutinary New Treatments of Neurodevelopmental Diseases, Before the Subcommittee on Human Rights & Wellness Government Reform Committee*, May 6, 2004

(37) シッダールダ・ムガジー：S. Mukherjee, *The Emperor of All Maladies: A Biography of Cancer* (New York; Scribner, 2010). (『病の皇帝「がん」に挑む人類 4000 年の苦闘』田中文訳、早川書房刊、2013 年)

第 10 章 21 世紀の魔法薬

(1) 「死神につかれた男」：*The Twilight Zone*, episode 2,“One for the Angels” (Los Angeles: Cayuga Productions, October 9, 1959).

(2) クワックの起源：Barrett and London, *Consumer Health*, 36.

(3) パテント薬：Anonymous, *Nostrums and Quackery*; Cramp, *Nostrums and Quackery*.

(4) キッカプージョイジュース：McNamara, *Step Right Up*, xiv.

(5) 有名人のサポーター：McCoy, *Quack*, 95, 201.

(6) ブッタールの背景：Buttar, *9 Steps*, 329-31.

(7) ブッタールの人工物の害についてのコメント：前掲., 81.

(8) 誇張された環境汚染のリスク：G. Kabat, *Hyping Health Risks: Environmental Hazards in Daily Life and the Science of Epidemiology* (New York: Columbia University Press, 2011).

(9) 効果を立証できなかったキレーションの研究：E. Ernst,“Chelation Therapy for Peripheral Arterial Occlusive Disease: A Systematic Review,” *Circulation* 96 (1997): 1031-33.

(10) ガルシアの証言：*In the Matter of Rashid Ali Buttar, D. O., Before the North Carolina Medical Board*, April 24, 2008 (testimony by Jane Garcia).

(11) ブッタールの子供の誕生についてのコメント：Rashid A. Buttar, D. O., *Know Your Options: Autism: The Misdiagnosis of Our Future Generations*, DVD (Coral Gables, Fal.: Dolphin Entertainment, 2006).

(12) ブッタールの「神から与えられた使命」：Buttar, *9 Steps*, 264.

(13) ブッタールの神との戦い：前掲., 264-65.

(14) ブッタールの子供の回復：前掲.

(15) ジェニングスの症状：J. Avila and D. Cohen,“Medical Mystery or Hoax: Did Cheerleader Fake a Muscle Disorder?”ABC News, July 23, 2010; “Desiree Jennings,”RationalWiki, http://rationalwiki.org/wiki/Desiree_Jennings.

(16) ジェニングスとコールドプレイ：前掲,

(17) ジェニングスのイギリス訛り：“Flu Shot Woman,”*Inside Edition*, http://www.insideedition,com/headlines/159-flu-shot-woman.

(18) ジェニングスに対する診断：“The Flu, a Shot to the System,”www.loudun-

(22) 公聴会：*Burzynski: The Movie.*
(23) がん活動家のブルジンスキーに対する怒り：Goldberg,"The Antineoplaston Anomaly."
(24) シグマタウ製薬のアンチネオプラストンの研究からの離脱：Green, "Antineoplastons: An Unproved Caneer Therapy."
(25) ブルジンスキーが主張するがん専門医による陰謀：Phillips,"Interview with Dr. Burzynski."
(26) ゴールドバーグとフリードマンによる抗がん剤についてのコメント：Goldberg,"The Antineoplaston Anomaly."
(27) PLX4032：A. Harmon,"A Roller Coaster Chase for Cure,"*New York Times*, February 21, 2010; A. Harmon,"New Drugs Stir Debate on Rules of Clinical Trials,"*New York Times*, September 18, 2010; A. Harmon, "Drug to Fight Melanoma Prolonged Life in Trial."*New York Times*, January 19, 2011; R. Schwartz,"The Emperor of All Maladies—The Beginning of the Beginning,"*New England Journal of Medicine* 365 (2011): 2353-55.
(28) アダムソンによるブルジンスキーについてのコメント：Peter Adamson, 著者によるインタビュー, September 19, 2011.
(29) 面倒見のいい人物としてのブルジンスキー：C. Malisow,"Cancer Doctor Stanislaw Burzynski Sees Himself as a Crusading Researcher, Not a Quack,"*Houston Post*, January 1, 2009.
(30) アダムソンの偽りの希望についてのコメント：Peter Adamson, 著者によるインタビュー, September 19, 2011.
(31) マリスの偽りの希望についてのコメント：John Maris, 著者によるインタビュー, September 28, 2011.
(32) ジーニー・グラフのブルジンスキーの治療についてのコメント：Jeanine Graf, 著者によるインタビュー, March 1, 2012.
(33) 科学ブロガーによる偽りの希望についてのコメント：Andy Lewis,"The False Hope of the Burzynski Clinic,"November 21, 2011, www.quackometer.net/blog/2011/11/the-false-hope-of-the-burzynski-clinic.html.
(34) ビリー・ベインブリッジの死："Billie Bainbridge Dies After Battle with Brain Stem Cancer,"BBC News, June 5, 2012, www.bbc.co.uk/news/uk-england-devon-18331017.
(35) ブルジンスキーのアンチエイジング薬：www.aminocare.com.
(36) サマーズの本：S. Somers, *Knockout: Interviews with Doctors Who Are Curing Cancer and How to Prevent Getting It in the First Place* (New York: Crown Publishing Group, 2009).

org/aburzinterview.html.
(9) ハリー・スミスによるブルジンスキーの患者へのインタビュー：D. Fehling, "Controversial Cancer Doc: Urine Treatment Works,"KENS 5-TV, www.kens5.com/archive/66499497.html.
(10) ブルジンスキーの映画：*Burzynski: The Movie*, directed by Eric Merola (Merola Films, 2010).
(11) ブルジンスキー研究所の拡大：前掲 ,
(12) ブラックステインとバーグセーゲルのコメント：Barrett, *Consumer Health*, 373; M. E. Blackstein and D. E. Bergsagel. *Report to the Ontario Ministry of Health on the Treatment of Cancer Patients with Antineoplastons and the Burzynski Clinic in Houston, Texas*. Undated, circa 1983.
(13) ブラックステインとバーグセーゲルが求めた他の患者の記録："Pharmacologic and Biological Treatments,"in *Unconventional Cancer Treatments, Quackwatch*, www.quackwatch.org/01QuackeryRelatedTopics/OTA/ota05.html.
(14) 1985年の審査：前掲.
(15) サリー・ジェシー・ラファエルと『インサイドエディション』：Barrett, *Consumer Health*, 373.
(16) 技術評価局：American Cancer Society,"Anti-Neoplaston Therapy,"www.cancer.org/Treatment/TreatmentsandSideEffects/ComplementaryandAlternativeMedicine/PharmacologicalandBiologicalTreatment/antineoplaston-therapy.
(17) ジェイコブスの「馬鹿者ども」のコメント：P. Goldberg,"The Antineoplaston Anomaly: How a Drug was Used for Decades in Thousands of Patients with No Safety, Efficacy Data,"*The Cancer Letter*, September 25, 1998.
(18) 国立がん研究所によるアンチネオプラストンの試験：J. Buckner, M. Malkin, E. Reed, et al.,"Phase II Study of Antineoplastons A10 (NSC 648539) and AS2-1 (NSC 620261) in Patients with Recurrent Glioma," *Mayo Clinic Proceedings* 74 (1999): 137-45.
(19) NCIの研究に対するブルジンスキーの怒り：G. Phillips,"Interview with Dr. Burzynski,"December 5, 2003, www.cancerinform.org/aburzinterview.html.
(20) サウル・グリーンによるアンチネオプラストンの評価：S. Green, "Antineoplastons: An Unproved Cancer Therapy,"*Journal of the American Medical Association* 267 (1992): 2924-28.
(21) ガンの専門家によるブルジンスキーの評価：Goldberg,"The Antineoplaston Anomaly."

第9章 病気の子供たちと追い詰められた親たち

(1) ビリー・ベインブリッジ：R. Smith,"Mum and Four-Year-Old Daughter Both Battling Cancer,"*Daily Mirror*, August 8, 2011;"'A Lot of People Ask Me How I Cope, But You Just Kind of Deal With It—That's All You Can Do,'"*Exeter Express and Echo*, August 13, 2011; C. Axford and L. French,"Exeter Family Hit Twice by Cancer'Fights On' for Child,"BBC News, August 19, 2011; A. Radnedge,"Mother and Daughter, 4, in Fight to Battle Cancer,"*Metro*, August 21, 2011;"Billie Bainbridge Set to Fly to Take Part in Medical Trial,"*Exeter Express and Echo*, September 15, 2011;"Positive Start for Billie Bainbridge's America Treatment,"*Exeter Express and Echo*, September 29, 2011;"Brave Billie Starting Treatment in States,"*Exeter Express and Echo*, October 6, 2011;"Billie Fund Rises Toward Target,"*Exeter Express and Echo*, October 13, 2011;"Chiefs Added to Growing Support for Billie's Fund,"*Exeter Express and Echo*, October 20, 2011;"Raffle Prize Goes to Butterfly Fund,"*Exeter Express and Echo*, November 3, 2011; L. Bainbridge,"The Worst Year of My Life: Cancer Has My Family in Its Grip,"*The Observer*, November 19, 2011.

(2) ブルジンスキーの初期の研究成果：M. E. G. Smith,"The Burzynski Controversy in the United States and Canada: A Comparative Case Study in the Sociology of Alternative Medicine,"*The Canadian Journal of Sociology* 17 (1992): 133-60.

(3) ブルジンスキーによるアンチネオプラストンの定義：S. R. Burzynski, "Antineoplastons: Biochemical Defense Against Cancer,"*Physiological Chemistry and Physics* 8 (1976):275-79.

(4) ブルジンスキー研究所：M. E. G. Smith,"The Burzynski Controversy in the United States and Canada: A Comparative Case Study in the Sociology of Alternative Medicine,"*The Canadian Journal of Sociology* 17 (1992): 133-60.

(5) ブルジンスキーによる尿の採取：G. Null,"The Suppression of Cancer Cures,"*Penthouse*, October 1979;"War on Cancer: Politics or Profit," *20/20*, October 21, 1981.

(6) ナルの記事：Null,"The Suppression of Cancer Cures."

(7) ジェラルド・リベラの報告："War on Cancer: Politics or Profit,"*20/20*, October 21, 1981.

(8) アンチネオプラストンによって治癒したとされる患者：T. Elias, *The Burzynski Breakthrough* (Nevada City, Calif.: Lexikos, 2001); G. Phillips, "Interview with Dr. Burzynski,"December 5, 2003, www.cancerinform.

(7) グリオキシリド：Young. *American Health Quackery*, 235; Barrett, *Health Schemes*, 5; Barrett and Jarvis, *Health Robbers*, 27, 93.

(8) ハリー・ホクシー：Young, *American Health Quackery*, 235; Johnston, *Politics of Healing*, 235-36; Barrett, *Consumer Health*, 370; Young, *Medical Messiahs*, 360-89; Juhne, *Quacks and Crusaders*, 64-91.

(9)「取る方と取られる方だ」：Young, *Medical Messiahs*, 363.

(10) アンドリュー・アイヴィの経歴：M. I. Grossman,"Andrew Conway Ivy (1893-1978),"*Physiologist* 21 (1978): 11-12; D. B. Dill,"A. C. Ivy—Reminiscences,"*Physiologist* 22 (1979): 21-22; E. Shuster,"Fifty Years Later: The Significance of the Nuremberg Code,"*New England Journal of Medicine* 337 (1997): 1436-40.

(11) アイヴィに対するモレノのコメント：J. D. Moreno, *Undue Risk: Secret State Experiments on Humans* (New York: Routledge, 2001), 66.

(12) クレビオゼン：Barrett, *Consumer Health*, 370; J. F. Holland,"The Krebiozen Story,"*Quackwatch*, www.quackwatch.com/01QuackeryRelatedTopics/Cancer/krebiozen.html; S. Chertow,"Krebiozen,"*The Chicago Literary Club*, www.chilit.org/Papers% 20by% 20author/Chertow% 20--% 20Krebiozen.HTM; W. F. Janssen,"Cancer Quackery: Past and Present,"*Cancer Treatment* Watch, www.cancertreatmentwatch.org/q/janssen.shtml; P. S. Ward,"Who Will Bell the Cat? Andrew C. Ivy and Krebiozen,"*Bulletin of the History of Medicine* 58 (1984): 28-52; A. C. Ivy, *Krebiozen: An Agent for the Treatment of Malignant tumors* (Chicago: Champlin-Shealy Company, 1951).

(13) ゲルソン療法：Barrett and Jarvis, *Health Robbers*, 87-88; Barrett, *Consumer Health*, 372; K. Butler, *A Consumer's Guide to"Alternative Medicine": A Close Look at Homeopathy, Acupuncture, Faith-Healing, and Other Unconventional treatments* (Amherst, N. Y.: Prometheus Books, 1992), 43; S. Barrett,"Questionable Cancer Therapies," *Quackwatch*, www.quackwatch.com/01QuackeryRelatedTopics/cancer.html.

(14) 鮫の軟骨：Barrett, *Consumer Health*, 371-72; Barrett, *Vitamin Pushers*, 374-76; Hurley, *Natural Causes*, 201-204, 223; Shapiro, Suckers, 176-78; Wanjek, Bad Medicine, 103-107; Singh and Ernst, *Trick or Treatment*, 263-64; M. J. Coppes, R. A. Anderson, R. M. Egeler, and J. E. A. Wolff,"Alternative Therapies for the Treatment of Childhood Cancer,"*New England Journal of Medicine* 339 (1998): 846-47.

Disease: A Dubious Diagnosis,"*Chicago Tribune*, December 8, 2010.

(55) ゴスティンとクレーマーの科学的手法についてのコメント：J. D. Kraemer and L. O. Gostin,"Science, Politics, and Values: The Politicization of Professional Practice Guidelines,"*Journal of the American Medical Association* 301 (2009): 665-67.

第8章 がん治療

(1) スティーブ・ジョブズ：P. Elkind,"The Trouble with Steve Jobs,"*Fortune*, March 5, 2008, http://money.cnn.com/2008/03/02/news/companies/elkind_jobs.fortune/index.htm?postversion=2008030510; S. Begley, "Jobs's Unorthodox Treatment,"*The Daily Beast*, October 5, 2011, http://www.thedailybeast.com/articles/2011/10/05/steve-jobs-dies-his-unorthodox-treatment-for-neuroendocrine-cancer.html; S. Lohr,"Jobs Tried Exotic Treatments to Combat Cancer, Book Says,"*New York Times*, October 20,2011; W. Isaacson, Steve Jobs (New York: Simon & Schuster, 2011): 454.

(2) アメリカ開拓時代のがん治療：Anonymous, *Nostrums and Quackery: Articles on the Nostrum Evil and Quackery Reprinted, with Additions and Modifications, from the Journal of the American Medical Association* (Chicago: American Medical Association Press, 1912), 25-75; Young, *American Health Quackery*, 234; Barrett, *Consumer Health*, 370, 375.

(3) エイブラムスと偽医者：Young, *American Health Quackery*, 189.

(4) アルバート・エイブラムスの物語：Young, *American Health Quackery*, 189; C. Jameson, *The Natural History of Quackery* (Springfield, Ill.: Charles C. Thomas, 1961), 210-12; P. Modde, *Chiropractic Malpractice* (Columbia, Md.: Henrow Press, 1985), 103; R. A. Lee, *The Bizarre Careers of John R. Brinkley* (Lexington: the University Press of Kentucky, 2002), xii-xiii; McCoy, *Quack*!, 72-83; Young, *Medical Messiahs*, 137-42; M. Fishbein, *Fads and Quackery in Healing: An Analysis of the Foibles of the Healing Cults, with Essays on Various Other Peculiar Notions in the Health Field* (New York: Blue Ribbon Books, 1932), 140-55; M. Fishbein, *The Medical Follies* (New York: Boni and Liveright, 1925), 99-118,

(5) ロバート・ミリカンのコメント：前掲.

(6) 『サイエンティフィック・アメリカン』の編集者のコメント：Young, *Medical Messiahs*, 140.

Ophthalmology Inc. 870 F2d 397 (7th Circuit, 1989).

(39) ブルーメンタールによる利益相反の主張：Office of the Attorney General, “Attorney General's Investigation Reveals Flawed Lyme Disease Guideline Process.”

(40) IDSA の委員会はガイドラインから利益を得られない：“Richard Blumenthal's Lyme Deception,”Policy and Medicine, May 18, 2010, www.mdjunction.com/forums/lyme-disease-support-forums/lyme-disease-activism/1691814-richard-blumenthals-lyme-deception-51810.

(41) ILADS とライム病診断検査開発企業との関係：J. D. Kraemer and L. O. Gostin,“Science, Politics, and Values: The Politicization of Professional Practice Guidelines,”*Journal of the American Medical Association* 301 (2009): 665-67.

(42) 静脈注射企業との利益相反：Auwaerter, Bakken, and Dattwyler,“Scientific Evidence and Best Patient Care Practices.”

(43) 慢性ライム病医と医療保険会社：Whelan,“Lyme Inc.”

(44) 慢性ライム病医と滝のある家：前掲.

(45) カリフォルニアの慢性ライム病医：P. Auwaerter, Bakken, and Dattwyler, “Scientific Evidence and Best Patient Care Practices”; Whelan,“Lyme Inc.”

(46) IDSA の訴訟費用：J. D. Kraemer and L. O. Gostin,“Science, Politics, and Values: The Politicization of Professional Practice Guidelines,”*Journal of the American Medical Association* 301 (2009): 665-67.

(47) アン・ガーションのコメント：Anne Gershon, 著者によるインタビュー, October 7, 2011.

(48) ハワード・ブロディ：“Richard Blumenthal's Lyme Deception.”

(49) IDSA の最終報告書：P. M. Lantos, W. A. Charini, G. Medoff, et al.,“Final Report of the Lyme Disease Review Panel of the Infectious Diseases Society of America,”*Clinical Infectious Diseases* 51 (2010): 1-5.

(50) ブルーメンタールと 75 % の委員の賛成：“Richard Blumenthal's Lyme Deception.”

(51) 1 万ドルの制限に対する意義：前掲.; B. Patoine,“Guideline-Making Gets Tougher.”

(52) キャロル・ベイカーのコメント：Carol Baker, 著者によるインタビュー, September 26, 2011.

(53) IBSA の最終報告書に対するブルーメンタールの反応：Attorney General Statement on IDSA Guidelines Review Panel Report, www.ct.gov/ag/cwp/view.asp?A=2341&Q=459296.

(54) 401(k) を解約した女性：P. Callahan and T. Tsouderos,“Chronic Lyme

"The Consequences of Overdiagnosis and Overtreatment of Lyme Disease: An Observational Study,"*Annals of Internal Medicine* 128 (1998): 354-62.
(28) 慢性ライム病に対するマラリア感染療法：Centers for Disease Control and Prevention,"Epidemiologic Notes and Reports: Imported Malaria Associated with Malariotherapy of Lyme Disease—New Jersey," *Morbidity and Mortality Weekly Report* 39 (1990): 873-75.
(29) ビスマス療法による合併症：U. S. Food and Drug Administration,"FDA Warns Consumers and Health Care Providers Not to Use Bismacine, Also Known as Chromacine,"press release, July 21, 2006.
(30) ライム学ドクターの不正:Auwaerter, Bakken, Dattwyler, et al.,"Antiscience and Ethical Concerna."
(31) 代替医療によるライム病治療に対するIDSAの声明：G. P. Wormser, R. J. Dattwyler, E. D. Shapiro, et al.,"The Clinical Assessment, Treatment, and Prevention of Lyme Disease, Human Granulocytic Anaplasmosis, and Babesiosis: Clinical Practice Guidelines by the Infectious Diseases Society of America,"*Clinical Infectious Diseases* 43 (2006): 1089-1134.
(32) ILADS のガイドライン: D. Cameron, A. Gaito, N. Harris, et al.,"ILADS Working Group: Evidence-Based Guidelines for the Management of Lyme Disease,"*Expert Reviews of Anti-Infective Therapy* 2 (2004): S1-S13.
(33) 慢性ライム病活動家による政治家への支援要請：B. Patoine,"Guideline-Making Gets Tougher: Action by State Attorney General Over Lyme Disease Guidelines Stirs Debate," *Annals of Neurology* 65 (2009): A10-A15.
(34) ブルーメンタールの慢性ライム病活動家に対する支援:P. G. Auwaerter, J. S. Bakken and R. J. Dattwyler,"Scientific Evidence and Best Patient Care Practices Should Guide the Ethics of Lyme Disease Activism,"*Journal of Medical Ethics* 37 (2011):1-6.
(35) ジョーンズ医師と大型リムジン：D. Whelan,"Lyme Inc.,"Forbes, March 12, 2007, www.forbes.com/forbes/2007/0312/096_print.html.
(36) ブルーメンタールのIDSAに対する訴訟：Office of the Attorney General, "Attorney General's Investigation Reveals Flawed Lyme Disease Guideline Process, IDSA Agrees to Reassess Guidelines, Install Independent Arbiter,"press release, May 1, 2008, www.policymed.com/2010/05/richard-blumenthals-lyme-deception.html.
(37) AAN側の弁護士の主張：B. Patoine,"Guideline-Making Gets Tougher."
(38) 連邦取引委員会と司法省への判決：Schachar v. American Academy of

Infectious Diseases 43 (2006): 1089-1134; Auwaerter, Bakken, Dattwyler, et al.,"Antiscience and Ethical Concerns."

(21) アメリカ人の慢性症状：Auwaerter, Bakken, Dattwyler, et al.,"Antiscience and Ethical Concerns."

(22) ライム学ドクターによる治療可能な疾患の放置:M. C. Reid, R. T. Schoen, J. Evans, et al.,"The Consequences of Overdiagnosis and Overtreatment of Lyme Disease: An Observational Study,"*Annals of Internal Medicine* 128 (1998): 354-62.

(23) 慢性ライム病の存在についての否定的な証拠：J. Radolf,"Posttreatment Chronic Lyme Disease—What It Is Not,"*Journal of Infectious Diseases* 192 (2005): 948-49; G. P. Wormser, R. J. Dattwyler, E. D. Shapiro, et al., "The Clinical Assessment, Treatment, and Prevention of Lyme Disease, Human Granulocytic Anaplasmosis, and Babesiosis: Clinical Practice Guidelines by the Infectious Diseases Society of America,"*Clinical Infectious Diseases* 43 (2006): 1089-1134; P. Auwaerter,"Point: Antibiotic Therapy Is Not the Answer for Patients with Persisting Symptoms Attributable to Lyme Disease,"*Clinical Infectious Diseases* 45 (2007): 143-48; H. M. Feder, B. J. B. Johnson, S. O'Connell, et al.,"A Critical Appraisal of'Chronic Lyme Disease,'"*New England Journal of Medicine* 357 (2007): 1422-30; A. Marques,"Chronic Lyme Disease: A Review," *Infectious Disease Clinics of North America* 22 (2008): 341-60; Auwaerter, Bakken, Dattwyler, et al.,"Antiscience and Ethical Concerns."

(24) ニューイングランド・ジャーナル・オブ・メディシン掲載論文：H. M. Feder, B. J. B. Johnson, S. O'Connell, et al.,"A Critical Appraisal of 'Chronic Lyme Disease,'"*New England Journal of Medicine* 357 (2007): 1422-30.

(25) 心臓の血栓でなくなった女性：R. Patel, K. L. Grogg, W. D. Edwards, et al.,"Death from Inappropriate Therapy for Lyme Disease,"*Clinical Infectious Diseases* 31 (2000): 1107-1109.

(26) ニュージャージーでの胆石の流行：Centers for Disease Control and Prevention,"Ceftriaxone-Associated Biliary Complications of Treatment of Suspected Disseminated Lyme Disease—New Jersey, 1990-1992," *Morbidity and Mortality Weekly Report* 42 (1993): 39-42; P. J. Ettestad, G. L. Campbell, S. F. Welbel, et al.,"Biliary Complications in the Treatment of Unsubstantiated Lyme Disease,"*Journal of Infectious Diseases* 171 (1995): 356-61.

(27) 抗生剤の点滴による他の症状：M. C. Reid, R. T. Schoen, J. Evans, et al.,

Practice Guidelines by the Infectious Diseases Society of America," *Clinical Infectious Diseases* 43 (2006): 1089-1134.

(12) ライム病バクテリアが引き起こす他の疾患:P. G. Auwaerter, J. S. Bakken, R. J. Dattwyler, et al.,"Antiscience and Ethical Concerns Associated with Advocacy of Lyme Disease,"*Lancet Infectious Diseases* 11 (2011): 713-19.

(13) 慢性ライム病の症状：C. Bean and L. Fein, *Beating Lyme: Understanding and treating This Complex and Often Misdiagnosed Disease* (New York: AMACOM, 2008), 263-66.

(14) 映画『皮下』の監督のコメント：*Under Our Skin*, Discussion Guide, Open Eye Productions, 2008.

(15) 映画『皮下』：前掲.

(16) 慢性ライム病の代替医療による治療：Bean, Beating Lyme; S. Buhner, *Healing Lyme: Natural Healing and Prevention of Lyme Borreliosis and Its Coinfections* (Silver City, N. M.: Raven Press, 2005); N. McFadzean, *The Lyme Diet: Nutritional Strategies for Healing Lyme Disease* (San Diego: Legacy Line Publishing, 2010); G. Piazza and. L. Piazza, *Recipes for Repair: A Lyme Disease Cookbook* (Sunapee, N. H.: Peconic Publishing, 2010); B. Rosner, *Lyme Disease and Rife Machines* (South Lake Tahoe, Calif.: BioMed Publishing Group, 2005); B. Rosner, *The Top 10 Lyme Disease Treatments: Defeat Lyme Disease with the Best of Conventional and Alternative Medicine* (South Lake Tahoe, Calif.: BioMed Publishing Group, 2007); K. Singleton, *The Lyme Disease Solution* (Charleston, S. C.: BookSurge Publishing, 2008); W. Storl, *Healing Lyme Disease Naturally: History, Analysis, and Treatments* (Berkcley, Calif.: North Atlantic Books, 2010); C. Strasheim, *Insights into Lyme Disease Treatment: 13 Lyme Literate Health Care Practitioners Share Their Healing Strategies* (South Lake Tahoe, Calif.: BioMed Publishing Group, 2009).

(17) ウルフ・ストールとオニナベナ：Storl, *Healing Lyme*.

(18) ライフマシンによる慢性ライム病の治療：Rosner, *Top 10 Lyme Treatments*.

(19) ライフマシンに対する好意的なコメント：Rosner, *Lyme Disease and Rife Machines*: 165-85.

(20) ライム病原菌の根絶：G. P. Wormser, R. J. Dattwyler, E. D. Shapiro, et al., "The Clinical Assessment, Treatment, and Prevention of Lyme Disease, Human Granulocytic Anaplasmosis, and Babesiosis: Clinical Practice Guidelines by the Infectious Diseases Society of America,"*Clinical*

922-30.
(18) ワクチン接種によって避けうる感染症の流行：Offit, *Deadly Choices*.

第7章 慢性ライム病

(1) ゴスティンの論文：J. D. Kraemer and L. O. Gostin,“Science, Politics, and Values: The Politicization of Professional Practice Guidelines,”*Journal of the American Medical Association* 301 (2009): 665-67.
(2) ダン・バートン：B. Wilson,“The Rise and Fall of Laetrile,”www.quackwatch.org/01QuackeryRelatedTopics/Cancer/laetrile.html; S. Brownlee,“Swallowing Ephedra,”archive.salon.com/health/feature/2000/06/07/ephedra; E. Walsh,“Burton: A‘Pit Bull’in the Chair,” *Washington Post*, March 19, 1997; F. Pellegrini,“Fool on the Hill,”*Time*.com, www.time.com/time/daily/special/look/burton.
(3) ウェイクフィールドとMMRワクチン：Offit, *Autism's False Prophets*.
(4) アメリカの親たちのMMRワクチンに対する恐怖：M. J. Smith, S. S. Ellenberg, L. M. Bell, et al.,“Media Coverage of the Measles-Mumps-Rubella Vaccine and autism Controversy and Its Relationship to MMR Immunization Rates in the United States,”*Pediatrics* 121 (2008): e836-e843.
(5) 2008年の麻疹の流行：Offit, *Deadly Choices*, xv-xvi.
(6) ヨーロッパでの麻疹の大流行：Centers for Disease Control and Prevention, “Measles Outbreaks,”www.cdc.gov/measles/outbreaks.html.
(7) 円周率の値の修正：C. Seife, *Proofiness: The Dark Arts of Mathematical Deception* (New York: The Penguin Group, 2010).
(8) ポリー・マーレイとオールドライムの流行：P. Weintraub, *Cause Unknown: Inside the Lyme Epidemic* (New York: St. Martin's Griffin, 2008), 43-45.
(9) アレン・スティアとライム病関節炎：A. C. Steere, S. E. Malawista, D. R. Snydman, et al.,“Lyme Arthritis: An Epidemic of Oligoarticular Arthritis in Children and Adults in Three Connecticut Communities,”*Arthritis and Rheumatism* 20 (1977): 7-17.
(10) ウィリー・バーグドルファーとボレリア・ブルグドルフェリ：W. Burgdorfer, A. G. Barbour, S. F. Hayes, et al.,“Lyme Disease—A Tick-Borne Spirochetosis?”*Science* 216 (1982): 1317-19.
(11) ライム病の症状と治療：G. P. Wormser, R. J. Dattwyler, E. D. Shapiro, et al.,“The Clinical Assessment, Treatment, and Prevention of Lyme Disease, Human Granulocytic Anaplasmosis, and Babesiosis: Clinical

Free, Casein-Free Diet in Autism: Results of a Preliminary Double Blind Clinical Trial,"*Journal of Autism and Developmental Disorders* 36 (2006): 413-20; B. Jepson, D. Granpeesheh, J. Tarbox, et al."Controlled Evaluation of the Effects of Hyperbaric Oxygen Therapy on the Behavior of 16 Children with Autism Spectrum Disorders,"*Journal of Autism and Developmental Disorders* 41 (2001): 575-88; S. E. Soden,"24-Hour Provoked Urine Excretion Test for Heavy Metals in Children with Autism and Typically Developing Children: A Pilot Study,"*Clinical Toxicology* 45 (2007): 476-81.

(12) セクレチン：A. D. Sandler, K. A. Sutton, J. DeWeese, et al.,"Lack of Benefit of a Single Dose of Synthetic Human Secretin in the Treatment of Autism and Pervasive Developmental Disorder,"*New England Journal of Medicine* 341 (1999): 1801-1806; F. R. Volkmar,"Lessons from Secretin," *New England Journal of Medicine* 341 (1999): 1842-45; P. Sturmey, "Secretin Is an Ineffective Treatment for Pervasive Developmental Disabilities: A Review of 15 Double-Blind Randomized Controlled Trials,"*Research in Developmental Disabilities* 26 (2005): 87-97.

(13) アリソン・シンガー：Alison Singer, 著者によるインタビュー September 26, 2011.

(14) 映画『アメリカン・プレジデント』：*The American President*, directed by Rob Reiner (1995; Beverly Hills, Calif.: Castle Rock Entertainment, 1999).

(15) 自閉症の治療による被害：C. Plafki, P. Peters, M. Almeling, et al., "Complications and Side Effects of Hyperbaric Oxygen Therapy," *Aviation and Space Environmental Medicine* 71 (2000): 119-24; Centers for Disease Control and Prevention,"Deaths Associated with Hypocalcemia from Chelation Therapy—Texas, Pennsylvania, and Oregon, 2003-2005,"*Morbidity and Mortality Weekly Report* 55 (2006): 204-207; National Institutes of Health,"Thin Bones Seen in Boys with Autism and Autism Spectrum Disorder,"press release, January 29, 2008, www.nih.gov/news/health/jan2008/nichd-29.htm.

(16) ワクチン接種によって避けうる感染症による被害：P. Offit, *Deadly Choices: How the Anti-Vaccine Movement Threatens Us All* (New York: Basic Books, 2011).

(17) 代替医療の治療者によるワクチンの拒絶：L. Downey, P. T. Tyree, C. E. Huebner, et al.,"Pediatric Vaccination and Vaccine-Preventable Disease Acquisition: Associations with Care by complementary and Alternative Medicine Providers,"*Maternal and Child Health Journal* 14 (2010):

Experimental Breast Reconstruction,"*People*, February 4, 2012, www.people.com/people/article/O,,20567432,00.html.

(35) 老化についてのジャコビーのコメント：Jacoby. *Never Say Die*, xi, 5.

(36) 2041 年のサマーズ：Somers, *Breakthrough*, 1.

(37) 騙されやすい一般の人々についてのジャコビーのコメント：Jacoby, *Never Say Die*, 90-91.

第 6 章 自閉症の笛吹き誘導者

(1) オプラのマッカーシーへの賞賛：*The Oprah Winfrey Show*, September 24, 2008.

(2) リムランドの論文：B. Rimland,"High Dosage Levels of Certain Vitamins in the Treatment of Children with Severe Mental Disorders,"in *Orthomolecular Psychiatry: Treatment of Schizophrenia*, ed. D. Hawkins and L. Pauling (San Francisco: W. H. Freeman and Company, 1973).

(3) 自閉症の原因と治療法：J. McCarthy and J. Kartzinel, *Healing and Preventing Autism: A Complete Guide*. New York (Plume, 2010); K. Siri and T. Lyons, *Cutting-Edge Therapies for Autism: 2010-2011* (New York: Skyhorse Publishing, 2010); B. Jepson, *Changing the Course of Autism: A Scientific Approach for Parents and Physicians* (Boulder, Colo.: Sentient Publishing, 2007).

(4) EDTA による自閉症児の死亡例：K. Kane,"Death of 5-Year-Old Boy Linked to Controversial Chelation Therapy,"*Pittsburgh Post-Gazette*, January 6, 2006.

(5) 高圧酸素療法による脳性麻痺の子供の死亡例："Child Hurt in Chamber Explosion Dies in Hospital,"CBS News, June 11, 2009.

(6) 漂白剤浣腸：Orac,"The Lowest of the Low: Trying to Bleach Autism Away," *ScienceBlogs*, http://scienceblogs.com/insolence/2012/5/25/selling-bleach-as-a-cure-for-autism.

(7) マッカーシーによる MMR ワクチン批判：McCarthy and Kartzinel, *Healing*.

(8) ワクチン接種についてのマッカーシーのコメント：前掲 ., 278.

(9) マッカーシーに感銘を受けるオプラ：*The Oprah Winfrey Show*, September 18. 2007.

(10) 自閉症についての研究：Offit, *Autism's False Prophets: Bad Science, Risky Medicine, and the Search for a Cure* (New York: Columbia University Press, 2008).

(11) 効果のない治療法：J. H. Elder, M. Shanker, J. Shuster, et al.,"The Gluten-

(17) ホルモンと老化についてのサマーズのコメント：Somers, *Ageless*, xxiii.

(18) アンチエイジング薬としてのホルモンについてのサマーズのコメント：前掲., 12-14.

(19) サマーズのアンチエンジング養生法：Somers, *Sexy Years*, 297; Somers, *Ageless*, 317; Somers, *Sexy Forever*, 130, 139; Somers, *Breakthrough: Eight Steps to Wellness: Life-Altering Secrets from Today's Cutting-Edge Doctors* (New York: Three Rivers Press, 2008), 66-70; *The Oprah Winfrey Show*, January 29, 2009.

(20) スザンヌ・サマーズについてのオプラのコメント：W. Kosova,"Live Your Best Life Ever!"

(21) セックスライフの回復についてのサマーズのコメント：Somers, *Ageless*, 35.

(22) サイモン・コーウェルとアンチエイジングビタミン：A. Jha,"Scientists Buzz Simon Cowell for Promoting Pseudoscience,"*The Guardian*, December 27, 2011.

(23) 老化についての専門家のコメント：S. J. Oshansky, L. Hayflick, and B. A. Carnes,"No Truth to the Fountain of Youth,"*Scientific American*, www.scientificamerican.com/article.cfm?id=no-truth-to-the-fountain-of-youth&print=true.

(24) 陰謀についてのサマーズのコメント：Somers, *Ageless*, 27.

(25) 製薬会社についてのノーザップのコメント：C. Northrup, *Women's Bodies, Women's Wisdom: Creating Physical and Emotional Health and Healing* (New York: Bantam Books, 2010), 546-47.

(26) アイチエイジング産業：S. Jacoby, *Never Say Die: The Myth and Marketing of the New Old Age* (New York: Pantheon Books, 2011), 91.

(27) 抗酸化物質についての老化の専門家のコメント：Oshansky, Hayflick, and Carnes,"No Truth to the Fountain of Youth."

(28) 抗酸化物質の必要性についての専門家のコメント：前掲.

(29) アンチエイジング薬の有害性についての専門家のコメント：前掲.

(30) ラリーキングライブでのサマーズの発言：*Larry King Live*, October 14, 2006.

(31) サマーズとボトックス：Somers, *Ageless*, 381.

(32) サマーズとフェイスマスター：*Larry King Live*, October 14, 2006.

(33) サマーズのステムセル・フェイスリフト：M. Strobel,"Suzanne Somers: A Supermarket Scare,"*Toronto Sun*, February 3, 2011;"Suzanne Somers Plastic Surgery Disaster Shocker,"*National Enquirer*, February 2, 2011, www.nationalenquirer.com/print/33469.

(34) サマーズのステムセルを使った乳房再建：L. Hamm,"Suzanne Somers Gets

February 24, 2011; Singh and Ernst, *Trick or Treatment*, 251 (『代替医療のトリック』青木薫、新潮社、2010年).

(2) サマーズのラリー・キング・ライブへの出演：*Larry King Live*, October 14, 2006.

(3) サマーズの「巨大トラック」コメント：*The Oprah Winfrey Show*, January 29, 2009.

(4) 閉経についてのクリスティン・ノースロップのコメント：*The Oprah Winfrey Show*, January 15, 2009.

(5) 「更年期の七人の小人」：S. Somers, *The Sexy Years: Discover the Hormone Connection: The Secret to Fabulous Sex, Great Health, and Vitality, for Women and Men* (New York: Three Rivers Press, 2004), 2.

(6) サマーズが見つけた更年期障害の解決策：S. Somers, *Ageless: The Naked Truth About Bioidentical Hormones* (New York: Three Rivers Press, 2006), 5.

(7) ロージー・オドネルのCNN出演：*The Joy Behar Show*, February 17, 2011.

(8) オプラと天然ホルモン：W. Kosova,"Live Your Best Life Ever!"*Newsweek*, May 30, 2009.

(9) 女性健康構想による2002年の研究：J. E. Rossouw, G. L. Anderson, R. L. Prentice, et al.,"Risks and Benefits of Estrogen Plus Progestin in Healthy Postmenopausal Women: Principal Results from the Women's Health Initiative Randomized Controlled Trial,"*Journal of the American Medical Association* 288 (2002): 321-33.

(10) サマーズが「小人たちに荷物をまとめさせる」：Somers, *Sexy Years*, 4.

(11) 分子構造についてのストレイチャーのコメント：*The Oprah Winfrey Show*, January 29, 2009.

(12) 天然物質についてのシュワルツのコメント：J. Schwarcz, *The Fly in the Ointment: 70 Fascinating Commentaries on the Science of Everyday Food & Life* (Toronto: ECW Press, 2004), 129.

(13) ホルモン生産についてのストレイチャーのコメント：*The Oprah Winfrey Show*, January 29, 2009.

(14) ユティアンの歯の妖精についてのコメント：*The Oprah Winfrey Show*, January 15, 2009.

(15) 天然ホルモンに関する危険な認識についてのストレイチャーのコメント：*The Oprah Winfrey Show*, January 29, 2009.

(16) 調剤薬局の信頼性の低さについて：American College of Obstetrics and Gynecology,"No Scientific Evidence Supporting Effectiveness or Safety of Compounded Bioidentical Hormone Therapy,"press release, October 31, 2005.

England Journal of Medicine 366 (2012): 389-91.
(15) 効果のあるサプリメント：Hurley, Natural Causes, 260-61.
(16) オメガ 3脂肪酸：P. M. Kris-Etherton, W. S. Harris, L. J. Appel for the Nutrition Committee,"Fish Consumption, Fish Oil, Omega-3 Fatty Acids, and Cardiovascular Disease,"*Circulation* 106 (2002): 2747-57; E. C. Rizos, E. E. Nitzani, E. Bika, et al.,"Association Between Omega-3 Fatty Acid Supplementation and Risk of Major Cardiovascular Disease Events: A Systematic Review and Meta-Analysis,"*Journal of the American Medical Association* 308 (2012): 1024-33.
(17) カルシウム："Calcium Supplements: Risks and Benefits,"Medscape, www.medscape.com/viewarticle/497826_print;"Dietary Supplement Fact Sheet: Calcium,"National Institutes of Health, http://ods.od.nih.gov/factsheets/calcium-healthprofessional; Mayo Clinic Staff,"Calcium and Calcium Supplements: Achieving the Right Balance,"Mayo Clinic, http://www.mayoclinic.com/health/calcium-supplements/MY01540; G. Kolata, "Healthy Women Advised Not to Take Calcium and Vitamin D to Prevent Fractures,"*New York Times*, June 12, 2012.
(18) ビタミンD："Dietary Supplement Fact Sheet: Vitamin D,"National Institutes of Health, http://ods.od.nih.gov/factsheets/VitaminD-QuickFacts;"Vitamin D,"Mayo Clinic, http://www.mayoclinic.com/health/vitamind/NS_patient-vitamind;"Find a Vitamin or Supplement: Vitamin D."WebMD;"What Is Vitamin D? What Are the Benefits of Vitamin D?"Medical News Today; Kolata,"Healthy Women Advised"; H. A. BischoffFerrari, W. C. Willett, E. J. Oray, et al.,"A Pooled Analysis of Vitamin D Dose Requirements for Fracture Prevention,"*New England Journal of Medicine* 367 (2012): 40-49; R. P. Heaney."Vitamin D—Baseline Status and Effective Dose,"*New England Journal of Medicine* 367 (2012): 77-78.
(19) 葉酸："Dietary Supplement Fact Sheet: Folate,"http://ods.od.nig.gov/factsheets/Folate-HealthProfessional;"Find a Vitamin or Supplement: Folic Acid,"WebMD;"Folic Acid,"www.womenshealth.gov; Centers for Disease Control and Prevention,"Folic Acid Recommendations,"www.cdc.gov/ncbddd/folicacid/recommendations/html.

第5章 更年期とアンチエイジング

(1) セレブによる健康アドバイス：John Stossel, Fox Business Network,

Controlled Trial,"*Journal of the American Medical Association* 300 (2008): 2253-62; B. Vellas, N. Coley, P.-J. Ousset, et al.,"Long-Term Use of Standardised Ginkgo Biloba for the Prevention of Alzheimer's Disease (GuidAge): A Randomised Placebo-Controlled Trial,"*Lancet Neurology* 11 (2012): 851-59.

(7) セントジョンズ・ワートと鬱病：Hypericum Depression Trial Study Group, "Effect of Hypericum Perforatum (St. John's Wort) in Major Depressive Disorder: A Randomized, Controlled Trial,"*Journal of the American Medical Association* 287 (2002): 1807-14.

(8) ニンニクとコレステロール：C. D. Gardner, L. D. Lawson, E. Block, et al., "Effect of Raw Garlic Vs. Commercial Garlic Supplements on Plasma Lipid Concentrations in Adults with Moderate Hypercholesterolemia," *Archives of Internal Medicine* 167 (2007): 346-53.

(9) ノコギリヤシと前立腺肥大：S. Bent, C. Kane, K. Shinohara, et al.,"Saw Palmetto for Benign Prostatic Hyperplasia,"*New England Journal of Medicine* 354 (2006): 557-66.

(10) ノコギリヤシについての2回目の研究：K. J. Kreder, A. L. Avins, D. Nickel, et al.,"Effect of Increasing Doses of Saw Palmetto Extract on Lower Urinary Tract Symptoms,"*Journal of the American Medical Association* 306 (2011): 1344-51; D. W. Freeman,"Saw Palmetto No Help for Enlarged Prostate, Study Says,"CBS News, September 28, 2011.

(11) オオアザミと肝炎：M. Freed,"A Randomized, Placebo-Controlled Trial of Oral Silymarin (Milk Thistle) for Chronic Hepatitis C: Final Results of the SYNCH Multicenter Study,"presented November 8, 2011, at the American Association for the Study of Liver Diseases annual meeting in San Francisco.

(12) コンドロイチンとグルコサミンの関節炎への効果：D. O. Clegg, D. J. Reda, C. I. Harris, et al.,"Glucosamine, Chondroitin Sulfate, and the Two in Combination for Painful Knee Osteoarthritis,"*New England Journal of Medicine* 354 (2006): 795-808.

(13) エキナセアと風邪：J. A. Taylor, W. Weber, L. Standish, et al.,"Efficacy and Safety of Echinacea in Treating Upper Respiratory Tract Infections in Children,"*Journal of the American Medical Association* 290 (2003): 2824-30.

(14) サプリメントの数：A. Abdel-Rahman, N. Anyangwe, L. Carlacci, et al., "The Safety and Regulation of Natural Products Used as Foods and Food Ingredients,"*Toxicological Sciences* 123 (2011): 333-48; P. A. Cohen, "Assessing Supplement Safety—The FDA's Controversial Proposal,"*New*

al.,"Arsenic and Mercury Intoxication Due to Indian Ethnic Remedies," *British Medical Journal* 306 (1993): 506-507; C. Moore and R. Adler, "Herbal Vitamins: Lead Toxicity and Developmental Delay,"*Pediatrics* 106 (2000): 600-602; Centers for Disease Control and Prevention,"Lead Poisoning Associated with Ayurvedic Medications—Five States, 2000-2003,"*Morbidity and Mortality Weekly Report* 53 (2004): 582-84.

(38) アンチモニーによる汚染：T. Tsouderos,"Dietary Supplements."

(39) ビタミンや栄養サプリメントによる被害：Hurley, *Natural Causes*, 164; D. M. Marcus and A. P. Grollman,"The Consequences of Ineffective Regulation of Dietary Supplements,"*Archives of Internal Medicine* 172 (2012): 1035-36.

(40) ハリス社の世論調査：前掲 , 19.

(41) FDA によるサプリメント業界の調査：T. Tsouderos,"Dietary Supplements."

(42) 健康サプリメントの売上：D. Marcus,"Consumer Reports and Alternative Therapies,"*Science-Based Medicine blog*, http://sciencebasedmedicine.org/index.php/consumer-reports-and-alternative-therapies.

第 4 章 5 万 1000 の新サプリ

(1) ハーブ薬："The Alternative Health Controversy,"*The Dr. Oz Show*, www.doctoroz.com/videos/alternative-health-controversy-pt-1.

(2) ロタウィルスワクチン：T. Vesikari, D. O. Matson, P. Dennehy, et al., "Safety and Efficacy of a Pentavalent Human-Bovine (WC3) Reassortant Rotavirus Vaccine,"*New England Journal of Medicine* 354-(2006): 23-33; G. M. Ruiz-Palacios, I. Perez-Schael, F. R. Velãquez, et al.,"Safety and Efficacy of an Attenuated Vaccine Against Severe Rotavirus Gastroenteritis,"*New England Journal of Medicine* 354 (2006): 11-21.

(3) 国立補完代替医療センターの試験：T. Tsouderos,"Bad Science, Suspect Medicine,"*Chicago Tribune*, December 11, 2011; E. V. Mielczarek and B. D. Engler,"Measuring Mythology: Startling Concepts in NCCAM Grants," *Skeptical Inquirer* 36 (2012): 35-43.

(4) メダワーのコメント：Singh and Ernst, *Trick or Treatment*, 87 (italics mine).

(5) ハーブ薬についてのノベラのコメント：Steven Novella,"A Skeptic in Oz," *Neurologica blog*, http://theness.com/neurologicablog/index.php/a-skeptics-in-oz.

(6) イチョウと認知症：S. T. DeKosky, J. D. Williamson, A. L. Fitzpatrick, et al.,"Ginkgo Biloba for Prevention of Dementia: A Randomized

(27) バイオックスの 2000 年の研究：C. Bombardier, L. Laine, A. Reicin, et al., "Comparison of Upper Gastrointestinal Toxicity of Rofecoxib and Naproxen in Patients with Rheumatoid Arthritis,"*New England Journal of Medicine* 343 (2000): 1520-28.

(28) バイオックスの 2005 年の研究：R. S. Bresalier, R. S. Sandler, H. Quan, et al.,"Cardiovascular Events Associated with Rofecoxib in a Colorectal Adenoma Chemoprevention Trial,"*New England Journal of Medicine* 352 (2005): 1092-1102.

(29) ギルマーティンによるバイオックスの回収についてのコメント：J. Kelly, "Vioxx Hearing Raises Questions About What Merck Knew and When," *Medscape*, www.medscape.com/viewarticle/538025.

(30) 食品に含まれる毒性のある物質：Food Protection Committee, Food and Nutrition Board, National Academy of Sciences, National Research Council. *Toxicants Occurring Naturally in Foods*. Washington, D. C.: National Academy of Sciences Press, 1966.

(31) シンとエルンストによる自然と人工についてのコメント：Singh and Ernst, *Trick or Treatment*, 222.

(32) ハーブによる被害：A. J. Tomassoni and K. Simone,"Herbal Medicines for Children: An Illusion of Safety?"*Current Opinion in Pediatrics* 13 (2001): 162-69; A. D. Wolff,"Herbal Remedies and Children: Do They Work? Are They Harmful?"*Pediatrics* 112 (2003): 240-46; I. Choonara,"Safety of Herbal Medicines in Children,"*Archives of Diseases of Children* 88 (2003): 1032-33; Hurley, *Natural Causes*, 142-43; A. AbdelRahman, N. Anyangwe, L. Carlacci, et al.,"The Safety and Regulation of Natural Products Used as Foods and Food Ingredients,"*Toxiological Sciences* 123 (2011): 333-48.

(33) セレニウム禍：T. Tsouderos,"Dietary Supplements: Manufacturing Troubles Widespread, FDA Inspections Show,"*Chicago Tribune*, June 30, 2012.

(34) ハーブを含む製品による死亡例：A. J. Tomassoni and K. Simone,"Herbal Medicines for Children: An Illusion of Safety?"*Current Opinion in Pediatrics* 13 (2001): 162-69.

(35) サプリメントに対する安全性の試験の欠如：G. Lundberg,"The Wild World of American'Supplements,'"*MedPage Today*, March 5, 2012.

(36) ハーバード大学によるアーユルヴェーダ薬の調査：R. B. Saper, S. N. Kales, J. Paquin, et al.,"Heavy Metal Content of Ayurvedic Herbal Medicine Products,"*Journal of the American Medical Association* 292 (2005): 2868-73.

(37) アーユルヴェーダ薬による死亡例：前掲；J. Kew, C. Morris, A. Aihie, et

American Medical Association 109 (1937): 1531-39; R. Steinbrook, "Testing Medications in Children,"*New England Journal of Medicine* 347 (2002): 1462-70; P. M. Wax,"Elixirs, Diluents, and the Passage of the 1938 Federal Food, Drug, and Cosmetic Act,"*Annals of Internal Medicine* 122 (1995): 456-61;"Fatal Elixir Seized as Adulterated,"*New York Times*, October 30, 1937;"'Death Drug'Hunt Covered 15 States," *New York Times*, November 26, 1937.

(12) 1938 年の食品薬品化粧品法：Barrett et al., Consumer Health, 535-37; Anderson, *Snake Oil*, 158-59; Hurley, *Natural Causes*, 35; Barrett and Herbert, *Vitamin Pushers*, 74; Young, *Health Quackery*, 269; V. Herbert, and S. Barrett, *Vitamins and"Health"Foods: The Great American Hustle* (Philadelphia: George F. Stickley Company, 1981), 149.

(13) サリドマイド禍：Barrett et al., *Consumer Health*, 535-37; Singh and Ernst, *Trick or Treatment*, 273.

(14) キーフォーバー・ハリス改正法：Barrett et al., *Consumer Health*, 535-37; Hurley, *Natural Causes*, 36.

(15) FDA によるビタミン規制の試み：前掲 , 47-53.

(16) NHF の設立者と概要：Barrett and Jarvis, *Health Robbers*, 398-408; E. Juhne, *Quacks and Crusaders: The Fabulous Careers of John Brinkley, Norman Baker, & Harry Hoxsey* (Lawrence: University Press of Kansas, 2002), 150.

(17) プロキシマイヤー法案：Hurley, *Natural Causes*, 47-53.

(18) ハットの FDA の敗北についてのコメント：P. B. Hutt,"U. S. Government Regulation of Food with Claims for Special Physiological Value,"in M. K. Schmidt and T. P. Lapuza, *Essentials of Functional Foods* (New York: Springer, 2000).

(19) ハーリーのプロキシマイヤー法案についてのコメント：Hurley, *Natural Causes*, 53.

(20) ケスラーの健康食品の根拠の無さについてのコメント：前掲 , 92.

(21) 食品薬品化粧品及び器具実施改正法：前掲 , 78.

(22) ハットのケスラーについてのコメント：Peter Barton Hutt, 著者によるインタビュー , October 10, 2011.

(23) ゲリー・ケスラーと食品薬品化粧品及び器具実施改正法：Hurley, *Natural Causes*, 72-103.

(24) オリン・ハッチとサプリメント業界の結びつき：前掲 , 75-77.

(25) ゲリー・ケスラーと栄養補助食品健康教育法：前掲 , 72-103.

(26) インチキ薬保護法："The 1993 Snake Oil Protection Act,"*New York Times*, October 5, 1993.

Dooren,"Supplements Offer Risks, Little Benefit, Study Says," *Wall Street Journal*, October 11, 2011.
(50) クリーブランドクリニックの研究と『ウォールストリートジャーナル』の見出し：E. A. Klein, I. M. Thompson Jr., C. M. Tangen, et al.,"Vitamin E and the Risk of Prostate Cancer: The Selenium and Vitamin E Cancer Prevention Trial (SELECT)," *Journal of the American Medical Association* 306 (2011): 1549-56; S. S. Wang,"Is This the End of Popping Vitamins?" *Wall Street Journal*, October 25, 2011.
(51) フォルトゥナートのコメント：S. S. Wang,"Is This the End of Popping Vitamins?" *Wall Street Journal*, October 25, 2011.
(52)「抗酸化物質のパラドックス」：B. Halliwell,"The Antioxidant Paradox," *Lancet* 355 (2000): 1179-80.
(53) オレゴン州立大学でのポーリングへのインタビュー：Serafini, *Linus Pauling*, 263.

第3章 サプリ業界、フリーパスを手に入れる

(1) 薬の行商人：A. Anderson, *Snake Oil, Hustlers and Hambones: The American Medicine Show* (Jefferson, N. C.: McFarland & Company, 2000), 1.
(2) パテント薬のリスト：Hurley, *Natural Causes*, 30-31.
(3) パテント薬の 7500 万ドルの売上：前掲
(4) ハーベイ・ワイリー：Young, *Toadstool Millionaires*, 226-44.
(5) サミュエル・アダムスと「偉大なるアメリカのぺてん」：Young, *Toadstool*, 205-25.
(6) コカ・コーラ：J. *Schwarcz, Science, Sense and Nonsense: 61 Nourishing, Healthy, Bunk-Free Commentaries on the Chemistry That Affects Us All* (Scarborough, Ontario: Doubleday Canada, 2009), 193.
(7) ワイリーの提出した法案：前掲 , 226.
(8) 全米パテント協会：前掲
(9) アプトン・シンクレアと『ジャングル』：U. Sinclair, *The Jungle* (New York: Bantam Books, 1906).
(10) 1906 年の純正食品医薬品法：Young, *Toadstool*, 226-44.
(11) エリキシール・スルファニルアミド：E. M. K. Geiling, and P. R. Cannon, "Pathologic Effects of Elixir of Sulfanilamide (Diethylene Glycol) Poisoning," *Journal of the American Medical Association* 111 (1938): 919-26; P. N. Leech,"Elixir of Sulfanilamide-Massengill," *Journal of the*

(39) 全米栄養食品協会の『タイム』の記事に対するコメント：Barrett, *Vitamin Pushers*, 369-70.
(40) トゥフェキスの『タイム』の記事に対するコメント：前掲, 370.
(41) フィンランドでの抗酸化物質についての研究：Alpha-Tocopherol, Beta-Carotene Cancer Prevention Study Group,"The Effect of Vitamin E and Beta-Carotene on the Incidence of Lung Cancer and Other Cancers in Male Smokers,"*New England Journal of Medicine* 330 (1994): 1029-35.
(42) アスベストへの曝露と抗酸化物質についての研究：G. E. Goodman, M. D. Thornquist, J. Balmes, et al.,"The Beta-Carotene and Retinol Efficacy Trial,"*Journal of the National Cancer Institute* 96 (2004): 1743-50.
(43) 2004 年の抗酸化物質についての研究：G. Bjelakovic, D. Nikolova, R. G. Simonetti, et al.,"Antioxidant Supplements for Prevention of Gastrointestinal Cancers: A Systematic Review and Meta-Analysis," *Lancet* 364 (2005): 37-46 (italics mine).
(44) 14 の抗酸化物質についての研究のレビュー：E. R. Miller III, R. PastorBarriuso, D. Dalal, et al.,"Meta-Analysis: High-Dosage Vitamin E Supplementation May Increase All-Cause Mortality,"*Annals of Internal Medicine* 142 (2005): 37-46.
(45) 抗酸化物質の研究についてのカバレロのコメント：G. Kolata,"Large Doses of Vitamin E May Be Harmful,"*New York Times, November* 11, 2004.
(46) JAMA の抗酸化物質についての研究：E. Linn, J. Bosch, S. Yusuf, et al., "Effects of Long-Term Vitamin E Supplementation on Cardiovascular Events and Cancer,"*Journal of the American Medical Association* 293 (2005): 1338-47.
(47) 前立腺がんと抗酸化物質についての研究：K. A. Lawson, M. E. Wright, A. Subar, et al.,"Multivitamin Use and Risk of Prostate Cancer in the National Institutes of Health—AARP Diet and Health Study,"*Journal of the National Cancer Institute* 99 (2007) 754-64.
(48) 抗酸化物質の研究についてのコクランレビュー：G. Bjelakovic, D. Nikolova, L. L. Gluud, et al.,"Antioxidant Supplements for Prevention of Mortality in Healthy Participants and Patients with Various Diseases," Cochrane Database of Systematic Reviews 3 (2012): 2. Art. no. CD007176, DOI: 10.1002/14651858.CD007176.pub2.
(49) ミネソタ大学のサプリメントについての研究：J. Mursu, K. Robien, L. J. Harnack, et al.,"Dietary Supplements and Mortality Rate in Older Women: The Iowa Women's Health Study,"*Archives of Internal Medicine*171 (2011): 1625-33; E. Brown,"Dietary Supplements Risk for Older Women, Study Finds,"*Los Angeles Times*, October 10, 2011; J. C.

Hager, *Force of Nature*, 585-86.
(24) キャメロンとポーリングの研究に対する批判：Barrett and Jarvis, *Health Robbers*, 386.
(25) ポーリングによるがん死を75%減少できるという主張：Newton, *Linus Pauling*, 106.
(26) ポーリングによるアメリカ人の寿命は更に伸びるという主張：Pauling, *Live Longer*, 243.
(27) マリスのノーベル賞についてのコメント：著者によるインタビュー、2011年11月28日。
(28) モーテルの最初の研究：E. T. Creagan, C. G. Moertel, J. R. O'Fallon, et al.,"Failure of High-Dose Vitamin C (Ascorbic Acid) Therapy to Benefit Patients with Advanced Cancer: A Controlled Trial,"*New England Journal of Medicine* 301 (1979): 687-90.
(29) モーテルの最初の研究に対する批判：Goertzel and Goertzel, *Linus Pauling*, 215.
(30) モーテルの２番目の研究：C. G. Moertel, T. R. Fleming, E. T. Creagon, et al.,"High-Dose Vitamin C Versus Placebo in the Treatment of Patients with Advanced Cancer Who Have Had No Prior Chemotherapy: A Randomized Double-Blind Comparison,"*New England Journal of Medicine* 312 (1985): 137-41.
(31) キャメロンによるポーリングの怒りについてのコメント：Goertzel and Goertzel, *Linus Pauling*, 216-17.
(32) モーテルの２番目の研究に対するポーリングの攻撃：前掲
(33) ポーリングのモーテルに対する訴訟の検討：前掲
(34) ビタミンＣにがんに対する治癒効果がないことについてのその後の研究：G. van Poppel and H. van den Berg,"Vitamins and Cancer,"*Cancer Letters* 114 (1997): 195-202; S. J. Padayatty, A. Katz, Y. Wang, et al.,"Vitamin C as an Antioxidant: Evaluation of Its Role in Disease Prevention,"*Journal of the American College of Nutrition* 22 (2003): 18-35.
(35) ポーリングによる複数のビタミンの大量摂取の推奨：Barrett et al., *Consumer Health*, 246.
(36) ポーリングによるビタミンＣは全ての病を治すという主張：Goertzel and Goertzel, *Linus Pauling*, 204; I. Stone, *The Healing Factor: Vitamin C Against Disease* (New York: Grosset & Dunlap, 1972), ix-x.
(37) ポーリングによるビタミンＣがエイズを治すという主張：Young, American *Health Quackery*, 260.
(38)『タイム』記事：A. Toufexis, J. M. Horowitz, E. Lafferty, and D. Thompson, "The New Scoop on Vitamins,"*Time*, April 6, 1992.

and Goertzel, *Linus Pauling*, 90.
(5) ポーリングとのヘリックス：Goertzel and Goertzel, *Linus Pauling*, 91-94; Mead and Hager, *Linus Pauling*, 14.
(6) ポーリングと進化生物学：Hager, *Force of Nature*, 540-46; Mead and Hager, *Linus Pauling*, 169-76; Hager, *Linus Pauling*, 119-20; M. F. Perutz,"Linus Pauling: 1901-1994,"*Structural Biology* 1 (1994): 667-71.
(7) ポーリングの世界平和に関する活動：Mead and Hager, *Linus Pauling*, 13-17; Serafini, *Linus Pauling*, 186-90; Newton, *Linus Pauling*, 59-83; Goertzel and Goertzel, *Linus Pauling*, 143-47; Marinacci, *Linus Pauling*, 184.
(8) ポーリングに与えられた賞：Serafini, *Linus Pauling*, xxii; Mead and Hager, *Linus Pauling*, 16, 18; Newton, *Linus Pauling*, 69, 109; Goertzel and Goertzel, *Linus Pauling*, 111.
(9) 「古典悲劇に匹敵するほどの転落」：Goertzel and Goertzel, *Linus Pauling*, xvi.
(10) ポーリングとストーンの出会い：Marinacci, *Linus Pauling*, 246.
(11) ストーンの学歴：Barrett and Jarvis, *Health Robbers*, 386.
(12) ポーリングのビタミンC摂取量：Marinacci, *Linus Pauling*, 246.
(13) ポーリングによる風邪の根絶予想：L. Pauling, *Vitamin C and the Common Cold* (San Francisco: W. H. Freeman and Company, 1970), 6 (『さらば風邪薬！』青井寛訳、講談社、1971年).
(14) 『さらば風邪薬！(*Vitamin C and the Common Cold*)』の影響：Hager, *Linus Pauling*, 126; Hager, *Force of Nature*, 583.
(15) ミネソタ大学の研究：Goertzel and Goertzel, *Linus Pauling*, 203.
(16) メリーランド大学の研究：Hager, *Force of Nature*, 582.
(17) トロント大学の研究：S. Barrett, *Health Schemes, Scams, and Frauds* (Mount Vernon, N. Y.: Consumer Reports Books, 1990), 57.
(18) オランダでの研究：Hurley, *Natural Causes*, 172.
(19) ビタミンCについての15の研究がポーリングの主張を支持しなかった：S. Barrett, W. London, R. Bartz, and M. Kroger, eds., *Consumer Health: A Guide to Intelligent Decisions* (New York: McGraw-Hill, 2007), 246.
(20) 公衆衛生協会はポーリングの主張を支持していない：Hager, *Linus Pauling*, 126; Goertzel and Goertzel, *Linus Pauling*, 203; Hurley, *Natural Causes*, 165-66; Hager, *Force of Nature*, 578.
(21) ポーリングとアレルギー：Goertzel and Goertzel, *Linus Pauling*, 201.
(22) ユアン・キャメロンとグラスゴーでの調査：Hager, *Force of Nature*, 583-86; Newton, *Linus Pauling*, 105-6.
(23) キャメロンとポーリングの研究が科学アカデミーから掲載拒否を受ける：

(20) 漢方についてのオズのコメント：前掲
(21) 映画『2012』での科学者のセリフ：*2012*, directed by Roland Emmerich (2009; Culver City, Calif.: Sony Pictures Digital, 2010).
(22) タリスの古代の治療法についてのコメント：Tallis, *Hippocratic Oaths*, 29.
(23) 中国での代替医療の選択：J. Diamond, *Snake Oil and Other Preoccupations* (London: Vintage, 2001), 27.
(24) 中国での鍼治療：R. Slack,"Acupuncture: A Science-Based Assessment," position paper, Center for Inquiry, 2010.
(25) アフリカでの薬の需要についてのダイアモンドのコメント：Diamond, *Snake Oil*, 26-27.
(26) 宇宙の意味についてのワインバーグのコメント：R. Park, *Superstition: Belief in the Age of Science* (Princeton, N. J.: Princeton University Press,2008), 5.
(27) 代替医療の力についてのオズのコメント："Controversial Medicine: Alternative Health,"*The Dr Oz Show*, www.doctoroz.com/videos/alternative-medicine-controversy-pt-1.

第2章 ビタミン狂

(1) キャリー・ガンのコメント：C. Gann,"Should You Take a Multivitamin?" ABC News, October 12, 2011.
(2) ポーリングの生い立ち：T. Goertzel and B. Goertzel, *Linus Pauling: A Life in Science and Politics* (New York: Basic Books, 1995), 1, 35 (『ポーリングの生涯』石館康平訳、朝日新聞社、1999年); D. Newton, *Linus Pauling: Scientist and Advocate* (New York: Facts on File, 1994), 20, 35; T. Hager, *Force of Nature: The Life of Linus Pauling* (New York: Simon & Schuster, 1995), 50; C. Mead and T. Hager, *Linus Pauling: Scientist and Peacemaker* (Corvallis: Oregon State University Press, 2001), 79 (『ライナス・ポーリング——科学への情熱と平和への信念』梨本治男訳、大月出版、2011年).
(3) ポーリングの「化学結合の性質」に関する研究：Goertzel and Goertzel, *Linus Pauling*, 77; Newton, *Linus Pauling*, 30-38; Hager, *Force of Nature*, 52-60, 157-62; B. Marinacci, ed., *Linus Pauling in His Own Words: Selections from His Writings, Speeches, and Interviews* (New York: Simon & Schuster, 1995), 79-88.
(4) ポーリングの「鎌状赤血球症」に関する研究：Hager, *Force of Nature*, 332-34; Hager, *Linus Pauling* 87-89; Newton, *Linus Pauling*, 69; Goertzel

(7) ネメー医師のオズショー出演：“Is This Man a Faith Healer?”The Dr. Oz Show, www.doctoroz.com/videos/man-faith-healer-pt-1.
(8) パメラ・マイルズ：P. Miles, *Reiki: A Comprehensive Guide* (New York: Penguin, 2006), 32.
(9) エミリー・ローザとセラピューティック・タッチ：L. Rosa, E. Rosa, L. Sarner, and S. Barrett,“A Closer Look at Therapeutic Touch,”*Journal of the American Medical Association* 279 (1998): 1005-10; G. Kolata,“A Child's Paper Poses a Medical Challenge,”*New York Times*, April 1, 1998; M. D. Lemonick,“Emily's Little Experiment,”*Time*, April 13, 1998; D. Krieger, Accepting Your Power to Heal (Rochester, Vt.: Bear & Company Publishing, 1993); Emily Rosa, Linda Rosa, and Larry Sarner, 著者によるインタビュー , September 23, 2011.
(10) ジョン・エドワードのオズショー出演：“Are Psychics the New Therapists?” *The Dr. Oz Show*, www.doctoroz.com/videos/are-psychics-new-therapists-pt-1.
(11) ジョン・エドワードの超能力：Orac,“When Faith Healing Isn't Woo Enough for Dr. Oz,”*ScienceBlogs*, http://scienceblogs.com/insolence/2011/03/when_faith_healing_isnt_enough_woo_for_d.php.
(12) エドワードの力についてのオズのコメント：“Are Psychics the New Therapists?”*The Dr. Oz Show*.
(13) アンドリュー・ワイルの略歴：D. Hurley, *Natural Causes: Death, Lies, and Politics in America's Vitamin and Herbal Supplement Industry* (New York: Broadway Books, 2006), 236-40; M. Specter, *Denialism: How Irrational Thinking Hinders Scientific Progress, Harms the Planet, and Threatens Our Lives* (New York: Penguin Press, 2009), 149-51.
(14) ディーパック・チョプラ：S. Barrett and W. T. Jarvis, eds., *The Health Robbers: A Close Look at Quackery in America* (Buffalo: Prometheus Books, 1993), 243-45; Singh and Ernst, *Trick or Treatment*, 256.
(15) ホメオパシー：L. Silver, *Challenging Nature: The Clash Between Biotechnology and Spirituality* (New York: Ecco, 2006), 250-53.
(16) カイロプラクティック：Singh and Ernst, *Trick or Treatment*, 156-66.
(17) カイロプラクティックの効果：前掲 , 166-67.
(18) 患者と過ごす時間についてのワイルのコメント：“Dr. Andrew Weil: The Future of Medicine,”*The Dr. Oz Show*, www.doctoroz.com/videos/dr-andrew-weil-future-medicine-pt-1.
(19) 治療のカスタマイズについてのオズのコメント：“Controversial Medicine: Alternative Health,”*The Dr. Oz Show*, www.doctoroz.com/videos/alternative-medicine-controversy-pt-1.

226.

(41) ブラウン判事の事実認定：Lefkowitz,"Hofbauer,"A0. 17.

(42) カークパトリック・ディリングとNHFの関係：前掲, A184.

(43) シャクターの宣伝パンフレット：Schachter Center for Complementary and Alternative Medicine, Two Executive Boulevard, Suite 202, Suffern, NY, obtained October 2009.

第1章 過去の再発見

(1) オプラ・ウィンフリーのインパクト：W. Kosova,"Live Your Best Life Ever!"Newsweek, May 30, 2009; D. Gorski,"The Oprah-fication of Medicine,"Science-Based Medicine blog, www.sciencebasedmedicine.org/?p=497.

(2) ウィットワースとオズ：H. Dreher,"Medicine Goes Mental,"*New York*, May 11, 1998, http://nymag.com/nymetro/health/features/2664/#ixzz0fds1lbrm.

(3) 瀉血：R. Shapiro, *Suckers: How Alternative Medicine Makes Fools of Us All* (London: Harvill Secker, 2008), 10-11; C. Wanjek, *Bad Medicine: Misconceptions and Misuses Revealed, from Distance Healing to Vitamin O* (Hoboken, N. J.: John Wiley & Sons, 2003), 7-10 (『デタラメ健康科学』梶山あゆみ訳、河出書房新社、2011年); Bob McCoy, *Quack! Tales of Medical Fraud from the Museum of Questionable Medical Devices* (Santa Monica, Calif.: Santa Monica Press, 2000), 25-27; S. Singh and E. Ernst, *Trick or Treatment: The Undeniable Facts About Alternative Medicine* (New York: W. W. Norton, 2008), 7-14 (『代替医療のトリック』青木薫訳、新潮社、2010年); D. Morens,"Death of a President,"*New England Journal of Medicine* 341 (1999): 1845-49.

(4) 瀉血についてのオスラーのコメント：J. H. Young, *The Toadstool Millionaires: A Social History of Patent Medicines in America Before Federal Regulation* (Princeton, N. J.: Princeton University Press, 1972), 4.

(5) ジェームズ・リンドと壊血病：Singh and Ernst, *Trick or Treatment*, 14-24,

(6) アメリカ人の寿命の伸び：R. Tallis, *Hippocratic Oaths: Medicine and Its Discontents* (London: Atlantic Books, 2005), 22; National Center for Health Statistics, *Health, United States, 2010: With Special Feature on Death and Dying* (Hyattsville, Md.: CDC, National Center for Health Statistics, 2011); available at www.cdc.gov/nchs.

(23) レートリルの合法化：I. J. Lerner,“Laetrile: A Lesson in Cancer Quackery,” *CA: Cancer Journal for Clinicians* 31 (1981): 91-95.
(24) レートリルが10億ドル産業になる：V. Herbert,“Laetrile,”*New England Journal of Medicine 307* (1982): 119.
(25) マックイーンの病：B. Lerner, *When Illness Goes Public: Celebrity Patients and How We Look at Medicine* (Baltimore: Johns Hopkins University Press, 2006), 141.
(26) マックイーンへの宣告：前掲 , 143.
(27) ケリーの初期のキャリア：S. Watson and K. Mackay,“McQueen's Holistic Medicine Man: Claims He Cured His Own Cancer with His Holistic Treatments,”*People*, October 20, 1980.
(28) マックイーンへの治療：Lerner, *When Illness Goes Public*, 147;“McQueen Treatment: Laetrile, Megavitamins, Animal Cells,”Associated Press, October 10, 1980; C. Sandford, *McQueen: The Biography* (New York: Taylor Trade Publishing, 2001), 427.
(29) ケリーの『トゥモロー』への出演：Sandford, *McQueen*.
(30) マックイーンのメキシコのテレビ番組への出演：前掲 , 435.
(31) ホフバウアー裁判の一審控訴：411 N. Y. S.2d 416.
(32) インゲルフィンガーのレートリルについての論説：F. J. Ingelfinger, “Laetrilomania,”*New England Journal of Medicine* 296 (1977): 1167-68.
(33) FDA よるレートリルの治験の認可：“FDA OK's Testing Laetrile on Humans,” *Boston Globe*, January 4, 1980;“U. S. Test of Laetrile on Humans Backed,”*New York Times*, January 4, 1980.
(34) エドワード・ケネディによる公聴会：Young, *American Health Quackery, 220; J. H. Young, The Medical Messiahs: A Social History of Health Quackery in Twentieth-Century America* (Princeton, N. J.: Princeton University Press, 1967), 454-57; Herbert,“Laetrile,”1137; Anonymous: “Lopsided 161-58 Vote Defeats Legalizing Laetrile,”*Boston Herald American*, May 19, 1978.
(35) ジェイセン判事の決定：393 N. E. 2d 1009.
(36) ホフバウアーの死についてのシャクターの主張：W. Waggoner,“Boy, 10, in Laetrile Case Dies,”*New York Times*, July 18, 1980.
(37) コールマンによるマックイーンへの見舞い：Sandford, *McQueen*, 438.
(38) 手術後のマックイーンの死：前掲 , 442-43.
(39) モーテルの研究：C. G. Moertel, T. R. Fleming, J. Rubin, et al.,“A Clinical Trial of Amygdalin (Laetrile) in the Treatment of Human Cancer,”*New England Journal* of Medicine 306 (1982): 201-06.
(40) FDA によるレートリルの販売禁止：Young, *American Health Quackery*,

653-62.
(3) ホフバウアー夫妻の治療の拒否：Lefkowitz,“Hofbauer,”A49-A74; 411 N. Y. S. 2d 416; 47 N. Y. 2d 648.
(4) チャグノン医師の手紙：Lefkowitz,“Hofbauer,”A1546-A1547.
(5) 弱者保護についての州法：411 N. Y. S. 2d 416.
(6) シェリダンのホフバウアー家訪問時の証言：Lefkowitz,“Hofbauer,” A1180-A1181.
(7) ジョーイ・ホフバウアーのセントピータース病院への入院：前掲 , A1031.
(8) セントピータース病院でのレートリルの投与：前掲 , A1043.
(9) ホフバウアー夫妻の病院探し：前掲 , A1028.
(10) シャクターの同意書：前掲 , A1271-A1273.
(11) ブラウン判事による6ヶ月間の期限延長：411 N. Y. S. 2d 416; 393 N. E. 2d 1009.
(12) シャクターの治療：V. Herbert,“Laetrile: The Cult of Cyanide: Promoting Poison for Profit,”*The American Journal of Clinical Nutrition* 32 (1979): 1149-51; Lefkowitz, Hofbauer, A164.
(13) コーヒー浣腸による死亡例：J. W. Eisele and D T. Reay,“Deaths Related to Coffee Enemas,”*Journal of the American Medical Association* 244 (1980): 1608-9.
(14) 人体実験に関するニューヨーク州法：Public Health Law, State of New York, Article 24-A, effective September 1, 1975: Protection of Human Subjects, Sections 2440-46.
(15)「魔女の食餌」：前掲 , A149.
(16) ホートンの証言：前掲 , A811-A872.
(17) タータグリアの証言：前掲 , A782-A900.
(18) シャクターの見落とし：Herbert, “Laetrile,”1149-51.
(19) シャクターのジョーイの治療のついての見解：Lefkowitz,“Hofbauer,” A925-A972.
(20) レートリル推進者によるホフバウアー裁判での証言：Herbert,“Laetrile,” 1149-51; L. J. Lefkowitz, Attorney General, State of New York, by D. K. McGivney, Esq., Appendix on Appeal, *In the Matter of Joseph Hofbauer*, State of New York Supreme Court, Appellate Division, Third Judicial Department, index no. N-46-1164-77, May 17, 1978.
(21) ブラウン判事の判決：411 N. Y. S. 2d 416; 393 N. E. 2d 1009.
(22) ジョン・バーチ協会の影響：J. H. Young, American Health Quackery (Princeton, N. J.: Princeton University Press, 1992), 218-28; Robert Johnston, *The Politics of Healing: Histories of Alternative Medicine in TwentiethCentury North America* (New York: Routledge, 2004), 237.

原注

はじめに

(1)　代替医療の広範な利用：M. Conley,“Vitamins and Vitamin Supplements : Use Increases in America,”ABC News, April 13, 2011; A. Abdel-Rahman, N. Anyangwe, L. Carlacci, et al.,“The Safety and Regulation of Natural Products Used as Foods and Food Ingredients,”*Toxicological Sciences* 123 (2011): 333-48.

(2)　病院での代替医療の利用：S. Ananth,“2010 Complementary and Alternative Medicine Survey of Hospitals,”Samueli Institute, Alexandria, Va.

(3)　ファイザーのアラサー社の買収について：“Pfizer Acquires Alacer Corp., a Leading Vitamin Supplement Company,”press release, Business Wire, February 27, 2012.

序章 少年を救え

(1)　ジョーイ・ホフバウアーについて：L. J. Lefkowitz, Attorney General, State of New York, by D. K. McGivney, Esq., Appendix on Appeal, *In the Matter of Joseph Hofbauer*, State of New York Supreme Court, Appellate Division, Third Judicial Department, index no. N-46-1164-77, May 17, 1978.

(2)　ホジキン病の治療：E. C. Easson and M. H. Russell,“Cure of Hodgkin's Disease,”*British Medical Journal* 1 (1963): 1704-7; V. T. Devita, A. R. Secpick, and P. P. Carbone,“Combination Chemotherapy in the Treament of Advanced Hodgkin's Disease,”*Annals of Internal Medicine* 73 (1970): 881-95; P. P. Carbone, H. S. Kaplan, K. Musshoff, et al., “Report of the Committee on Hodgkin's Disease Staging Classification,” *Cancer Research* 31 (1971): 1860-61; S. A. Rosenberg,“Development of the Concept of Hodgkin's Disease as a Curable Illness: The American Experience,”in P. M. Mauch, J. O. Armitage, V. Diehl, R. T. Hoppe, and L. M. Weiss, eds., *Hodgkin's Disease* (Philadelphia: Lippincott Williams & Wilkins, 1999): 47-57; J. O. Armitage,“Current Concepts: Early Stage Hodgkin's Lymphoma,”*New England Journal of Medicine* 363 (2010):

——とスピリチュアリズム　50
——と治療の危険性の指摘の失敗　281
——による通常医療への批判　278-79
——の商品価格
ワインバーグ，スティーブン（Weinberg, Steven）　50
ワクチン
自閉症と——　153, 155, 160, 163-64, 237-38, 248-49
バートンと新三種混合ワクチン　163-64
ブッタールとキュレーション　238, 248-50
免疫と——　35
——を接種しないことによる被害　155, 160, 249-50, 280-81
ワシントン，ジョージ（Washington, George）　34
ワシントン大学　118
——医学部　117
ワックスマン，ヘンリー（Waxman, Henry）　90-91, 95
ワトソン，ジェイムズ（Watson, James）　58
『笑いと治癒力』（カズンズ）　276

【英数】

ADS ハーブティー　85
ATF フィットネス　107
BRAF 遺伝子，がん治療研究と——　215
B 型肝炎ワクチン　249
CDC → 疾病対策予防センターを参照
C 型肝炎，オオアザミと——　118
DNA
診断の進歩と——　36
ポーリングと——　58
GNC　70-71, 109
L- トリプトファン　97
PLX4032（がん治療）　215-16
S・E・マッセンギル 80-82
TD-DMPS（経皮ジメルカプトプロパンスルホン酸）　236, 242, 243-44
『2012』（映画）　49
『20／20』
ジェニングスとキュレーション　238-39
ブルジンスキーとアンチネオプラストン　194, 204-06
『60 ミニッツ』　196-98

ライフ・マシン，慢性ライム病とーー 172, 272
ライム病→慢性ライム病を参照
ライム病協会　177
ラジオサルフォがん治療　188
ラッシュ，ベンジャミン（Rush, Benjamin）34
ラファエル，サリー・ジェシー（Raphael, Sally Jessy）199, 205
ランディ，ジェイムズ（Randi, James）42
ランドルフ，スコット（Randlph, Scott）92
リー，ロイアル（Lee, Royal）85
リチャードソン, ジョン（Rechardson, John）20
リチャードソン，ビル（Rechardson, Bill）96
リビングストン，バージニア（Livingston, Virginia）14
リベラ，ジェラルド（Rivera, Geraldo）199, 204, 217
リムランド，バーナード（Rimland, Bernard）150
両側性鼻スペシフィック（BNS）療法 281
リンド，ジェイムズ（Lind, James）36-37, 109
ルーズベルト，セオドア（Roosevelt, Theodore）79, 80
レートリル
　インディアナ州での――　163
　――ジョーイ・ホフバウアーの治療と　10-16, 25-26, 85
　――の一般医療での受容　16-21
　――の禁止　22
　――の合法化　16-17
　――の臨床試験　19-20, 22-23
レーン，ウィリアム（Lane, William）196-97
レクソール・サンダウン　92, 94
レコード，タイラー・I（Record, Taylor I.）164
レビン，ジョン（Levine, Jon）265-69
連邦取引委員会
　ブルーメンタールと慢性ライム病 178
　レーンと鮫の軟骨　197-98
ロイヤル・レイモンド・ライフ 171
老化
　サマーズとアンチエイジング療法 135-40
　――のライフスタイルへの影響 138-39
　――へのフリーラジカルの役割と必然性　140-42
ローサ，エミリー（Rosa, Emily）39-40
ローサ，リンダ（Rosa, Linda）40
ロズナー，ブライアン（Rosner, Bryan）172, 272
ロタウィルスワクチン，――の試験 110-11
ロタテック　111
ロバーツ，ミルトン（Roberts, Milton）12-13

【わ行】
ワイズマン，オーガスト（Weissman, August）142
ワイル，アンドリュー（Weil, Andrew）
　――とオオアザミ　117
　――近代医療への不信　48
　――と幻覚剤

マリス，ジョン（Maris, John） 64, 218
マリソー，クレイグ（Malisow, Craig） 216
慢性ライム病 162-83
ブルーメンタールの米国感染症学会に対する訴訟 176-82
抗生物質の過剰摂取 —— 172-75
——に対する代替医療による治療とその業界 168-72, 272-73
——の症状とされる他の疾患 168-69
抗生物質の過剰摂取の危険性 174-75
ライム病の最初の診断報告 165-66
——と抗生物質 168
抗生物質の過剰摂取とプラセボ効果 174
ライム病のステージと症状 167-68
ミセスグーチ（Mrs. Goochs） 92
南アフリカ，——近代医療を望む声 50
ミネソタ大学 70
ミョンフン，ソン（Myung-whun, Dr. Sung） 269
ミリカン，ロバート（Millikan, Robert） 189
ミルトン，ジョン（Milton, John） 271
ムカジー，シッダールタ（Mukherjee, Siddhartha） 221-22
メイヨークリニック
ナチュラルホルモンと—— 135
ブルジンスキーとアンチネオプラストン 211
メタボライフ 94
メダワー，ピーター（Medawar, Peter） 113
メリーランド大学 62
メルク 101-104
メロラ，エリック（Merola, Eric） 207, 217
免疫抑制，プラセボ反応と学習 270-73
モーテル，チャーリーズ（Moertel, Charles） 21, 64-65
モルヒネ
パテント薬としての—— 77
プラセボ反応と—— 259, 265
モレノ，トリー（Moreno, Tori） 206

【や行】

ヤドリギ 129
『病の皇帝「がん」に挑む』（ムカジー） 221-22
ユタ自然製品同盟 93
ユタ州，——のサプリメント産業 93-94
ユティアン，ウォルフ（Utian, Wulf） 134
ユニコーンの角，プラセボ反応と—— 260
葉酸，—の欠乏と先天性障害 122
ヨウン，トニー（Youn, Tony） 144-45
『予言が外れるとき』（フェスティンガー） 261

【ら行】

ラードル 188
『ライナスポーリングのビタミンCと風邪、インフルエンザ』（ポーリング） 61

ボツリヌス毒素　144
ポデスタ，ジョン（Podesta, John） 96-97
ポデスタ，トニー（Podesta, Tony） 96-97
ボトックス サマーズと――　143-44
ホステッターの胃用苦味チンキ　77
ホフバウアー，ジョーイ（Hofbauer, Joey）
――に対するホジキン病の診断　8-9
――に必要とされた一般的な治療　9-10
――の死　21
――の治療をめぐる訴訟　10-16, 19-25
――への代替医療の適用　8-9, 10-16, 25-26
ホフバウアー，ジョン＆マリー（Hofbauer, John and Mary） 9-13, 25-26, 85
ホフマン，ロシュ（HoffmanLa Roche） 66
ホメオパシー
ハーネマンと――　46
プラセボ効果と――　273-75
ポリオワクチン　247
ホルモン補充療法（HRT） 132-35
ボレリア・ブルグドルフェリ　167
香港，――での現代薬の利用　50

【ま行】

マーコラ，ジョー（Mercola, Joe） 280
――の商品の価格　284-86
マーチン，ジャック（Martin, Jack） 93
マーレイ，ポーリー（Murray, Polly） 165
マイルズ，パメラ（Miles, Pamela） 39
マクガバン，ジョージ（McGovern, George） 87
マクギネス，ケルビン（McGuiness, Kevin） 94
マクドナルド，アラン（MacDonald, Alan） 169
マクドナルド，スコット（McDonald, Scott） 287
マッカーシー，ジェニー（McCarthy, Jenny）
自閉症と――　148-49, 150-54, 155, 162
――のエンタテインメント業界でのキャリア　148
ワクチンと―　153, 155, 160, 163-64, 238, 248
マッカーシー，テレンス（McCarthy, Terrence） 20
マッカローチ，アート（McCulloch, Dr. Art） 234-35
マックイーン，スティーブ（McQueen, Steve） 17-18, 21, 26
マッケンジー，J. N.（MacKenzie, J. N.） 271
マッコーネル，ザッカリー（McConnell, Zachary） 206
マティニジ，フランセスコ（Martinizi, Francesco） 151
マハリシ・マヘーシュ・ヨギ（Maharishi Mahesh Yogi） 45
麻薬，パテント薬に含まれる―― 77
マラリア
キニーネと――　113
慢性ライム病の治療と――　175

176
米国議会技術評価局　210
米国産婦人科学会　135
米国小児科医師会　89
米国神経学会　179
米国心臓協会　97, 119
米国退職者協会（AARP）　89, 97
米国内科医師会　98
米国臨床内分泌学会　135
米国臨床栄養協会　89
ヘイフリック，レオナルド（Hayflick, Leonard）　137, 140, 142
ベイラー医科大学，ブルジンスキーと――　202-03
ベインブリッジ，ビリー（Bainbridge, Billie）
――アンチネオプラストンによる治療　218-20
――のがん　200-01, 217-18
――への寄付　201-202, 220
ベインブリッジ，サム＆テリー（Bainbridge, Sam and Terri）　200-202, 219-20, 282
ベータカロテン　66
――についてのポーリングの主張　65,68
ベクラー，スティーブ（Bechler, Steve）　163
ベスト，チャールズ（Best, Charles）　242
ベック，ヴィクトリア（Beck, Victoria）　155
ペニーロイヤル，――の危険性　106
ペニシリン　35-36, 243
ベネフィン　196-97
ベヘア，ジョイ　130-31
ヘミングウェイ，マリエル（Hemingway, Mariel）　94-95
ペルナ　77
ベルリン，アイザイア（Berlin, Isaiah）　75
ベンジャミンバイの鎮痛芳香油がん治療薬　188
ペントハウス「がん治療の弾圧」　199, 204
ペーター，アイゼンバーグ（Eisenberg, Peter）　212
ホートン，ジョン（Horton, John）　14-15
ホーファージャンカー，ハンス（HoeferJanker, Hans）　16
ポーリング，ライナス（Pauling, Linus）
FDAのビタミン規制阻止　86
――と抗酸化物質　67-71
――の業績　57-59
――の死　71-72
――ビタミンCと風邪　60-62
――ビタミンCとがん　63-65
――ビタミンCと副作用　70
――ビタミンCとフリーラジカル　65-66
――ビタミンについてのその他の主張　65-67
ビタミンについての本と自閉症　149
ホール，ケルシー（Hall, Kelsey）　207
ホール，ハリエット（Hall, Harriet）　51
ホクシー，ハリー（Hoxsey, Harry）　84, 191-92
国立補完医療センター　111-12, 115, 116
ホジキン病→ホフバウアー，ジョーイを参照

140-42
『ブルジンスキー』(ドキュメンタリー) 199, 207
ブルジンスキー研究所 203, 205, 208, 210
ブルジンスキー，スタニスラフ (Burzynski, Stanislaw) とアンチネオプラストン 199-223
——に実際に含まれているもの 212
——に対する企業の興味 214
——に対する独立のレビュー 208-13
——についての研究の欠如 215-16
——によるアンチネオプラクストンの発見 202-03
——による偽りの希望 216-17
——の初期の経歴 202-03
——の毒性 211
——プロモーションと結果に対する主張 199, 203-08, 209-10, 216-17, 221-23
ベインブリッジと—— 200-01, 218-20, 282
フルブライト，ウイリアム (Fulbright, William) 87
ブルーメンタール・リチャード (Blumenthal, Richard) 163, 166
——の慢性ライム病についてのIDSAに対する訴訟 177-82
米国上院議員としての——, 182-83
プレキシコン 215
フレッドハッチンソンがん研究センター 68
フレミング，アレキサンダー (Fleming, Alexander) 35-36
フローリー，ハワード (Florey, Howard) 243
プロクシマイヤー，ウィリアム (Proxmire, William) 86-88, 89, 96
ブロディ，ハワード (Brody, Howard) 180, 181
ベイカー，エイブ (Baker, Abe) 61
ベイカー，キャロル (Baker, Carol) 181
平均値への回帰，プラセボ反応と—— 261
米国医師会 135
『米国医師会誌 (JAMA)』
「セラピューティック・タッチの観察」 40
——でのビタミンCの風邪の予防効果についての研究 61-62
——でのビタミンEに関する研究 69
ブルジンスキーとアンチネオプラストン 210
ブルーメンタールと—— 162-63
『米国化学会誌』 57
『米国科学アカデミー紀要 (PNAS))』 58, 63
米国がん協会
栄養補助食品健康教育法と—— 97
ナチュラルホルモンと—— 117
ブルジンスキーとアンチネオプラクストン 205
米国看護師協会 96
米国感染症学会 (IDSA)
——に対するブルーメンタールと活動家による訴訟 176-81
慢性ライム病治療に対する行動

と抗酸化物質の研究　68
フィールズ，ハワード（Fields, Howard）265-66
フェスティンガー, レオン（Festinger, Leon）261
フェニルアセチルグルタミン，アンチネオプラストンと――　212
フェネル酢酸（PA），アンチネオプラストンと――　212
フェレーリ，カール（Ferreri, Carl）281
フェントン, ジョディ（Fenton, Jodi）207
フェントン，ダイアナ（Fenton, Diana）11
フォコメリア　82-83
フォルトゥナート, ジョセフ（Fortunato, Joseph）70
プソイドエフェドリン　275
豚インフルエンザワクチン　249-50
ブッタール，リチャード（Buttar, Rashid）とキュレーション治療　206-21
――が行われる他の疾患　243-44
患者に必要とされる信頼――　245-47
がん治療と――　251
ジェニングスと――　237-40, 241, 243
自閉症治療と――　234-37, 240-43, 247-48, 252-53
宗教と――　231, 231
――製品のテストの拒否　242-43
治療の危険性　247-50
治療のコスト　243-44, 251-52
――に対する申し立て　250-253
尿検査と――　236, 240-41
――の限定的な効果と必要な治療　234,247-48
の理論――　233-34
ワクチンと――　248-50
『不当なリスク』（モレノ）193
フモール　32
ブラースカノ, ジョセフ（Burrascano, Joseph）169
ブラウ，J・N（Blau, J. N）262
ブラウン，マルコ（Brown, Marco）16
ブラウン，ローレン・N（Brown, Loren N）12, 14, 16, 19, 22-23
プラセボ反応　257-77
――と免疫抑制反応の学習　269-73
――についての一般的な説明　260-63
――の事例　257-60
――の心理的な原理　266-69
――の生理的な原理　263-69
――の利用の歴史　275-76
ホメオパシーと――　273-75
ブラックステイン，マーチン（Blackstein, Martin）208
ブラッドフォード，ロバート（Bradford, Robert）16, 20
プリンシパル, ビクトリア（Principal, Victoria）95
フリード，マイケル（Fried, Dr. Michael）118
フリードマン，ヘンリー（Friedman, Henry）212-13, 215
フリーラジカル
――についてのポーリングの主張　67-71
老化における――の役割

264
ハリス，マイケル（Harris, Michael）
75
ハルステッド，ブルース（Halstead, Bruce） 85
バルプロ酸，自閉症と―― 154
バンティング，フレデリック（Banting, Frederick） 212
ハンフリー，ヒューバート（Humphrey, Hubert） 87
『皮下（Under Our Skin）』（映画）
169
ビタミン 55-72
――FDAによる内容物の規制への試み 84-90
――効果の予測の失敗と過剰摂取の危険性 56-57, 64-65, 67-71
→ サプリメントおよび個々のビタミンの項も参照
――についてのライナス・ポーリングの主張 57-72
――の継続的な売上 70
――の欠乏と病気 55-56
――のリスト 55-56
――バイオックスの規制との比較 101-103
ビタミンA，――についてのポーリングの主張 65, 68, 68-69
ビタミンC
証拠に基づく医療と―― 37
――と風邪についてのポーリングの主張 60-62
――とがんについてのポーリングの主張 63-65
――と副作用のなさについてのポーリングの主張 71-72, 84
――とフリーラジカルについてのポーリングの主張 67-68
――の過剰摂取 88-89
ビタミンD，――とカルシウム 21
ビタミンE
前立腺がんと―― 56-57
――についてのポーリングの主張 65-68
――の過剰摂取の危険性 69
ビタミンO，――とプラセボ効果 260
ビタミン・ワールド 92
「ビタミンを気軽に飲む時代は終わるのか」，『ウォール・ストリート・ジャーナル』 70
ヒップ，スティーブ（Hipp, Steve）
204
『人はなぜ老いるのか』（ヘイフリック）
138
ビトラトックス 85
ヒポクラテス 113
『ヒポクラテスの誓い』（タリス） 49
ピューリタン・プライド 92
病気と疾患
18世紀の進歩と19世紀の対照研究 33-34
古代の信仰 31-33
古代の信仰とオズのプロモーション 37-47
――と心理状態 271
ビリングス・ジョシュ（Billings, Josh） 276
ファーミックス 94
ファイザー 2
ファイテン 287-88
ファブリカント，ダニエル（Fabricant, Daniel） 107-08
フィリップス，マービン（Phillips, Marvin） 279
フィンランド，――におけるビタミン

ノースラップ，クリスティーン（Northrup, Christiane） 130, 132, 133, 139
ノースカロライナ医療委員会，ブッタールと―― 250-53
ノースカロライナ大学 118
『ノーモアウォー』（ポーリング） 59
ノコギリヤシ 117
　前立腺と―― 93, 116-17
『ノックアウト』（サマーズ） 221
ノベラ，スティーブン（Novella, Steven）
　ジェニングスと―― 239-40, 241
　ハーブ薬と―― 114
　鍼治療とプラセボ反応 258, 261-62

【は行】
ハーキン，トム（Harkin, Tom） 112
バーグセーゲル，ダニエル（Bergsagel, Daniel） 208-09
バーグドルファー，ウィリー（Burgdorfer, Willy） 166
パーセプチン 222
ハート，フレッド（Hart, Fred） 85
バートン，ジョー（Barton, Joe） 213
バートン，ダン（Burton, Dan） 163-164
ハーネマン，サミュエル（Hahnemann, Samuel） 49
ハーバート，ビクター（Herbert, Victor） 24
ハーバライフ・インターナショナル 94
ハーブ，――の危険性 104-06
パーマー，ダニエル・D（Palmer, Daniel D） 46-47
バー，リチャード（Burr, Richard） 207
ハーリー，ダン（Hurley, Dan） 90, 94, 100
バイオックス，――の規制と検査 101-04
パインのセロリ調合薬 77
ハコナーソン，ハーコン（Hakonarson, Hakon） 154
バス，スコット（Bass, Scott） 92
バス，ミルトン（Bass, Milton） 88, 92
バックリー，クリストファー（Buckley, Christopher） 284
ハッシッシ，パテント薬に含まれる―― 77
ハッチ，オリン（Hatch, Orrin） 93-94, 98-100
ハッチ，スコット（Hatch, Scott） 94
ハット，ピーター・バートン（Hutt, Peter Barton） 89, 91
発熱療法，慢性ライム病と―― 175
パテント薬
　――の危険性と規制の試み 75-83
　――の例 231-32
『母親戦士』（マッカーシー） 148
パブリック・シチズン 88
鍼
　中国の治療者と―― 33
　中国の治療者と現代の代替治療者 48-49
　プラセボ反応と―― 257-59, 260-61, 266-67
『ハリウッドにくちづけ』（映画）

ティエルニー，ジョン（Tierney, John） 284
低温殺菌，——批判の危険性 280
『ディスモーニング』 199, 206
ディリング，カークパトリック（Dilling, Kirkpatrick） 23-25, 26, 85
ディール，ハロルド（Diehl, Harold） 61
テウ，ノ（Taewoo, Roh） 264
テキサス州立小児病院 219-20
デュロビック，ステヴァン（Durovic, Stevan） 193-95
天然痘ワクチン 242, 248-49
トウゴマの危険性 104
トゥフェキス，アナスタシア（Toufexis, Anastasia） 66
トータルボディフォーミュラ，トータルボディメガ 105
『ドクター・オズ・ショー』→ オズ，メフメットを参照
特定性，がん治療における—— 222
毒物管理センター，サプリメントと—— 106-07
『富と成功をもたらす七つの法則』（チョプラ） 284
トランスDトロピン 243-44
トロント大学 62
『トワイライトゾーン』（「死神につかれた男」） 227-31
ドール，ボブ（Dole, Bob） 87

【な行】
ナイト，パトリシア（Knight, Patricia） 93
『長生きする人はどこが違うか』（オルシャンスキー） 137
ナダマ，タリク（Nadama, Tariq） 151
ナチュラルな商品，医薬品との比較において—— 104-07
ナチュラルホルモン ——の分子構造とリスク 132-35
『ナチュラルマインド』（ワイル） 43
ナル，ゲイリー（Null, Gary） 199, 204
ナロキソン 265, 266
ナン，サム（Nunn, Sam） 87
ニッセン，スティーブン（Nissen, Steven） 70
『ニューイングランド・ジャーナル・オブ・メディシン』
バイオックスと—— 101
ポーリングとモーテル—— 64
慢性ライム病における—— 174
レートリル狂 19
ニュースキン 93
乳がん サマーズと—— 129
ニュージャージー州，——における慢性ライム病治療 175-76
「ニュルンベルク綱領」（アイビー） 193
尿検査，ブッタールの治療と—— 236-37, 240-41
尿療法，→ ブルジンスキー，スタニスラウ、アンチネオプラストンを参照
認知症，——とイチョウ 114
認知的不協和説 268-69
ニンニク，コレステロールと—— 115-16
ネイチャーズウェイ 93
ネイチャーズバウンティ 92
ネイチャーズプラス 91
ネメー，イッサム（Nemeh, Issam） 37-38, 276

セントジョンズワート　115
全米栄養食品協会　66-67, 92, 103
全米健康財団（NHF）　25, 26
全米パテント協会　78
前立腺がん
　ノコギリヤシと――　93, 116-17
　ビタミンと――　56, 70
ソラマメ，――の危険性　104
ソルガー　92

【た行】
タータグリア，アンソニー（Tartaglia, Anthony）　15
代替医療→インチキ医療（クワック）も参照
　――が人々を惹きつける理由　25-26
　――と健康についての決断における消費者の責任　292-93
　――についての科学的な研究の必要性　6-7
　――の人気と現代医学への不信　1, 47-51
代替医療局（OAM），ブルジンスキーとアンチネオプラストン　210, 217
『代替医療のトリック』（シン，エルンスト）　104
ダイナマイザー（がん治療器）　189, 190
『タイム』　66
タイムフォーライム　179
ダイアモンド，ジョン（Diamond, John）　262-63
タイラー，ジェイムズ（Taylor, James）　118
ダニ
　→ 慢性ライム病も参照
　ライム病と――　157-67
ダブリンスキー，ニール（Dublinsky, Neal）　206
タリス，レイモンド（Tallis, Raymond）　49
炭疽病　35
ダーハムズ純正ラード　79
チーゼル，慢性ライム病治療と――　171, 272
チェイン，アーネスト（Chain, Ernest）　243
チェンバレン，スチュワート（Chamberlain, Stewart）　50-51
チタンネックレス　287-88
チメロサール，ワクチンに含まれる――　248
チャグノン，デニス（Chagnon, Denis）　8-9, 10-11
チャップマン，ポール（Chapman, Paul）　215
チャベス，エンディ（Chávez, Endy）　288
チャムリーがん治療薬　188
中外製薬　214
中国
　――における現代医療　49-50
　鍼治療と――　33
『チョコレートからヘロインまで』（ワイル）　44
チョウセンアサガオ，――の危険性　104
チョプラ，ディーパック（Chopra, Deepak）　43, 45, 50
　商品のコスト　282-83
『チョプラの老いない「奇跡」』（チョプラ）　45
ディアー，ブライアン（Deer, Brian）　164

心臓病
オメガ3脂肪酸と―― 119
フリーラジカルの欠乏と―― 141
推奨摂取量（RDA），ビタミンの―― 56
膵臓がん，ジョブズと―― 196
スウィーニー（NY 判事） 18-19
スコルニック，アレン（Skolnick, Allen） 92
スターライト・インターナショナル 94
スタンフォード大学医学部 114
スティア，アレン（Steere, Allen） 165-66, 168
ステムセル美容整形 144-45
ストーバル，エレン（Stovall, Ellen） 213
ストール，ウルフ（Stor, Wolf） 171, 272
ストーン，アーウィン（Stone, Irwin） 60
ストバー，J・リチャード（Stober, J. Richard） 281
ストレイチャー，ローレン（Streicher, Lauren） 133-34
スナイダー，ソロモン（Snyder, Solomon） 265
スノウ，ジョン（Snow, John） 35
スペイセック，シシー（Spacek, Sissy） 94
スペクター，マイケル（Specter, Michael） 245
『スポーツイラストレイテッド』のジンクス 261
スミス，ハリー（Smith, Harry） 199, 206, 217
スラック，ロバート（Slack, Robert） 286-87
スルファニルアミド 80-82
スローン・ケッターリンク記念がんセンター 211
スワジランド，アル（Swazeland, Al） 205
精神状態，病と―― 271
製薬会社，――への規制の歴史 75-83
キーフォーバー・ハリス改正法（食品薬品化粧品法） 83
純正食品医薬品法 80
食品薬品化粧品法 80-82
――に要求される厳格な試験 110-111
パテント薬と―― 75-80
セールスマン 227
→インチキ医療も参照
『トワイライト・ゾーン』に登場する―― 227-31
セクレチン，――と自閉症 155-56
セラピスト，プラセボ反応と―― 258-59, 261-62
セラピューティック・タッチ，オズと―― 39-41
「セラピューティック・タッチの観察（JAMA） 39-40
セレニウム
トータルボディフォーミュラとトータルボディメガに含まれる―― 105-06
――の過剰摂取の危険性 70
ポーリングの主張 65, 68
セレブレックス 118
喘息，代替医療と―― 279
選択的セロトニン取り込み阻害薬（SSRI） 115
セント＝ジェルジ，アルベルト（Szent-Györgyi, Albert） 37

150-51
司法省，慢性ライム病訴訟と――　178
シマントフ，ラバイ（Simantov, Rabi）　265
ジムソン，マーカス（Jimison, Marcus）　250-51
シャクター補完医療センター　25
シャクター，マイケル（Schachter, Michael）　13-15, 21, 25, 26, 154
瀉血　34
ジャコビー，スーザン（Jacoby, Susan）　145, 146
『ジャングル』（シンクレア）　79-80
シャンシー，ジョセリン（Chancey, Jocelyn）　205
宗教
古代の病気についての信仰――　31-32
信仰療法と――　37-39, 278
ブッタールの治療と――　233, 235-36
呪術医　291-92
「出走予定時刻における決断後の不調和」（ノックス，インクスター）　268
シュバイツァー，アルベルト（Schweitzer, Albert）　291-92
シュミット，アレクサンダー（Schmidt, Dr. Alexander）　88, 89
シュワルツ，ジョー（Schwarcz, Joe）　123, 133
純正食品医薬品法（1906 年）　80
『消化性潰瘍』（アイビー）　193
ショウ，ジョージ・バーナード（Shaw, George Bernard）　38
ジョーンズ，ジェニー（Jones, Jenny）　98
ジョーンズ，チャールズ・レイ（Jones, Dr. Charles Ray）　177
食品医薬品局（FDA）　80
PLX4032 によるがん治療と――　215-16
咳・風邪薬と子供　275
ナチュラルホルモンと――　135
ブッタールの治療と――　244, 252
ブルジンスキーとアンチネオプラストン　203, 207, 213
プロキシマイヤーによる反ビタミン規制と――　84-90
マーコラと――　286
レートリルと――　19-20
食品医薬品化粧品及び器具実施改正法（1991 年）　90-91
食品医薬品殺虫剤局　80
食品薬品化粧品法（1938 年）　82
キーフォーバー・ハリス改正法（1961 年）　83
女性健康構想　132
ジョブズ，スティーブ（Jobs, Steve）　187-88, 196
ジョンズ・ホプキンス医学大学　69
シロシベ・ワイル（キノコ）　44
シンガー，アリソン（Singer, Alison）　157-58
シンクレア，アプトン（Sinclair, Upt-on）　79-80, 189-90
信仰療法，オズと――　37-38, 278
シン，サイモン（Singh, Simon）　104
新三種混合ワクチン（MMR）ワクチン，バートンと――　163-64
親切の陰謀，代替医療の推奨と――　113

政府による薬品業界の監視 75-83
ナチュラルな製品の潜在的な危険 199, 204
――の売り上げ 108
有用な―― 119-20
サマーズ，スザンヌ（Somers, Suzan-ne）
更年期障害と―― 129-30
ステムセル美容と―― 144-45
代替医療の宣伝役としての―― 139-40
乳がんと―― 129
――のアンチエイジング療法 135-40, 145-46
――のエンターテインメント業界でのキャリア 223
――の起業家としてのキャリア 139-40
ブルジンスキーとアンチネオプラストン 221-22
ボトックスと―― 142-44
サメ軟骨，がん治療と―― 196-98
『サメはがんにならない』（レーン） 196
サラトガ郡社会福祉局 12, 16, 18, 20
サリドマイド 82-83
酸化，→ フリーラジカルを参照
サンフランシスコ退役軍人局医療センター 116
ジェイコブス，ジョセフ（Jacobs, Joseph） 210
ジェイセン（NY 判事） 20-21
ジエチレングリコール，パテント薬に含まれる―― 81
ジェニングス，デジリー（Jennings, Desiree） 237-40, 241-42, 243
ジェネレーション・レスキュー 238
ジェムセック，ジョセフ（Jemsek, Joseph） 169
シェリダン，リチャード（Sheridan, Richard） 11
ジェンナー，エドワード（Jenner, Edward） 35, 242
ジギタリス 113
シグマタウ製薬 214
『自然要因』（ハーリー） 89
疾病対策予防センター（CDC）
B 型肝炎ワクチンと―― 249
ブッタールの治療と―― 246, 248
慢性ライム病と―― 175
『失楽園』（ミルトン） 266
「死神につかれた男」（トワイライトゾーン） 227-29
『死ぬと言わないで』（ジャコビー） 145, 146
シフ，クリスティン（Schiff, Crystin） 206
自閉症
――セクレチンと 155-56
――に対する親の悲しみと受容 157-58
――の原因の研究 155
ブッタールの治療と―― 235-36, 241-42, 247, 252-53
マッカーシーと―― 148-49, 150-53, 154
――ワクチンと 153, 155, 160, 163-64, 238, 247-48
自閉症科学財団 157
自閉症研究センター 149
『自閉症の治療と予防』(マッカーシー，カーチネル) 150
『自閉症の治療と予防』(DAN)

ン　132-33, 134-35
コーヒー浣腸　14, 18, 20, 23, 151, 153, 195, 280
コーワン，ドナルド（Cowan, Donald）61
ゴードン，ニュートン（Gordon, Newton）265-66
ゴールドウォーター，バリー（Goldwater, Barry）87
ゴールドバーグ, ウーピー（Goldberg, Whoopi）98
ゴールドバーグ，ポール（Goldberg, Paul）214-15
コカイン，医薬品としての ── 77-78
コカコーラ　78
国際ライム及び関連疾患協会（ILADS）176-77, 179
国立がん研究所
　アイビーとクレビオゼン　195
　ゲルソン療法と ──　196
　ブルジンスキーとアンチネオプラストン　203, 203-04, 208-09, 215
　ポーリングとビタミン　68, 69
　ホクシーと色付薬　192
ゴスティン，ローレンス（Gostin, Lawrence）162, 182
ゴス，ランディ（Goss, Randy）206
古代ギリシャの医療　32
骨粗しょう症，カルシウムと ── 120
コッホ，ウィリアム（Koch, William）190
コッホ，ロバート（Koch, Robert）35
コバーン，ジェイムズ（Coburn, James）95
コペンハーゲン大学　68-69
コヨテイロ，──の危険性　104
『コリアーズ』,「偉大なるアメリカのぺてん」 77-78
コレステロール，にんにくと ── 115-16
コロンビア大学心臓血管研究所及び補完医学プログラム　31
コンシューマーズ・ユニオン　97
コンドロイチンとグルコサミン　118, 273
コーエン，アーサー（Cohen, Dr. Arthur）9-10
コーエン，ニコラス（Cohen, Nicholas）270
コーエン，マーシャ（Cohen, Marsha）78
コールマン，クリフ（Coleman, Cliff）21

【さ行】
『サイエンス』,「鎌状赤血球貧血、分子病」 58
『サイエンティフィック・アメリカン』
　アンチエイジングと ──　141
　エイブラムスのがん治療と ── 190
サビオーニ，マルツィオ（Sabbioni, Marzio）272
サプリメント　75-108
　FDA による安全性や効果の証明を求める動き　90-104
　FDA によるビタミン規制への動き　84-90
　医薬品試験との比較　109-11
　厳しい試験と証拠の欠落　111-18

(Kilpatrick, James)　16
ギルマーティン，レイ（Gilmartin, Ray）　101
キング，ラリー（King, Larry）　124
グーチ，サンディ（Gooch, Sandy）　92
クレッグ，ダニエル（Clegg, Daniel）　118
クナリ，ダスティン（Kunnari, Dustin）　206
グラフ，ジーニー（Graf, Jeanine）　219
クリーガー，ドロレス（Krieger, Dolores）　41
グリーベック　222
グリーン，サウル（Green, Saul）　211-12
グリーンフィールド，ラス（Greenfield, Russ）　273
グリオキシリド，ガンと――　190
クリック，フランシス（Crick, Francis）　58
クリフ，レイトン（Cluff, Leighton）　271
グリューネンタール社　82
クリン，アミ（Klin, Ami）　154
クリーブランド病院　70
グルコサミンとコンドロイチン　118, 273
クレーマー，ジョン（Kraemer, John）　162, 182
クレビオゼン　192-95
クレブス，アーネスト（Krebs, Ernest）　16, 20
クーチェスン，エリック（Courchesne, Eric）　154
ケイ，ペーター（Kay, Peter）　201, 220
ケスラー，ゲリー（Kessler, Gerry）　91-92, 94-97
ケスラー，デヴィッド（Kessler, David）
　――と代替医療の規制　90-91, 95, 96-98, 99-100
　ブルジンスキーとアンチネオプラストン　207
ケネディ，エドワード（Kennedy, Edward）　20, 87-90, 97
ケリー，ウィリアム・D（Kelley, William D.）　17-18
ケルシー，フランシス（Kelsey, Dr. Frances）　83
ゲルソン療法　195-96
ゲルソン研究所　196
ゲルソン，マックス（Gerson, Max）　195-96
幻覚剤，ワイルと――　43-44
健康サプリメント→サプリメントを参照
高圧酸素室，自閉症と――　151
コーウェル，サイモン（Cowell, Simon）　137
抗酸化物質 → フリーラジカルを参照
抗生物質
　――の静脈への大量注射の危険性　174-75
　――のライム病の治療への使用　167-68
　慢性ライム病治療としての静脈への大量注射　172-74
「行動によって条件付けられた免疫抑制」（アダー，コーヘン）　270
更年期障害
　サマーズと――　129-30
　――治療の進化　132-33
　ナチュラルホルモンと人工ホルモ

「風邪の予防のためのビタミン」,『JAMA』 61-62
合衆国農務省（USDA） 77
合衆国予防医学専門委員会 120
カナダ処方医薬局，ブルジンスキーと―― 209
カバレロ，ベンジャミン（Caballero, Dr. Benjamin） 69
カプサイシンの危険性 188
カプチャック，テッド（Kaptchuk, Ted） 262
カプラン，アート（Caplan, Art） 267, 268-69, 286-87, 288
「鎌状赤血球貧血、分子病」,『サイエンス』 58
鎌状赤血球貧血，ポーリングと―― 58
『神は私のブローカー』（バックリー，タイ） 284
カリイがん治療薬 188
カリフォルニア大学サンフランシスコ校 116
カリフォルニアライム病協会 177
ガルシア，ジェイン（Garcia, Jane） 234-35
カルシウム，――と骨の強さ 120
がん
→ がん治療 も参照
抗酸化物質と―― 140-41
治療における選択性 222
がん遺伝子，がん治療と―― 222
ガン，キャリー（Gann, Carrie） 56
環境要因，自閉症と―― 155-56
→ ブッタール，ラシッドも参照
がんコントロール協会 85
「がん治療の弾圧」,『ペントハウス』 199, 204
関節痛，グルコサミンと―― 118, 273
がん治療 187-198
→ ブルジンスキー，アンチネオプラクストンも参照
1800年代における 188
アイビーとクレオビオゼン 193-95
エイブラムスの機械 188-89
ゲルソン療法 195-196
コッホとグリオキシリド 190-91
スティーブ・ジョブズと―― 187, 196
ブッタールとキュレーション 150-53
ポーリングとビタミンC 63-65
ホクシーと色つき薬 191-192
レーンと鮫の軟骨 196-98
『ガン治療革命』（エリアス） 206-07
がん治療選択の自由委員会（CFFCCT） 16
ガージョン，アン（Gershon, Anne）
ガードナー，クリストファー（Gardner, Christopher） 115-16
キツネノテブクロ 113
キナノキ 113
キニーネ 113
ギブソン，メル（Gibson, Mel） 98
欺瞞，プラセボ効果と―― 266-67
キャメロン，ユアン（Cameron, Ewan） 63, 65
キャリー，ジム（Carrey, Jim） 238
『キャンサー・レター』 214
キャンター，アーサー（Canter, Arthur） 271
キュレーション治療 → ブッタール，ラシッドを参照
キルパトリック，ジェイムズ

自閉症と――　151
エッピング，リンダ（Epping, Linda）　279-80
エドワード，ジョン（Edward, John）　41-43
エネルギーの不均衡，古代の医療と――　32
エフェドラ，インディアナ州と――　162
エラン製薬　214
エリキシール・スルファニラミド　80-82
エリテマトーデス，免疫抑制の学習と――　271-72
エルンスト，エザード（Ernst, Edzard）　104
円周率，――インディアナ州での値の変更　164-65
エンジェル，マーシャ（Angell, Marcia）　109
エンドルフィン，プラセボ効果と――　265-70
エーベルス・パピルス　275
オールドライム，コネチカット州　165-66
オザー，ハワード（Ozer, Howard）　212
オシロクラスト（がん治療器）　189-90
オシロコシナム　274-75
『オズの魔法使い』（映画）　262
オズ，メフメット（Oz, Mehmet）
　アーユルヴェーダと――　43, 45-46
　カイロプラクティックと――　46-47
　信仰療法と――　37-38, 278
　セラピューティック・タッチと――　39-41
　代替医療の人気と――　47-51
　超能力者と――　41-43
　――の受けた医学的トレーニング　30
　――の現代医学への不信　29-31, 48-49, 80
　鍼治療と――　257-58
　ホメオパシーと――　46, 273-74
オスラー，ウィリアム（Osler, William）　34
オドネル，ロージー（ODonnell, Rosie）　130-31, 132
オメガ3脂肪酸　119
オルシャンスキー，ジェイ（Olshansky, Jay）　137, 140, 141
『オンコロジー』　63

【か行】
カークマン・ラボ　106
カーチネル，ジェリー（Kartzinel, Jerry）　150, 153
カーンズ，ブルース（Carnes, Bruce）　137-38, 140, 141
壊血病　36-37
カイザーパーマネンテ　116
カイロプラクティック
　――の危険性　279-80, 281-82
　パルマーと――　46-47
カヴァ，ワイルと――　281
「化学結合の性質」（ポーリング）　57
『覚醒のためのゴルフ』（チョプラ）　283
カズンズ，ノーマン（Cousins, Norman）　276, 291-92
風邪
　エキナセアと――　118
　ビタミンCと――　60-63

語源　230-31
呪術的思考と――　276, 287-89
――の例　231-32
『インチキ薬と他の迷信』（ダイアモンド）50, 262-63
インディアナ州，政治化された科学と――　163-65
インフルエンザ
――とホメオパシー　274-75
――ワクチン　237-38
ウィザリング，ウィリアム（Withering, William）113
ヴィスコ，フラン（Visco, Fran）213
ウィダー，ニュートラシューティカル　93
ウィタカー，ジュリアン（Whitaker, Dr. Julian）207
ウィットワース，ジェリー（Whitworth, Jery）30-31
ウィトキン，マーティー（Whitekin, Martie）92
ウィニンガム，パメラ（Winningham, Pamela）242
ウィリー，ハーベイ・ワシントン（Wiley, Harvey Washington）76-77, 78-79, 80
ウィルソン，ドロシー（Wilson, Dorothy）97
ウィルソン，ロバート（Wilson, Robert）132
ウィンスロー夫人の鎮静シロップ　77
ウィンフリー，オプラ（Winfrey, Oprah）
オズと――　29
サマーズと更年期障害と老化　129-30, 131-32, 136
マッカーシーと自閉症　148-50, 153, 161
ウェイクフィールド，アンドリュー（Wakefield, Andrew）163-64
ウェルズ，ルパート（Wells, Dr. Rupert）188
ウェルチ，カラ（Welch, Cara）108
ウェルボーン，トーマス（Wellborn, Thomas）206
『ウォール・ストリート・ジャーナル』，「ビタミンを気軽に飲む時代は終わるのか」70
ウォレス，マイク（Wallace, Mike）196-97
『宇宙ヒッチハイクガイド』（アダムズ）289
うつ病，セントジョンズワートと――　115
ウマノスズクサの危険性　105
ウルフ，シドニー（Wolfe, Dr. Sidney）88
『永遠にセクシー』（サマーズ）137
『永遠の女性』（ウィルソン）132
エイズ
ウェイルと――　278-79
バートンと――　163
ポーリングと――　66
マーコラと――　280
栄養補助食品健康教育法（DSHEA）96-98, 100-101
ビタミンとバイオックス　101-104
栄養療法，レートリルと――　14, 18
エイリアス，トーマス（Elias, Thomas）206-07, 217
エキナセア　118-19
エストロゲン，天然と人工の――　132-35
エチレンジアミン4酢酸（EDTA），

索引

【あ行】

アーユルヴェーダ　43, 45

——の危険性　106

アイアンズ, ヴィクトル･アール, (Irons, Victor Earl)　85-86

アイビー, アンドリュー（Ivy, Andrew）194-95

アインシュタイン, アルバート（Einstein, Albert）　57-58

アキーの危険性　104

アクチノマイセス・ボビス　194

アスコルビン酸　37

アダー, ロバート（Ader, Robert）270, 271-72

アダムズ, サミュエル・ホプキンス（Adams, Samuel Hopkins）　78

アダムズ, ダグラス（Adams, Douglas）289

アダムソン, ピーター（Adamson Peter）216, 217-19

アベリー, オズワルド（Avery, Oswald）36

アヘン, パテント薬に含まれる——　77

アミノケア, 老化と——　221

『アメリカン・ジャーナル・オブ・メディカルサイエンス』 271

『アメリカン・プレジデント』（映画）158-59

アラサー社　2

アルコール, パテント薬に含まれる——　77

アルツハイマー, ——とイチョウ　114-15

アルバート, エイブラムス（Abrams, Albert）　188-89

アルバート, エディ（Albert, Eddie）98

アルブテロール　279

アレン, ウッディ（Allen, Woody）122

アンチネオプラクストン → ブルジンスキー, スタニスラウを参照

アンドリオーレ, ジェラルド（Andriole Gerald）　117

『医者いらずへの９ステップ』（ブッタール）　233

イスカドール　129

「偉大なるアメリカのぺてん」,『コリアーズ』 77,78

イチョウ　114

イムボーデン, ジョン（Imboden, John）　271

医薬品, 自然な製品と——の比較　104-108

→医薬品業界も参照

『癒す心、治る力』（ワイル）　44

インゲルフィンガー, フランツ（Ingelfinger, Franz）　17-18, 22

『インサイドエディション』

ジェニングスと——　238, 239

ブルジンスキーと——　210

インチキ医療（クワック）→ 個々の人名も参照

一般医療に対する批判　278-81

危険性を無視して推奨される——281-82

高額な代替医療　282-87

代替医療の光と闇
魔法を信じるかい？

2015年9月20日　初版第1刷
2017年6月10日　初版第2刷

著　者　ポール・オフィット
訳　者　ナカイサヤカ

発行者　上條宰
発行所　株式会社地人書館
〒162-0835　東京都新宿区中町15番地
電話　03-3235-4422（代表）
FAX　03-3235-8984
郵便振替口座　00160-6-1532
URL　http://www.chijinshokan.co.jp/
e-mail　chijinshokan@nifty.com

印刷所　モリモト印刷
製本所　カナメブックス

Printed in Japan
ISBN978-4-8052-0887-8
